医古文の基礎

[編著] 劉振民・周篤文・銭超塵・周貽謀・盛亦如・段逸山・趙輝賢
[編訳] 荒川緑・宮川浩也

原書名：『医古文基礎』（人民衛生出版社，1980）
編著者：劉振民 周篤文 銭超塵 周貽謀 盛亦如

原書名：『高等中医院校教学参考叢書 医古文』（人民衛生出版社，1986）
主　編：段逸山／副主編：趙輝賢／編集委員：鄭孝昌 銭超塵 崔仲平 劉
　　　　奕超 唐耀

編　訳：荒川緑 宮川浩也
翻　訳：荒川緑 宮川浩也 左合昌美 さきたま伝統鍼灸研究会
　　　　山本朝子 田中芳二 小林健二

装　幀：川上庄司

日本語版への序

　『医古文基礎』は1980年の初版以来、今日まで20年余を経過し、何度も版を重ねている。本書は、中国大陸で大いに読者の歓迎を受け、このたびさらに日本語版が出版されることとなった。これは我々の夢想だにしないことであった。当時本書を執筆したのは、北京中医学院（現北京中医薬大学）医古文教研室の5人の青年講師である。歳月は流れ、黒髪は霜雪に変じ、現在みな中国の著名な教授となっている。

　執筆当時の情景が昨日のことのように思い出される。1978年は中国の歴史における大変革の年であり、高等中医教育事業は飛躍的発展をとげ、教材の革新・充実・向上・改善が議事日程にのぼっていた。当時の北京中医学院医古文教研室の主任は劉振民先生であった。1978年の7月に、劉振民先生とともに広州・南京・長沙など各地の中医学院の医古文教研室を訪問し、医古文の教科書の革新・改善・向上に関して討議した。浩瀚な中国医学の古典はみな古代漢語で綴られており、滞りなく読み解き、広範なうえに精細な内容を把握するためには、古代漢語の基礎の構築が必須であるとの認識を深めた。それ以前の医古文の教科書は、「文選（古典選集）」と「語法」に重点がおかれ、各分野の基礎知識は軽視されていたので、中国医学古典が読める優秀な中医師を養成するという要請にこたえるようにはなっていなかった。医古文の教材に、工具書（辞典類）・版本学・目録学・校勘学・文字学・音韻学・訓詁学・句読・現代語への翻訳法、これらを増補して、学生にもっとも必要な古代漢語の基礎知識を身につけさせねばならないとほとんどの医古文担当教師が考えていた。そこで1978年の8月に、新しい編集企画と立案構想にもとづいて、5人の青年教師が分担して執筆したのがこの『医古文基礎』である。本書が出版されると、すぐさま斯界の好評を博し、本科生（学生）や研究生（大学院生）の教材として採用する高等中医院校もあらわれた。

　1970年代末に、中国中央衛生部（日本の旧厚生省に相当する）は全国の高等医薬院校の教授の一部を組織して、20冊からなる『全国高等医薬院校試用教材』を編集した。その中に『医古文』がある。周篤文先生とわたしは、この教科書の編集作業に参加した。全国の高等医薬院校で共通して用いられるこの『医古文』には、『医古文基礎』に啓発された形跡がはっきりとみとめられる。この教科書には、「文選」だけでなく、古代漢語の基礎知識の内容も盛り込まれた。その「編集説明」は、「本書の内容は、文選・古漢語基礎知識・付録の3部門からなる。古漢語基礎知識の部分では、文字・語義・語法・古書の句読・古書の注釈・工具書の使用法および古代文化の常識について概説し、学生が医学古典を読解する能力を増進させるための助けとする」と掲げている。その後、衛生部と国家中医薬管理局の指導のもとに、さらに3種の全国高等中医院校共通の医古文の教科書が編集された

が、それらには例外なく古漢語に関する基礎知識が加えられた。これからわかるように、『医古文基礎』の編集形式と内容設定は、全国高等中医院校共通の教科書『医古文』の足がかりになり、雛型的な役割を果たしたのである。1980年代、衛生部と国家中医薬管理局の指導のもとに、底本の選定・校勘・訓詁・句読・現代語訳など、数百種にのぼる中国医学古典の整理研究が行われたが、『医古文基礎』と『医古文』共通教科書の「基礎知識」は、非常に重要な働きをしたのである。

『医古文基礎』はつまるところ20数年前の著作であり、歴史的には建設的なはたらきをして、多数の青年学者を育成したとはいえ、「文選」に選んだ文章がやさしすぎたり、「古漢語基礎知識」の部分が簡略にすぎるなど、欠点や不足のところがあるのは否めない。

中日両国は一衣帯水の友好的な隣国であり、『医古文基礎』は日本の中国医学古典の研究者や医古文入門者にとっても、閲読するに足る書物である。本書の出版は、両国の伝統的な友好関係をさらに深め、伝統的中国医学の向上と発展を推進するにあたり、大変有意義な企画である。初代日本内経医学会会長の島田隆司先生は、生前本書の日本語版出版のために、骨身を惜しまず多大な尽力をなされた。残念なことに先生はこの書が世に問われる前に、突然不帰の客となられた。まことに悲痛きわまりないことである。新たに日本内経医学会会長職をひきつがれた宮川浩也先生は、島田隆司先生の御遺志を継承し、ついに『医古文基礎』の日本語版の出版をなしとげた。このたゆむことなき誠実さに、さらに深く心打たれる。

『医古文基礎』が中国と日本の医学文化交流をより強固にする紐帯あるいはかけ橋となり、中国と日本の伝統ある友好関係という燦爛たる花が、より一層艶やかで美しく咲くための一助となることを願ってやまない。

　　　　　　　　　　　　　　　　　　　　　　2001年 4月16日　北京中医薬大学にて
　　　　　　　　　　　　　　　　　　　　　　　　　　　　　銭　超塵
　　　　　　　　　　　　　　　　　　　　　　　　　　　　せん ちょう じん

原書の前言

　中国医学は偉大なる宝庫である。そこには先人の数千年にわたる疾病との戦いの貴重な経験が凝集されている。中国の文化遺産の中でも最も活力があり、最も光り輝く部分である。万里を流れる長江や黄河のように、今日でもなお生き生きと、そして力強く新中国の生活を潤してくれている。

　しかしながら、4千種余り、7～8万冊を超えるこの貴重な遺産は古語で記されている。このことが中国医学を学習するための妨げになっている。この問題を解決するために、1959年より衛生部は関連中医学院を組織し、前後4回にわたり『医古文講義』を編集した。これらの教材が中国医学古典の学習に大きく寄与したことは疑いない。しかし、新たな長征（困難かつ壮大な事業）の進軍ラッパは、多くの人材の早急な育成を求めている。この要求に応じて我々の行ってきた仕事を点検すれば、そこに大きな隔たりがあることは明白である。今日熱心に中国医学を勉強する青年は甚だ多く、中医学院の生徒以外にも、多くの中国医学愛好者や西洋医学に従事している同志がおり、また中国医学文献の研究を志す青年もいる。彼らにとって、古典を読み文献を整理するための基礎知識とその研究方法を獲得することは焦眉の急である。こうした状況を鑑みて、北京中医学院医古文教研室が編集したのが、この『医古文基礎』である。

　古文を理解する力を早く養成するにはどうすればよいか。それにはどういった基礎知識を身につけたらよいのか。絶えず考え、模索すべき問題である。例文に語法の説明を加えるという従来の教授法では、範囲が限られているのみならず、咀嚼されすぎて、説明されれば理解できるが、説明なしでは理解できないことが多い。そのうえ学生が原文を消化吸収する力を鍛え、独力で研鑽し問題を解決する能力を育てるためにも不都合である。このため、1963年に工具書・目録学・版本と校勘・音韻学・訓詁学などの内容を加えて『古文入門知識』を編集し、基本的な訓練の強化を試みた。数年にわたって『古文入門知識』を副教材としたところ、かなりよい効果を収めることができた。さらに兄弟校での有益な経験を参酌し、整理・修正・拡充して本書を編集した。それは、中国医学古典の読解・整理に役立つことを目的とする。

　本書は上・中・下の3編からなる。

　上編は「文選」である。医話・医論・伝記・序文・内経・詩の6つに分け、洗練された、影響力の大きい、医学に関連深い代表的文章38編を収録し、医学関連書の文体を理解し、読解する能力を訓練するための導入部とした。

　中編は系統的な解説である。目録学・版本と校勘・工具書・句読・語法・訓詁学・現代語訳・古韻の8つの専門テーマを設けた。ここには、文献学・訓詁学と語法・工具書など

の基礎的な知識が含まれている。これらは今までほとんど取り上げられることがなく、かなり難しく、水準が高い内容である。しかしながら、確実な研究基礎を築き、独力で研鑽し文献を整理する能力を養うためには、どうしても身につけなければならないので重点的に紹介した。それぞれのテーマの末尾に白文の練習問題を付し、学習効果を深め、古典に句読をほどこす能力を鍛えるための補助とした。

　下編は、虚詞要説・難字音義・古韻22部諧声表・中編の練習問題の訳文、である。虚詞要説では例文をあげて説明した。難字音義では難字の発音とその意味を明らかにした。古韻22部諧声表は調べるのに便利で時間が節約できる。練習問題の訳文は、白文を句読する際の参考とした。

　本書を編集するに当たり、陸宗達教授、任応秋教授および黄粛秋教授の御指導を賜った。また兄弟中医学院の多くの同志からも激励と協力が寄せられた。中医研究班での講義において得られた有益な意見も一部採り入れた。いずれもみな我々に多大な利益をもたらした。ここに謹んで感謝する次第である。しかしながら、浅学非才のため、欠点や不注意による誤りはきっと少なくなく、多くの読者からの御批判御示教を衷心より歓迎する。

　出版に際して、曹辛之同志に装丁の労をとっていただいた。とくにここに記して感謝する。

原　書　編　者

編訳者まえがき

「医古文」

　「医古文」は中国医学古典を読むための「語学」である。日本風に訳せば「中国医学古典学」になろうか。中国の人にとっては自国語の古文、私たちにとっては外国語の古文、それを読むための知識の提供が主たるテーマであるが、単に文章を読むことにとどまらず、辞典のこと、漢字のことなど広い範囲に及び、古典を読むために必要な総合的な知識が網羅されている。銭先生が序文でいわれる通り、「医古文」は多くの学生を育てた。近年、相継いで古典の活字本・現代語訳本が出版されているが、それを支えているのが「医古文」で育った学生である。現在の中医学の中心的な人材も「医古文」で育った学生が多数になりつつある。中医学の基礎体力は「医古文」で養成されていたといえる。わが国では「難しそう」を理由として古典は遠ざけられている。この古典アレルギーによって、大いなる知識の宝庫が埋もれているかと思うと残念である。なぜ難しいのだろうか。簡単にいえば、何のトレーニングもしていないからである。武器も能力もなく、素手で猛獣に向かっていくようなもので、敵(かな)わないのは道理である。古典アレルギーを治すには「医古文の学習」が最も有効だと考えている。

原塾と井上雅文先生

　昭和59年（1984）、島田隆司・井上雅文・岡田明三の3先生は、古典学習塾—原塾(げんじゅく)—を創設した。月曜日は『難経』（岡田）、火曜日は『素問』（島田）、水曜日は『霊枢』（井上）と、週1回の、今考えてみればハードな塾であった。井上先生は『霊枢』講座で『医古文基礎』を講義した。訓読しか（あるいは訓読も）知らない面々が、訓詁学だとか、音韻学だとか、新しい知識に驚き、圧倒された。先生は、誰より早く本書の重要性に気づき、誰より早く本書を題材にして講義したのである。かくして、本書はわが国でも第1の教材となり、少しずつ古典研究の世界に浸潤していった。学んだ者の数は中国には到底及ばないが、わが国でも『医古文基礎』で育った若者が相当いるはずで、今回の邦訳に参加した人の大半もその恩恵にあずかった者たちである。本書の邦訳の端緒は、すでに井上先生の講義に発していたといえる。先生の学識と先見性に脱帽する次第である。

『医古文基礎』

　『医古文基礎』は1980年の初版第1刷に始まり、最新のものは初版第6刷を数え、累計14万部に達している。いかに人口が多いといっても、この部数は驚異的である。中医学を目指す学生がこうした教材で学び、そして古典を学んでいるかと思うと、羨ましい限りであ

る。近年のわが国の古典研究は、漢学の素養のある人に支えられてきた。最近はその人たちが少なくなり（皆無になり）つつあり、古典研究は重大な局面に直面している。本書がその対応策の1つになるだろうと思う。大多数の鍼灸学校では「医古文」の講座を設定していない。それを指をくわえて待っている時間的な余裕はないはずである。それよりもまず、本書で独学して、中国伝統医学の基礎体力を養うのが今のところの最善策である。その効力は、銭先生の序文に書かれている通りである。鍼灸学校や医科大学・薬科大学の漢方講座に、単に鍼灸・湯液の学問や技術だけでなく、教科として「医古文」が設定され、語学教育も重視されることを望むものである。

　本書は小冊子ながら内容が濃い。漢文を読むための知識に始まり、辞書類の使い方、版本や目録のことまで、幅広い知識が網羅されている。同系の書に、漢文を読むための知識を中心として編集され、内容がより専門的な、大型の『医古文』（人民衛生出版社）がある。専門性と分量からいって初学者には荷が重い。やはり、コンパクトで要領よくまとめられた本書が最適である。また、合理的な学問の方法も示されているので、回り道をしなくてすむし、迷路に入り込むこともない。いいかえれば、本書を学ぶことは、中国伝統医学を学ぶ近道だといえる。本書を訳出した最大の意義はここにある。

『医古文基礎』の構成と特徴

　原書は上編・中編・下編に分かれている。上編は文選（古典選集）で、医話、医論、伝記、序文、内経、詩の6部門を設定し、いろいろな文章を読むことを課している。中編は古代漢語を読むための基本知識を網羅し、総合的な知識の獲得を目的としている。下編は、虚詞の解説、難字の発音と意味、古韻22部諧声表、12種の文章（中編の各章末にある練習問題）の現代語訳、という構成になっていて、付録的な要素をもつ。その中でも虚詞の解説は大いに役立つ内容である。各編いずれも価値あるものだが、古代漢語を読むための基本知識が網羅されている中編を重点的に翻訳することにした。

　中編の内容は次の通りである。
　　第1章　工具書の常識
　　第2章　古書の句読
　　第3章　語法
　　第4章　訓詁学の常識
　　第5章　古韻
　　第6章　古籍の現代語訳
　　第7章　目録学の常識
　　第8章　版本と校勘
　特徴をあげれば次の通り。
（1）中国伝統言語学は、文字学（漢字学）・音韻学・訓詁学で構成されている。第4章の「訓詁学の常識」と第5章の「古韻」がそれに相当するが、文字学が設定されていないのは残念である。

（２）文字学・音韻学・訓詁学が古典の中身の学問とすれば、目録学・版本学・校勘学は外側の学問ともいえる。それを第7章・第8章に備えたのが本書の大きな特徴である。これらは、医学に限らず、中国古典を研究するために必要不可欠の基礎知識でもあり、用例が医学書から採用されていることを除けば、中国古典研究のための基礎を学ぶためには必修だといっても過言ではない。

（３）句読と語法学は、中国伝統言語学からみれば新しい内容で、とくに語法学は漢文を古代漢語（外国語）として扱うなら履修すべき学問である。

（４）第6章の「古籍の現代語訳」は私たちにはさほど重要ではない。

本書の構成

　以上の特徴を踏まえながら、第3章「語法」には下編の「常見虚詞解説」を組み入れ、第6章の「古籍の現代語訳」と各章末の練習問題を削除した。足りない「漢字学」は付録として追加した（段逸山主編『医古文』中の「漢字」の抄訳）。章の順序は基本的には原書のままとした。結果として次のような構成となった。

　　第1章　工具書
　　第2章　句読
　　第3章　語法
　　第4章　訓詁学
　　第5章　古韻
　　第6章　目録学
　　第7章　版本と校勘
　　付　章　漢字

参考書について

　本書は読者を初学の独学者に想定し、小型の漢和辞典を使いながら、何とか読み切れるような内容とし、専門用語はできる限りわかりやすい言葉に替えたり、注釈や補注をつけた。それでも難しさが残ったところがある。とくに「語法」と「古韻」の章である。『医古文基礎』は、当然のことながら、中国の学生を対象として執筆しているので、「語法」と「音韻」に関する基礎を省略している。それを補うためには、相当の紙幅と、それを遂行する能力が必要であるが、本書はいずれの条件も満たすことができないので、参考書を紹介することにする。その第1は、『中国語学習ハンドブック』（大修館書店）である。現代漢語から古代漢語までの基礎知識が網羅されているし、現代の文学・芸術、社会と生活などにも及ぶ知識が書かれているので役立つものと思われる。「音韻」だけでいえば『音韻のはなし』（光生館）があれば理解しやすくなるし、「語法」だけでいえば『全訳漢辞海』（三省堂）の付録「漢文読解の基礎」が役立つ。『虚詞』だけでいえば『漢文基本語辞典』（大修館書店）が有用である。参考書はいずれも書末に一括しておいた。

読者へ望むこと

　私たち、および私たちの仲間は、『医古文基礎』の原書を、中日辞典を片手に一字一字読み解いてきた。その結果、医古文学を学びとるだけでなく、さらに現代中国語に習熟することにもなった。つまり、『医古文基礎』の原書は現代中国語を学ぶ絶好の教材にもなっていたわけである。この日本語版は、その現代中国語を学ぶ格好の機会を奪ってしまった。これは大きな過ちだったのではないかと思っている。読むだけでも現代中国語には習熟しておいた方がよい。独学するなら、単純な方法であるが、適当な教材を見つけて一字一字読み解く方法をお薦めする。遠回りのようであるが必ず成果があり、のちのち必ず役立つはずである。

　医古文学は本書で語りつくされたわけではない。是非とも書末の参考書などにも目を通してもらいたい。現代中国語で書かれている参考書も多いが、ステップアップのためには読んでもらいたい。

　　　　　　　　　　　　　　　　　　　　　　　　　　　荒川　　緑
　　　　　　　　　　　　　　　　　　　　　　　　　　　宮川　浩也

凡　例

（1）本書は、劉振民・周篤文・銭超塵・周貽謀・盛亦如編『医古文基礎』（人民衛生出版社）の中編の「第1章　工具書の常識」「第2章　古書の句読」「第3章　語法」「第4章　訓詁学の常識」「第5章　古韻」「第7章　目録学の常識」「第8章　版本と校勘」と下編の「常見虚詞選釈」、および段逸山主編『医古文』（人民衛生出版社）の「第2章　漢字（部分）」を訳出したものである。
（2）原書には（　）内に注釈が施されていたが、分量が少ないので本文に組み入れることにした。本文に組み入れることができなかったものは（原注：　）とし、不必要と思われるものは削除した（注音など）。
（3）翻訳にあたり、新たに（　）内に訳注を補ったが、長文のものは脚注とし、分量が多いものは補注とし書末に付した。
（4）原書では出典を示すのに、書名だけだったり篇名だけだったりと統一されていない。本書では書名と篇名を併記することにしたので、書名あるいは篇名を補った。また、著者名も補った。この場合、訳注を表す（　）を用いなかった。
（5）原書の引用文は次のように処理した。
　① 原文が必要であれば、訓み下し文と並記した。
　② 原文がなくとも差し支えない場合は、訓み下し文だけにした。
　③ 原文にも訓み下し文にもこだわる必要がなければ、意訳文とした。
（6）書影1から書影9は原書では活字化されているが、本訳書では原本の書影を採用した。書影10は編者が補った。
（7）原書には、引用文等に誤字・脱文が散見する。明らかな誤りとみなしうるものは訂正した。その場合は訳注をつけなかった。説明内容に沿ったものであれば敢えて改めなかった。

医古文の基礎　目次

目　次

日本語版への序 ……………………………………………………………… i
原書の前言 …………………………………………………………………… iii
編訳者まえがき ……………………………………………………………… v
凡　例 ………………………………………………………………………… ix

第1章　工具書

第1節　工具書の役割とその範囲 ……………………………………… 3
第2節　字典と辞典 ……………………………………………………… 4
　1．検字法 ………………………………………………………………… 4
　　　部首検字法／部首検字法の注意点／韻部検字法
第3節　漢字の注音 ……………………………………………………… 7
　1．直音法 ………………………………………………………………… 8
　2．反切法 ………………………………………………………………… 8
第4節　常用の字典・辞典 ……………………………………………… 9
　1．康熙字典 ……………………………………………………………… 9
　2．中華大字典 ………………………………………………………… 10
　3．辞源・辞海 ………………………………………………………… 11
　4．経籍籑詁 …………………………………………………………… 12
　5．佩文韻府 …………………………………………………………… 12
　6．詞　詮 ……………………………………………………………… 14
　7．中国人名大辞典 …………………………………………………… 14
　8．中国古今地名大辞典 ……………………………………………… 15
　9．中国医学大辞典 …………………………………………………… 15
　10．中国薬学大辞典 …………………………………………………… 15
　11．中薬大辞典 ………………………………………………………… 16
　12．簡明中医辞典 ……………………………………………………… 16
　13．説文解字 …………………………………………………………… 17
　14．広　韻 ……………………………………………………………… 19

15．爾　雅 ··· 19
第5節　類書と叢書 ·· 21
　1．類　書 ·· 21
　2．叢　書 ·· 22
第6節　索引 ·· 24

第2章　句読

第1節　どうして句読を重視するのか ·· 29
第2節　誤読例 ·· 31
　1．文章の理解不足の例 ·· 31
　　［1］文字の意味がわからず、文脈を把握できていない例 ······················ 31
　　［2］医学知識の欠乏の例 ·· 32
　　［3］出典や史実を知らない例 ·· 34
　2．語法の知識不足の例 ·· 35
　3．音韻の理解不足の例 ·· 36
第3節　どのようにして断句するか 38
　1．反復してよく内容を考え、文意が通じるよう努める ·························· 38
　2．本文自体から内証を探し出すべきである ···································· 40
　3．古い注釈を参考にする ·· 40
　4．虚詞に着目する ·· 42

第3章　語法

第1節　実詞 ·· 51
　1．名　詞 ·· 51
　　［1］名詞の定義と語法上の機能 ·· 51
　　［2］名詞の転用 ·· 51
　　　　名詞を動詞に転用する／名詞が副詞に転用され、連用修飾語となる
　2．動　詞 ·· 56
　　［1］動詞の定義と語法上の機能 ·· 56
　　［2］動詞を連用修飾語とする ·· 56
　　［3］使動と意動 ·· 57
　　　　使動用法／意動用法

3．形容詞 ·····60
［1］形容詞の定義と語法上の機能 ·····60
［2］連体修飾語が偏正フレーズの代わりをする ·····61
［3］形容詞の接尾語 ·····62
4．数量詞 ·····62
［1］数量詞の定義と語法上の機能 ·····62
［2］数量詞の位置 ·····63
被修飾語の前に置かれる例／被修飾語の後に置かれる例
［3］「再」「三」「九」の用法 ·····63
［4］概数の表示法 ·····64
［5］数詞を動詞のように用いる ·····65

第2節　常用される虚詞の意味と用例 ·····66
1．代名詞 ·····66
［1］「之」の用法 ·····66
代名詞／助詞／動詞
［2］「其」の用法 ·····69
代名詞／副詞
［3］「者」の用法 ·····72
指示代名詞／語気詞／その他
［4］「所」の用法 ·····76
指示代名詞／「所以」／「有所」「無所」
［5］「或」の用法 ·····78
［6］「無（无）」の用法 ·····79
無指代名詞／否定副詞／「得無」
［7］「莫」の用法 ·····80
［8］「是」の用法 ·····81
［9］「斯」の用法 ·····82
近指代名詞／接続詞／その他
［10］「何」の用法 ·····83
疑問代名詞／「何」と他の字の連用
［11］「奚」「曷」「胡」「安」の用法 ·····86
［12］「孰」の用法 ·····87
疑問代名詞／比較文に用いる
2．副　詞 ·····89
［1］「益」の用法 ·····89
［2］「悉」の用法 ·····89

- [3]「但」の用法 …………………………………………………………………… 90
    副詞／接続詞
- [4]「一」の用法 …………………………………………………………………… 91
- [5]「既」の用法 …………………………………………………………………… 92
- [6]「方」の用法 …………………………………………………………………… 94
- [7]「将」の用法 …………………………………………………………………… 94
    副詞／接続詞
- [8]「向」の用法 …………………………………………………………………… 95
    副詞／接続詞
- [9]「蓋」の用法 …………………………………………………………………… 97
- [10]「乃（廼）」の用法 ………………………………………………………… 98
    「無乃」「毋乃」
- [11]「庶」の用法 ………………………………………………………………… 101
- [12]「誠」の用法 ………………………………………………………………… 101
- [13]「信」の用法 ………………………………………………………………… 102
- [14]「良」の用法 ………………………………………………………………… 102
- [15]「非」の用法 ………………………………………………………………… 103
- [16]「弗・未・毋・勿」の用法 ……………………………………………… 104
- [17]「相」の用法 ………………………………………………………………… 105
    副詞／代称用法

3．前置詞 ……………………………………………………………………………… 107
- [1]「以」の用法 ………………………………………………………………… 107
    前置詞／接続詞／「以」と他の字の連用
- [2]「於（于）」の用法 ………………………………………………………… 112
- [3]「為」の用法 ………………………………………………………………… 114
    前置詞／動詞／判断詞
- [4]「与」の用法 ………………………………………………………………… 117
    前置詞／接続詞／動詞

4．接続詞 ……………………………………………………………………………… 118
- [1]「而」の用法 ………………………………………………………………… 118
    接続詞／「而」と他の字の連用／人称代名詞
- [2]「則」の用法 ………………………………………………………………… 122
- [3]「然」の用法 ………………………………………………………………… 124
    接続詞／代名詞／接尾語
- [4]「雖」の用法 ………………………………………………………………… 126
- [5]「且」の用法 ………………………………………………………………… 128

　　　　　接続詞／副詞
　　［6］「因」の用法 ··130
　　　　　接続詞／前置詞
　　［7］「苟」の用法 ··131
　　　　　接続詞／副詞
　　［8］「若」の用法 ··133
　　　　　接続詞／代名詞／動詞
　5．語気詞 ··134
　　［1］「也」の用法 ··134
　　［2］「矣」の用法 ··137
　　［3］「焉」の用法 ··139
　　　　　語気詞／兼詞／代名詞
　　［4］「耳」の用法 ··142
　　［5］「爾」の用法 ··143
　　　　　語気詞／代名詞
　　［6］「乎」の用法 ··144
　　　　　語気詞／前置詞
　　［7］「耶・邪」の用法 ···147
　　［8］「歟・与」の用法 ···148
　　［9］「哉」の用法 ··148
　6．兼　詞 ··149
　　［1］「諸」の用法 ··150
　　　　　兼詞／代名詞
　　［2］「盍（闔）」「曷」「旆」の用法 ·······································151
　　　　　疑問代名詞
第3節　文 ··152
　1．文成分（文の構成要素） ··152
　　［1］文の定義と文成分 ··152
　　［2］主語と述語の間の「之」の作用 ·······································153
　2．判断文 ··154
　　［1］判断文の特徴 ···154
　　［2］古代漢語の判断文の中の「是」の意義 ······························154
　　［3］「非」と「乃」の述語に対する修飾 ···································156
　3．受身文 ··156
　4．語　順 ··158
　　［1］目的語の前置 ···158

[2] 前置詞「以」による目的語前置 ……………………………… 161
　　　[3] 述語の前置 ……………………………………………………… 163
　　　[4] 連体修飾語の位置 ……………………………………………… 163
　5．省　略 ……………………………………………………………………… 164
　　　[1] 主語の省略 ……………………………………………………… 165
　　　[2] 述語の省略 ……………………………………………………… 166
　　　[3] 目的語の省略 …………………………………………………… 167
　　　[4] 前置詞およびその目的語の省略 ……………………………… 167
　6．古代漢語によく見られる文型 …………………………………………… 169
　　　[1]「如〜何」「若〜何」「奈〜何」（〜をいかんせん）………… 169
　　　[2]「何有於〜」（何ぞ〜において有らん）……………………… 171
　　　[3]「何〜之有」（何の〜か之有らん）…………………………… 171
　　　[4]「得無〜乎」（〜無きを得んや）……………………………… 172
　　　[5]「不亦〜乎」（また〜ならずや）……………………………… 172

第4章　訓詁学

第1節　訓詁学とは ……………………………………………………………… 178
第2節　訓詁学の内容 …………………………………………………………… 181
　1．字詞（文字・単語）の解釈 ……………………………………………… 181
　　　[1] 互訓 ……………………………………………………………… 182
　　　[2] 推原 ……………………………………………………………… 183
　　　[3] 義界 ……………………………………………………………… 184
　2．語法の説明 ………………………………………………………………… 185
　3．句読の分析 ………………………………………………………………… 186
　4．修辞の説明 ………………………………………………………………… 187
　5．大意の解釈・中心となる思想の説明 …………………………………… 188
第3節　伝注訓詁の体例と方法 ………………………………………………… 189
　1．伝注訓詁の体例 …………………………………………………………… 189
　　　[1] 伝 ………………………………………………………………… 189
　　　[2] 注 ………………………………………………………………… 190
　　　[3] 解 ………………………………………………………………… 190
　　　[4] 疏 ………………………………………………………………… 190
　　　[5] 箋 ………………………………………………………………… 190
　　　[6] 正義 ……………………………………………………………… 190

［7］章句 ··· 191
　　　［8］集解 ··· 191
　2．訓詁の術語と方法 ··· 191
　　　［1］某、某也（某は、某なり）································· 191
　　　［2］曰・為・謂之 ··· 191
　　　［3］猶 ·· 192
　　　［4］謂 ·· 192
　　　［5］貌 ·· 193
　　　［6］言 ·· 193
　　　［7］之言・之為言 ·· 193
　　　［8］当作・当為 ··· 194
　　　［9］読若・読如・読為・読曰 ································· 194
第4節　訓詁の運用方法 ··· 195
　1．文字の構造を分析して語義を把握する ······················· 195
　2．古音にもとづき語義を分析する ·································· 196
　3．句読を明らかにする ··· 196
　4．語義の古今の変化に注意する ····································· 197
　5．語法と修辞に注意する ··· 197

第5章　古韻

第1節　なぜ古韻学を学習しなければならないか ··············· 201
　1．古韻学と字形・字義の関係 ·· 201
　2．仮借字との関係 ··· 202
　3．古韻学は清代に大いに発展した ································· 203
　4．『内経』には大量の韻文がある ··································· 205
第2節　古音の韻部の帰納法 ··· 205
　1．系連法 ··· 205
　2．諧声法 ··· 206
第3節　『内経』の古韻を研究する意義 ······························· 208
　1．成立年代を考える ·· 209
　2．文字の校正に利用する ··· 211
　3．仮借を説明する ··· 215
　4．句読の補助 ·· 217

第4節　『内経』の韻例 ……………………………………………………………… 219
  1．韻の位置 ………………………………………………………………………… 219
    ［1］尾韻 ……………………………………………………………………… 219
    ［2］句中韻 …………………………………………………………………… 220
  2．韻の数量 ………………………………………………………………………… 221
    ［1］一韻到底（1つの韻で統一されている押韻）…………………………… 221
    ［2］換韻（韻脚が換えられた複数韻の押韻）………………………………… 222
      1回の換韻／2回の換韻／3回以上の換韻
  3．韻の距離（韻脚と韻脚との距離）……………………………………………… 224
    ［1］連句韻（毎句韻）………………………………………………………… 224
    ［2］隔句韻（通常は偶数句で押韻）………………………………………… 225
    ［3］連句韻と隔句韻の結合 …………………………………………………… 225
    ［4］交錯韻（奇数句どうし、偶数句どうしの押韻）……………………… 226
  4．通　韻 …………………………………………………………………………… 226

第6章　目録学

第1節　目録学を学ぶ意味 ……………………………………………………………… 231
第2節　目録学とは何か ………………………………………………………………… 232
第3節　目録の種類と範囲 ……………………………………………………………… 235
第4節　四部分類の内容 ………………………………………………………………… 236
  1．経　部 …………………………………………………………………………… 236
  2．史　部 …………………………………………………………………………… 238
  3．子　部 …………………………………………………………………………… 239
  4．集　部 …………………………………………………………………………… 239
第5節　常用書目 ………………………………………………………………………… 240
  1．四庫全書総目（四庫全書総目提要）…………………………………………… 240
  2．四庫全書簡明目録 ……………………………………………………………… 241
  3．書目答問 ………………………………………………………………………… 242
  4．医籍考（中国医籍考）…………………………………………………………… 242
  5．歴代医学書目・四部総録医薬編 ……………………………………………… 242
  6．中国医学大成総目提要 ………………………………………………………… 242
  7．宋以前医籍考 …………………………………………………………………… 242
  8．中医図書聯合目録 ……………………………………………………………… 243

第7章　版本と校勘

第1節　版本の由来および歴史 …………………………………… 248
　1．簡策制度 …………………………………………………… 249
　2．巻軸制度 …………………………………………………… 250
　3．冊葉制度 …………………………………………………… 251

第2節　古書の版本 ……………………………………………… 252
　1．版本の形式 ………………………………………………… 252
　2．版本の名称 ………………………………………………… 253
　　［1］木版印刷の状況による区分 …………………………… 253
　　　原刻本と翻刻本／精刊本／通行本／修補本と百衲本／活字本と聚珍本
　　［2］木版印刷の単位による区分 …………………………… 255
　　　官刻本／私刻本／坊刻本
　　［3］刻書の時代による区分 ………………………………… 256
　　［4］木版印刷以外の区分 …………………………………… 258
　　　抄本・写本／影本／稿本
　　［5］善本・珍本・校本・注本 ……………………………… 258
　3．どのようにして版本を選択するか ……………………… 260
　4．『黄帝内経』の版本 ……………………………………… 260
　　［1］『素問』の版本 ………………………………………… 260
　　　24巻本／50巻本／12巻本／15巻本
　　［2］『霊枢』の版本 ………………………………………… 262

第3節　校勘について …………………………………………… 262
　1．古書の錯誤例 ……………………………………………… 264
　　［1］錯簡 ……………………………………………………… 264
　　［2］倒文（誤倒）…………………………………………… 265
　　［3］譌文・訛文（譌字・訛字）…………………………… 265
　　［4］奪文（脱文・脱字）…………………………………… 266
　　［5］衍文（衍字）…………………………………………… 268
　　［6］誤文 ……………………………………………………… 269
　　［7］誤改 ……………………………………………………… 269
　2．古書を校勘するための根拠 ……………………………… 270
　　［1］その本の内在関係により校勘する …………………… 270
　　［2］多くの書物の異文により校勘する …………………… 270

［3］訓詁・仮借の理論により校勘する …………………………………… 271
　　　［4］文字学の知識により校勘する ……………………………………………… 271
　　3．校勘の具体的方法 ……………………………………………………………… 271

付章　漢字

第1節　漢字の起源 ……………………………………………………………………277

第2節　漢字の発展 ……………………………………………………………………278

　1．造字方法の改良 ………………………………………………………………… 279
　　　［1］指事の方法による造字 ……………………………………………………… 279
　　　［2］会意の方法による造字 ……………………………………………………… 279
　　　［3］仮借の方法により文字の使用範囲を拡大する ……………………… 279
　　　［4］「半分は形を表し半分は声を表す」（形声）方法による造字 …… 280
　2．字形の変遷 ………………………………………………………………………… 280
　　　［1］甲骨文字 ……………………………………………………………………… 281
　　　［2］金文 …………………………………………………………………………… 281
　　　［3］篆書 …………………………………………………………………………… 282
　　　［4］隷書 …………………………………………………………………………… 282
　　　［5］楷書・草書・行書 …………………………………………………………… 283
　　　［6］簡化字 ………………………………………………………………………… 283

第3節　漢字の構造 ……………………………………………………………………284

　1．象　形 ……………………………………………………………………………… 285
　2．指　事 ……………………………………………………………………………… 286
　3．会　意 ……………………………………………………………………………… 286
　4．形　声 ……………………………………………………………………………… 287
　5．転　注 ……………………………………………………………………………… 289
　　　［1］主形派 ………………………………………………………………………… 289
　　　［2］主義派 ………………………………………………………………………… 289
　　　［3］主声義派 ……………………………………………………………………… 290
　6．仮　借 ……………………………………………………………………………… 291

第4節　通仮字 …………………………………………………………………………292

　1．仮借の意味と種類 ……………………………………………………………… 293
　2．通仮字の分類 …………………………………………………………………… 295
　3．通仮字の上古音と現代音 ……………………………………………………… 296

第5節　古今字 ··· 297
　1．累増字 ·· 298
　　　胃－蝟／匡－筐
　2．区別字 ·· 298
　　［1］今字の意味はしばしば古字の本義の引伸である ······················ 298
　　　　介－界／反－返
　　［2］古字はまず仮借を経て、のちにまた意符が加えられて後起字となる ········· 299
　　　　高－膏／斉－剤
第6節　異体字 ··· 300
第7節　繁簡字 ··· 302

編訳者補注 ·· 305
編訳者あとがき ·· 307
主な参考書 ·· 309
索引 ·· 311

第1節——工具書の役割とその範囲

　農作業には農具、工作には工具が必要なように、古典を読んだり文献を整理・研究するときにも道具が必要である。この道具を工具書という。工具書とは、図書を利用したり、資料を捜したり、難しい言葉の意味を調べる、これらを補助する書籍の総称である。難しい文字があれば字典や辞典を調べ、見なれない書名があれば目録を調べ、ある領域の知識を理解するためには類書（古代の百科事典）を調べ、学術の動向を調べるには論文索引などを利用する。これらの字典・辞典・目録・類書・索引などを工具書という。古典を読む能力を高めるためには、専門領域のレベルアップをはかったり、古代漢語[1]の知識を充実させるべきだが、それ以外にも工具書の使い方に習熟することも必要である。そうすれば、独自に研究し、問題を解決する能力を養うことができる。

　いくらすぐれた工具書でも万能なわけではない。系統的で深い知識を得るためには苦しく長い作業が必要である。私たちは寄せ集めの「記問の学（暗記一点張りの学問）」にとどまっているわけにはいかない。高い山をきわめるような強い意志で古典を学び、中国医学の遺産を継承し、発揚させ、多くの貢献をなすべきである。

　ここで紹介する工具書の大部分は解放（1949年の中華人民共和国成立）以前に出版されたもので、必然的な欠点を含んでいる。したがって、マルクス・レーニン主義、毛沢東思想の観点から分析し、批判し、悪いものを棄て去り、良いものを採り入れることが必要である。この原則は、しっかり記憶しておかねばならない[2]。

1）漢語とは漢民族の言語という意味である。一般に日本語でいう中国語に相当する。時代によって次のように区分される（王力著『漢語史稿』「漢語史の時代区分」による）。

```
         ┌ 古代漢語（上古から近代まで）
         │      ├ 上古漢語（3世紀以前）
         │      ├ 中古漢語（4～12世紀）
  漢語  ─┤      └ 近代漢語（13～19世紀）
         └ 現代漢語（1919年の五四運動以降）
```

2）今では「10年動乱」と否定的評価を受けている文化大革命の熱狂はいささか衰えたとはいえ、本書が出版された1980年代初頭の出版物には、このような社会主義国家建設を鼓舞する文章が必ずといっていいほど見られた。理科系の書物もその例外ではない。

第2節──字典と辞典

　古典を読むときに、見慣れない文字や語句があったり、よく見る文字でも通常の意味と大きく異なる場合は、その内容は理解し難くなる。これを解決するには字典や辞典が必要になる。本節では常用される字典や辞典を紹介し、その使い方を簡単に説明する。

1．検字法[3]

　字典や辞典などの工具書は速やかに検索ができなければならない。一般に用いられる検字法には、部首検字法・韻部検字法・音序検字法・四角号碼(しかくごうま)検字法[4]・画数検字法・筆順検字法がある。よく使われているものもあるし、あまり使われていないものもある。ゆえに、ここでは次の2つの方法だけを紹介する。

部首検字法

　部首とは何か。漢字は少数の独体字を除いて、ほとんどはいくつかの部分で構成された合体字であり、それには共通する部分がある。この共通部分を部首、あるいは偏旁という。たとえば、江・河・浮・沈は水部、炒・炙・烟・烤は火部、疫・病・痛・癡は疒(だく)部、肓・胃・肢・膏は肉部、または月部に属す。この部首をもとに文字を検索するのが部首検字法である。
　『康熙字典(こうきじてん)』は漢字を214部首に分類し、配列している。その214部首は、子・丑・寅・卯・辰・巳・午・未・申・酉・戌・亥の12集に分けられ、各集はさらに上・中・下に分けられる。
　　子集：一丨丶丿乙亅二亠人儿入八冂冖冫几凵刀力勹匕匚匸十卜卩厂厶又
　　丑集：口囗土士夂夊夕大女
　　寅集：子宀寸小尢尸屮山巛工己巾干幺广廴廾弋弓彐彡彳
　　卯集：心戈戸手支攴文斗斤方无
　　辰集：日曰月木欠止歹殳毋比毛氏气

---

[3] 中国の工具書には、索引は1種類しか付いていないことが多い（最近は改善されているが）。だから、いろいろな検索法に慣れていないと、調べるのに難儀することがある。わが国の工具書には親切な索引がついていることが多いので、本節のような検字法についての解説はいらないかもしれないが、中国版の工具書を使うことも多いので知っておいた方がよい。

[4] 1926年に、王雲五(おううんご)が考案した検字法。「四角」は漢字の左上・右上・左下・右下の4すみのこと。「号碼」は番号の意味。具体的な利用方法は、『大漢和辞典』『大漢語林』（ともに大修館書店刊）を参照。

巳集：水火爪父爻爿片牙牛犬
午集：玄玉瓜瓦甘生用田疋疒癶白皮皿目矛矢石示内禾穴立
未集：竹米糸缶网羊羽老而耒耳聿肉臣自至臼舌舛舟艮色
申集：艸虍虫血行衣襾
酉集：見角言谷豆豕豸貝赤走足身車辛辰辵邑酉釆里
戌集：金長門阜隶隹雨靑非面革韋韭音頁風飛食首香
亥集：馬骨高髟鬥鬯鬲鬼魚鳥鹵鹿麥麻黃黍黑黹黽鼎鼓鼠鼻齊齒龍龜龠

部首検字法の注意点

1 どの偏旁が意符かを探す

　字典の帰部（個々の漢字がどの部首に属すか）は意符を主とするのが原則である。左側の偏旁が意符のもの、たとえば骼・髄・體・骭は骨に関係があるので骨部に属す。右側が意符のもの、たとえば項・頸・領・顔は頭と関連があるので頁部に属す。上部の偏旁が意符のもの、たとえば宮・室・客・宇は宀部に属す。下部の偏旁が意符のもの、たとえば盂・盆・盤・盞は皿と関係があるので皿部に属す。音符が中央にあり意符が周りを囲むもの、たとえば園・圃・固・国は囗部に属す。音符が中央にあり意符が左右に分かれるもの、たとえば街・衢・衙・術は行部に属す。意符が上下に分かれるもの、たとえば衷・褒・裏・襄は衣部に属す。

　部首表に習熟して部首の順序を憶える必要がある。また、『説文解字』が540部、『康熙字典』『中華大字典』『辞源』『辞海』が214部、1965年に再編された『辞海』（原注：未定稿）が250部であるように、字典によって部首が異なることも知っておく必要がある。

2 部首の変体（異体）に習熟しなければならない

　変体とは、同一の部首がその位置の違いによって変化したものである。たとえば、思・想・愉・快・恭・慕の心と忄と⺗は心の変体である。亻と人、刂と刀、卩と㔾、氵と水、月と肉、これらも同例で、細心の注意が必要である。

　業・夷・興・奥のような部首がわかりにくい漢字は、付録されている検字表で画数を調べ所在ページをみつける。

3 部首自体が独体字である場合は注意が必要である。

　たとえば、音は立部でも日部でもなく、言は亠部でも口部でもなく、豆は一部でも二部でもない。それ自体が部首なのである。

4 部首以外の画数を正確に数える

　部首検字法は偏旁によって帰部が決まるので、漢字の構造に合致している。これが部首検字法の長所である。漢字の構造を学んだ人には、その所属の部首を類推するのは容易である。所属の部首がわからなかったり、手書きの字体と印刷の字体が異なるため正確に画数を数えられない場合は、調べるのに苦労する。これが短所である。

韻部検字法

　韻部による配列は古い工具書によく見られる。韻部とは漢字の韻母の音韻学[5]上の所属の韻目（韻分類名）のことである。

【書影１】『経籍籑詁』去声寘韻「瘁」
（左は正集，右は補遺）

平水韻の流布以後は、多くはこれが基準になっている。平水韻とは、金代の官韻書[6]である。今韻（中古音）の206韻を併合し106韻にしたもので、後の元・明・清の3代もこれに従っている。明・清は平水韻による配列、つまり「韻にもとづいて字を統合し、字にもとづいて事項を統合する」という原則にもとづいて編集された工具書が多い。たとえば『佩文韻府』『経籍籑詁』『史姓韻編』（清・汪輝祖の撰の二十四史中の姓氏の索引）などである。例として『経籍籑詁』の韻目をあげる。

　上平声：一東、二冬、三江、四支、五微、六魚、七虞、八斉、九佳、十灰、十一真、十二文、十三元、十四寒、十五刪、
　下平声：一先、二蕭、三肴、四豪、五歌、六麻、七陽、八庚、九青、十蒸、十一尤、十二侵、十三覃、十四塩、十五咸、
　上声：一董、二腫、三講、四紙、五尾、六語、七麌、八薺、九蟹、十賄、十一軫、十二吻、十三阮、十四旱、十五潸、十六銑、十七篠、十八巧、十九皓、二十哿、二十一馬、二十二養、二十三梗、二十四迥、二十五有、二十六寝、二十七感、二十八儉（琰）、二十九豏、
　去声：一送、二宋、三絳、四寘、五未、六御、七遇、八霽、九泰、十卦、十一隊、十二震、十三問、十四願、十五翰、十六諫、十七霰、十八嘯、十九効、二十号、二十一箇、二十二禡、二十三漾、二十四敬、二十五径、二十六宥、二十七沁、二十八勘、

5）声母・韻母・声調の3要素を総称して音韻という。これらを研究する学問を音韻学という。
6）科挙の詩賦を作る試験のための押韻規範を示した韻書。

二十九艷、三十陷、
　入声(にっしょう)：一屋、二沃、三覚、四質、五物、六月、七曷、八黠、九屑、十薬、十一陌、十二錫、十三職、十四緝、十五合、十六葉、十七洽、

　各韻目には韻母が同じ漢字が収められる。たとえば、上平声の東韻には、東・同・銅・童・僮・瞳・筩・中・衷・忠などの180〜190字が収められている。

　韻目によって漢字を調べるということは、その漢字が平声・上声・去声・入声のどの声調に属しているか、あるいは106のどの韻に所属しているかを知っていなければならない。これは多くの読者にとって難しいことである。それでも、付録の画数索引で捜す、『辞海』などで韻部を確認する、というような対応策がある。たとえば、「瘖」の韻部がわからない場合、『辞海』の疒部8画に「瘖、筆(ひつ)肄(つい)の切(かえし)、音は昇(こう)、寘(ひ)韻(いん)」とあるから、「瘖」が「寘韻」に所属することがわかる。そのあとで『経籍籑詁』（書影1）などを調べるとよい。このような橋渡し的な方法を使えば、音韻がわからなくとも韻部配列の工具書を利用することができる。

第3節——漢字の注音

　字典を調べるとき、まず発音の問題にぶつかる。発音がわからなければその漢字にたどりつけない。しかし、漢字は表意文字なので字形からは発音がわからない。よって、注音[7]の問題が発生する。注音には直音法(ちょくおんほう)・反切法(はんせつほう)・拼音法(ぴんいんほう)[8]の3種がある。

　直音法以前には、「屮、読みて徹(てつ)の若くす」「魟、読みて剛(こう)の若くす」のような読若法(どくじゃくほう)があり、『説文解字』はこの方法を使っている。「若」とは「〜のようにする」「〜と同じ」という意味である。この方法を発展させたのが直音法である。

7）注音とは漢字や符号などを使って発音を表すこと。
8）拼音法（中国式表音ローマ字）は、また拼音字母といい、標準語の発音を表すアルファベット記号である。母音7、子音21から成り、主たる母音の上に4声を表示する。たとえば、yīn（陰）、yáng（陽）などのように表す。

1．直音法

　直音法とは、ある1字で直接に別の1字を注音する方法で、音節構造の同じ文字、つまり、声母・韻母・声調が同じ文字で注音する方法である[9]。長所は、わかりやすい文字で難しい文字に注音することができ、発音が簡単にわかり、語彙も増えることである。欠点は、適当な同音字がみつからないことである。たとえば「耍」や「水」は同音字がみつからないので注音できない。また、「集」に「箿」、逆に「箿」に「集」というように互いに注音してしまうことである。これでは問題の解決にはなっていない。このような欠点を補うために反切法ができた。

2．反切法

　反切法とは、2字で1字を注音する方法である。古くは「○○反」「○○翻」と表され、後に「○○切」が使われるようになった。簡単にいえば、2字を速く読んで1音に合成する方法である。原理は、上の字（反切上字）から声母をとり、下の字（反切下字）から韻母・声調をとって、1つの字音（反切帰字）を合成する。たとえば「剛、古郎切」「東、徳紅切」「孔、康董切」のように表す。拼音法が作られる以前は反切の原理を説明しにくかったが、現在は次のようにわかりやすく説明ができる。

　剛＝古郎切＝古gu＋郎láng＝g（声母）＋ang（韻母）＝gáng
　東＝徳紅切＝徳de＋紅hóng＝d（声母）＋ong（韻母）＝dóng
　孔＝康董切＝康kang＋董dǒng＝k（声母）＋ong（韻母）＝kǒng

　反切法は直音法に比べて一歩進んだものといえるが、2字から合成したものであるうえ、字音と声調の古今の変化、方言、さらに反切の変則的な事例などの関係から、時には正確な発音に合致しないこともある[10]。後に注音字母[11]が作られ、そして現在の拼音法に発展するが、これらは衆知のことなので省略する。

---

[9] 音節とは単語を構成する1つの音声の最小単位。日本語では仮名1文字、漢語ではおおむね1つの音節は漢字1字にあたる。漢語の音節は声母・韻母・声調から構成されていて、これを漢語の音節を構成する3大要素という。声母は、また声紐・声といい、語頭子音をさす。韻母は、また声韻・韻といい、韻頭（介音）＋韻腹（主要母音）＋韻尾に分けられる。声調は、音声の高低変化をいう。

[10] たとえば、上例の「剛＝古郎切」では、剛は普通話（現代中国共通語）ではgāngで、古郎切はgángとなり、声調が異なる。

[11] 注音字母（後に注音符号に改称）は、言語学者の章炳麟（しょうへいりん）が漢字の一部をとって考案したもので、1913年教育部読音統一会がこれを楷書化し、字母の数などを修正したもので、北京音を標準音とする国語を注音するための表音符号。1918年教育部から公布されて全国に実施された。現在も台湾で使用されている。『中日大辞典』（大修館）の裏表紙見返しの「発音符号対照表」を参照のこと。

第4節――常用の字典・辞典

1．康熙字典

　張玉書(ちょうぎょくしょ)らの編、清・康熙55年（1716）に成る。収録字数が多く、引用が豊富で、体例（記述形式）が進んだ工具書といえる。中華書局が同文書局の原版を翻印したものがある[12]。収録字数は4万7,035字で、他に古文（とくに古い起源をもつ異体字）が1,995字ある。解説は、発音を先とし意味を後とする。親字の次には『広韻』『集韻』『古今韻会挙要』の反切が引用され、ときに直音を加える。続いて本義が記される。別の発音や別の意味は分けて記し、字義ごとに古典を引用している。古文があれば本字のあとに並べ、重文（同音同義で古今で字体が違うもの）・異体字・俗字・誤字があれば最後に注記する。

　次のページの「疾」の例（書影2）から『康熙字典』の体例がわかる。「疾」は正字体（正字）で、「古文」以下の5字が古い字体である。『説文解字』の解釈を本義として初めに置き、その後に「患也」「速也」などの他の意味を列ねている。「與嫉通」（嫉と通ず）とは通借をいっている。引用文にはすべて出典が明記され、それも初出の書によっているので出典を調べたり語源を遡るときに役立つ。

　多くの意味をもつ漢字の中から適切な意味を選択するには成立年代を考慮したりするが、主として上下の文脈をもとに確定する。たとえば、『傷寒論』の序文の「省疾問病」（疾を省(み)、病を問う）の「疾」と「病」は対応し、ともに「省る」と「問う」の目的語であるから、「疾」は「やまい」と解釈すべきで、「速也」「悪也」「鳥名」とは解釈できない。『霊枢』百病始生篇の「卒然逢疾風暴雨而不病者」（卒然として疾風暴雨に逢いて病まざる者）の「疾」は「暴」と対応していて、「やまい」ではなく「急速」の意味である。（『漢書』陳蕃伝の）「疾悪如讐(あだ)」（疾(にく)み悪むこと讐の如し）の「疾」は「悪む」の引伸[13]で「怨む」と動詞に解釈すべきである。重要なことは、字詞（文字・単語）の属性（品詞・意味）は文脈によって決定されるということである。

　『康熙字典』には漢字を研究するための重要な資料が保存されているので、古典の学習には有益である。ただし、次の諸点には注意すべきである。

---

12) 『康熙字典』の最も早い刊本は内府本で、他に共和書局石印本、上海鴻宝斎石印本、同文書局影印本がある。商務印書館は1935年に銅版影印し、中華書局は1958年に影印本を出版した。最近では、1996年に上海古籍出版社から王引之の『字典考証』と渡部温の『康熙字典異正誤』を付録した『王引之校改本康熙字典』が刊行された。わが国では、渡部温の『標註訂正康熙字典』（講談社、1977年）が刊行されている。
13) ある漢字が初めて作られたときにもっていた意味（原義・初義）から派生し、引き伸ばして用いることを引伸（あるいは引申）という。その意味を引伸義という。

① 封建社会[14]の統治下で編纂されたものなので、封建思想が反映されている。
② 誤りが多い。清・道光７年（1827）に王引之(おういんし)は『字典考証』を著し、『康熙字典』の2,588条の誤りを正している。よって、『康熙字典』を利用する際は「備考」「補遺」[15]や『字典考証』を参照しなければならない。
③ 字形だけあって、字音や字義がないものがある。たとえば、竹部（13画）の「簹」には「音は未詳」とだけ書かれている。

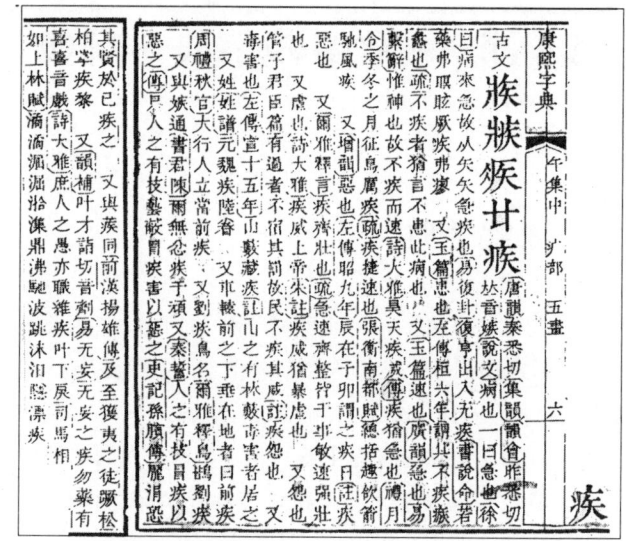

【書影２】『康熙字典』（中華書局、1958年版）「疾」

２．中華大字典

　欧陽溥存(おうようふそん)らの編、1915年の中華書局刊。この字典は『康熙字典』を底本とし、それを増補・改訂したものである。収録字数は『康熙字典』より多く、４万８千余字で、解説には改良が加えられている。部首配列で、注音は反切と直音を用い、字義は条を分けて解説している。引用は篇名まで明らかにしているので、原文との照合に便利である。籀文(ちゅうぶん)・古文・省体・或体・俗体・譌体(かたい)を収録し、それぞれに注記があり、各家の異説を多くあげる。王引之の『字典考証』をもとに、『康熙字典』の２千余条の誤りを正している。しかし、解説には封建主義の色彩を残しているところがある。注音には宋代の『集韻』の反切を採用しているため、発音が変化しているものは北京音系（現代漢語の共通語が標準としている北京語音）でとらえなければならない。

---

14) 「封建」とはもともと君主が土地（封土）を諸侯に分け与える周代の制度の名である。ここでいう「封建」とはFeudalismの訳語で、専制的で個人の自由や権利を軽んずるさまをいい、近代以前全体を指していっている。
15) 「備考」には、字義はあるがめったに使われない字、あるいは「正集」の中のいくつかの異体字が収められる。「補遺」には、字音があるけれども字義をもっていない、あるいは字音も字義もない字が収められる。

【書影３】『辞海』（1940年版）「臑」

３．辞源・辞海

　両書はここ数十年最もよく使われている工具書である。配列は『康熙字典』と同じである。単字を収めるだけでなく、その親字を第１字にもつ複音節語[16]やフレーズ[17]も字数・画数によって配列している。解説の体例（記述形式）は、まず単字の字音と字義、その次に複音節語やフレーズの意味と用法を記す。この２つの辞典は単字の解釈だけでなく、複音節語、故事成語、名物（事物とその名称）制度、さらには近代科学の専門用語が解説されているので、実用的な工具書といえる。しかし、かなり古い辞典なので、多くの内容に古さが目立つようになっている。また、解説の中には道理に合わないものもあり、とくに社会科学の方面に顕著である。この問題を解決するために、1959年に辞海編集委員会が発足し、修訂作業が進められ、1979年に語詞分冊を含めた新版『辞海』が14分冊で出版された。『辞源』は修訂中で、自然科学と社会科学に関する新しい単語は削り、古代漢語とその発展変化を中心にしている[18]。

　『辞海』「臑」（書影３）を例にすると、甲・乙・丙・丁の各条に字音と字義が書かれている。甲条の「臑」は「（臂の）羊矢」（上腕内側）の意味だという考証は厳密さがあり、近

---

16) 単音節語：１つの音節から成る語。たとえば「鍼」「灸」など。
　　複音節語：複数の音節から成る語。たとえば「陽明」「厥陰兪」「中脊内兪」など。
　　２音節語：複音節語の中でも２漢字で成る語を特に２音節語という。たとえば「人参」「百会」など。
　　多音節語：３漢字以上で成る語。たとえば、「白環兪」「中脊内兪」など。
17) 漢語の語法単位（形態素・単語・フレーズ・文・文章）の１つ。フレーズとは単語と単語が文法的な関係で結ばれているもの（「詞組」の訳語）。単語とは１字あるいは２字以上の文字が組み合わさって１つの概念を表す最小のもの。『中国語学習ハンドブック』「第２章語法」を参照。
18)『辞源』の正編は1915年、続編は1931年の刊行（商務印書館）。『辞海』は1936年の刊行（中華書局）。1957年に国家事業としての修訂作業が始まり、『辞源』は古典籍を読む際に語彙や文物典章制度を知るための辞典（修訂版は1979年刊）として、『辞海』は百科項目を主とした総合辞典（修訂版は1979年刊）として刊行された。

代の人（章炳麟）の研究成果を採り入れ、長年の懸案を解明してある。これらはすぐれた面といえよう。

4．経籍籑詁

清の阮元の主編の訓詁学の専門書（清・嘉慶3年刊）。全106巻。平水韻で分類したもので、1韻1巻である。唐以前の重要な古典の本文と注解の中から訓詁を集め、先に本訓（本義）を置き、後に別訓（他の意味）を並べている。「初稿（原注：正集）」のほかに「補遺」がある。単字を収録するが、注解には2音節語も含まれている。集めた材料が豊富で、しかも体例が厳密なので、古典研究の重要な工具書である[19]。

【書影4】『経籍籑詁』（中華書局、一九八二年版）「診」

右側が「正集」で、左側が「補遺」である（書影4）。すべて訓詁を列記し、出典を明らかにしているため、利用者には便利である。王引之は（序文で）「1つの韻部をひもといてみると、その韻部に属する文字が完備しており、その1字を調べてみると、多くの意味がみつけられ、ある意味の源をたどれば、出典を知ることができる」というが、まったくその通りである。

5．佩文韻府

『佩文韻府』（書影5）は、字詞を平水韻で分類した大型の類書形式の辞典である。清の張玉書らの勅撰。清の康熙帝玄燁の書斎の「佩文斎」を書名に採用したところにその重要度がうかがえる。元の陰時夫の『韻府群玉』と明の凌稚隆の『五車韻瑞』を基本にし、それを大幅に増補したものである。前後8年を費やして、康熙50年（1711）に「正集」全440巻が、康熙59年（1720）に「拾遺」全112巻が完成した。106韻のどの韻に帰属させる（帰韻）かは最後の字（下接語）をもとに決められている。まず、単字を並べ、その下に反切と字義を記し、その後にその親字が下接語になる語句を字数の順に配列している。字数の同じ場合は、経・史・子・集の順に並べられる。それぞれには出典が明記されている。『韻府群玉』『五車韻瑞』に収録されていたものは「韻藻」の項に、両書に収録されていないものは「増」の項に並べられ、「対語」「摘句」は最後に並べられる。

---

19)『経籍籑詁』も『康熙字典』同様に誤りが少なくない。たとえば、書影1にあげた「瘵」に「素問六節蔵象論」とあるのは「素問五蔵生成篇」の誤りである。

【書影５】『佩文韻府』（上海古籍出版社、1983年版）東韻「蟲」

「韻藻」は陰時夫と凌稚隆の書にすでに収められていたもの、「増」は新たに増やしたもの、「対語」は上下の文で対応している偶語（互いに対句になっている語句）、「摘句」はその文字が押韻している錦句（美しい文句）である。つまり、『佩文韻府』は、文人が詩作の典故を探し、詞藻（美しい言葉）を拾いあげるときに用いるものなのである。辞典としてみると欠点が多く、引用した書には篇名がなく、引用した詩には題名がなく、誤りも多い。しかし、典故は豊富であり、応用価値はある。たとえば「象戎」は珍しい単語であるが、『佩文韻府』の東韻の「戎」に収められ、「象戎、本草、紫参、一名象戎」とある[20]。また、「菀」は東韻の「童」に収められ、「菀童、本草、寄生草、一名菀童」とある。語句が豊富に収録されているので、古典を読むときに役立つ。

6．詞詮

　近代の楊樹達の著、1928年刊。古代漢語の虚詞の専門書である。前置詞・接続詞・助詞・感嘆詞・代名詞・自動詞・副詞に分け、よく見られる用法は例証を引いて解釈している。それぞれの文字は、まずその品詞を決め、そして意味・用法を述べ、例をあげて証明している。一般的なものから特殊なものまで詳細に解説している。古典の解釈し難い文句でも、多方面の知識が駆使してあるので筋の通った解釈が得られる、実用的な虚詞の字典といえよう。ただし、単音節語に重点が置かれ、複音節語は粗略にされていること、分類が煩瑣で帰納が不十分なことがその欠点である[21]。

7．中国人名大辞典

　方毅、臧励龢らの編、1921年刊。上古から清末までの、中国人および外国人の名前4万以上を収録している。時代・本籍・字・号を記し、その生涯や業績などを略述している。画数順配列。同姓の場合は、第2字、第3字の画数順。書末に「姓氏考略」「異名表」「中国歴代紀元表」が付録されている。この辞典は、いくつかの視点や資料において問題があるが、解説は字数が少ないが要領を得ているので参考になるだろう。

【書影6】『中国人名大辞典』（台湾商務印書館、一九七七年）の「王清任」

王・清任 醫玉田人。字勤臣。業醫。於人身臟腑。訪驗最久。有醫林改錯。

20）正しくは「衆戎」。出典である『佩文韻府』の誤りである。
21）『詞詮』をはじめとして、代表的な虚詞専門書の『助字弁略』『経伝釈詞』『経詞衍釈』『古書虚字集釈』の全文を収め、さらに他の関連著作から虚詞の部分だけを集めた、兪敏監修『虚詞詁林』（黒竜江人民出版社、1993）が刊行されている。

8．中国古今地名大辞典

　臧励龢らの編、1931年刊。例言は「本書は、はるか古代から現代に至るまで、わが国の地名で調査が必要なものは、いずれも多数の書籍を参考にして、詳細に記した。古代に関してはその歴史を明らかにし、現代に関しては地形とその要衝の地を記述した。高所低所、東西南北、現在過去、あらゆることをつぶさに記載している」という。

　画数順の配列であるが、第1字の画数が同じ場合は第2字の画数によって順が決まる。校訂には努力のあとが見え、有用な工具書であることには違いないが、椒江・靈江・澄江を混同しているなど間違いが少なくない。

```
【蘄春縣】漢置。以水隈多蘄菜
爲名。晉遜諱改曰蘄陽。北齊改曰齊
昌。隋仍爲蘄春。故城在今湖北蘄春
縣西北。宋移治麒麟山。即今治。元
時幷入蘄州。明初爲蘄州府。尋降州。
屬黃州府。清因之。民國改蘄州爲蘄
春縣。舊屬湖北江漢道。產藥品蘄艾
蘄蛇皆有名。緣毛龜尤爲特產。
```
【書影7】『中国古今地名大辞典』
（台湾商務印書館、一九八七年）「蘄春県」

9．中国医学大辞典

　謝観（しゃかん）らの編。1926年に商務印書館から上下2冊で刊行され、解放後は4分冊で重刊された。

　中国医薬学の名詞や専門用語など7万項目以上を収録し、合計300万余字からなる。病名・薬名・方名・身体・医家・医書・医学の7つに分類する。病気に関しては、病源・病種の識別・治療方法が論述されている。薬物に関しては、形態、性質、効用、炮製方法が論述されている。

　配列は、第1字の画数順。第1字の画数が同じ場合は第2字、第3字の画数で順番が決まる。画数が同じ場合は『康熙字典』の部首の順になる。画数順の親字索引が付録されているから、検索はかなり簡単である。

　本書は発行がやや古いので最新の状況に符合しないところがある。このため改訂が決定されたので、近々世に問うことになろう[22]。

10．中国薬学大辞典

　近代の陳存仁（ちんそんじん）らの編。1935年に世界書局から刊行され、1956年に人民衛生出版社から重訂版が刊行された。合計270万字からなる。薬学・医学・植物学・鉱物学・動物学・化学、これらの中薬に関する事項が整然と編集されている。内容が豊富で、記述も詳細で、挿絵

---

22) 近年刊行された、『中国医学大詞典』（中国中医薬出版社、1994）と『中華医学大辞典』（遼寧科学技術出版社、1994）は、書名が異なるが本書の簡体字横組み版である。

もある。常用される薬の解説では、名称の意味・処方名・別名・外国語の名称などが説明される。同時に、薬の基本（原注：薬の分類と部位）・産地・形態・栽培・性質・効能・成分・主治・用量・歴代文献の考証が解説されている[23]。

11. 中薬大辞典

江蘇新医学院の編、1977年刊。大型の薬学辞典で、上下2冊で、合計800万字弱。5,767種の薬物を収め、正式名称を見出し語とし、別名・基原・原植物（原注：動物・鉱物を含む）・栽培・採集・製法・薬材・成分・薬理・炮製・性味・帰経・薬効と主治・用法と用量・宜忌・選方・臨床報告・各家論述・備考の19項目に分けて解説している[24]。配列は画数順。収録範囲は広く、引用文には出典が明示されている。現代の研究の成果も一部分ではあるが吸収している。体例（記述形式）が整った総合的な薬学の工具書である[25]。

12. 簡明中医辞典

中国中医研究院と広州中医学院の主編、1979年に人民衛生出版社から刊行される（試用本）。中医基礎・臨床・鍼灸・中薬・方剤・人物・文献に関する常用の1万2,176項目を収録する。収録に当たっては、中国医薬学の実際が反映されるように工夫され、また中西医結合による新語もある程度収録されている。配列は画数順。体例（記述形式）は、まず定義と出典を示し、そのうえで解説がなされる。引用文献は出典が明記してあるので、調べるのには好都合である。書末には、歴代の度量衡の換算表がある。実用的で総合的な中医の工具書である[26]（書影8）。

---

23) 邦訳に『図説漢方医薬大事典』（講談社、1982）がある。
24) 基原とは、中薬の原料となる植物・動物・鉱物名。帰経とは、薬物の作用と蔵府経絡の関係を結び合わせ、ある薬がある種の蔵府経絡の病変に一定の治療作用を有することを経絡で説明すること。
25) 『中薬大辞典』全3冊は上海科学技術出版社刊。邦訳がある（全5巻、小学館、1990）。
26) 1981年から1987年にかけて、『簡明中医辞典』を増補して、『医史文献分冊』『基礎理論分冊』など8種の分冊が作られた。最終的には、『簡明中医辞典』（修訂本、人民衛生出版社．1983）と8種の分冊を統合した『中医大辞典』（人民衛生出版社、1995）が刊行された。『簡明中医辞典』の新たな修訂本は中国中医薬出版社より2001年に刊行。

> 命門 ❶有生命的关键之意。是先天之气蕴藏所在，人体生化的来源，生命的根本。命门之火体现肾阳的功能，包括肾上腺皮质功能。《难经・三十六难》："命门者，诸神精之所舍，原气之所系也，故男子以藏精，女子以系胞"。命门有二说：①指右肾。《难经・三十六难》："肾两者，非皆肾也，其左者为肾，右者为命门"。②指两肾，具体体现于两肾之间的动气（虞搏《医学正传》）。❷经穴名。出《针灸甲乙经》。别名属累、精宫。属督脉。位于第二、三腰椎棘突之间。主治腰脊痛，遗精，阳痿，月经不调，痛经，带下，慢性腹泻，下肢麻痹。直刺0.5～1寸。灸3～7壮或5～15分钟。❸石门穴别名，见《针灸甲乙经》。详该条。❹两眼睛明穴部位的别称。《灵枢・根结》："太阳根于至阴，结于命门。命门者，目也"。

> 泣 qì ①眼泪。《灵枢・口问》："泣不止则液竭"。②哭泣。《灵枢・五癃津液别》："悲哀气并，则为泣"。㉒音义同涩。凝泣，滞阻。《素问・五藏生成篇》："凝于脉者为泣"。《素问・汤液醪醴论》："荣泣卫除"。

【書影8】『簡明中医辞典』修訂本（人民衛生出版社、1986年）の「命門」と「泣」

13. 説文解字

　『説文解字(せつもんかいじ)』（原注：『説文』と通称する）は中国で最も古い字典であり、100年ころの成立。作者の許慎(きょしん)は、字を叔重(しょくちょう)といい、後漢の汝南郡召陵の人で、当時の著名な経学者（儒教の経典と注釈書の研究者）であり文字学者である。

　『説文』は、許慎が先秦（秦が中国を統一する以前の時代、上古）の経伝や『史籀(しちゅう)篇(へん)』『蒼頡(そうけつ)篇(へん)』『爰歴(えんれき)篇(へん)』『博学(はくがく)篇(へん)』などの字書や漢代の字書をもとに作ったものである。そして六書(りくしょ)の理論で9千以上の漢字を分析し、帰納した。六書とは、指事・象形・会意・形声・転注・仮借のことである。六書という言葉は先秦の古書に見えているが、それを用いて系統的に漢字を分析研究したのは許慎が最初である。

　『説文』は14の篇（原注：許慎の自叙を加えれば15篇）からなり、収録字数は9,353字。他に重文1,163字を収める。解説は13万3,441字である。許慎は、9千以上の漢字を、字形の特徴から540部に分かち、部と部の配列は「形に拠りて系聯す」、つまり字形の似通っている部首の順に配列し、部ごとの漢字は「義を以て相い引く」、つまり意味の近い漢字を並べている。清の段玉裁は「部首の順序は、字形の近さによる。各部首中の文字の順序は、意味の近さによる」（『説文』「吏」字の注）という。このような配列は調べるときに便利であり、字義研究にも益するところがある。

『説文』の解説（説解ともいう）の体例（記述形式）は複雑であるが、重要な点を説明する。

① 説解の用語は基本的には字形の分析に用いられる。たとえば「从某、某声」（某に从^{したが}い、某の声）は形声文字を意味し、「从某、从某」（某に从い、某に从う）は会意文字を意味し、「从某、某亦声」（某に从い、某は亦声）は会意兼形声文字を意味している[27]。
② 古書を引用して、小篆が先秦の経伝に由来することを証明したり、字音を説明したり、字形を分析したり、意味を解釈している。
③ 字形・字音・字義[28]の3方面から1字を解釈する。たとえば、「元、始めなり、一に从う、兀の声」「天、顚なり、至高にして上無し、一・大に从う」とあり、これに対して段玉裁は「1字を篆書し、まずその字義を明らかにする。始なり・顚なりというのがそれである。次にその字形を解釈する。某に从い某の声というのがそれである。次に字音を説明する。某の声・読みて某の若くすというのがそれである。この3者を合わせて、1つの篆字の解説が完全に備わることになる」（『説文解字』「元」字の注）という。

　以上、3つの重要な点をあげたが、これだけでは説解の体例のすべてを説明したことにはならない。それでも、『説文』という重要な工具書を理解する一助となろう。

　清代は『説文』の研究に大きな成果をあげ、著名な学者を輩出している。その最たるものは、段玉裁の『説文解字注』、桂馥^{けいふく}の『説文解字義証』、王筠^{おういん}の『説文釈例』と『説文解字句読』、朱駿声^{しゅしゅんせい}の『説文通訓定声』で、これらは許慎の説解を明らかにする上で大いに貢献している。とくに、段玉裁の『説文解字注』は欠かすことのできない重要な著作である。ただし、段玉裁注本（略して段注本という）は小篆や説解を改変しているところがあるので、読むときには注意が必要である。

　『説文』には、漢代および先秦の多くの文字訓詁や音韻などの貴重な資料が保存され、さらに文字学の系統的な理論が打ち出されているので、後代の字典や辞典への影響は非常に大きい。『説文』は古代漢語を学習するための重要な工具書であるばかりでなく、古代の医学家や薬学家にも重視された。たとえば、明の李時珍^{りじちん}は『本草綱目』において、事物とその名称を理解し、語義を解釈するために、『説文』を大量に引用している[29]。

---

27)「从う」とは漢字学でよく使われる表現で、意符であることを表す。たとえば、「戈に从う」とは「戈」^{ほこ}が意符であり、「止に从う」とは「止」^{あし}が意符である。「从」は「従」の本字。
28) 略して形音義という。たとえば、「鍼」が字形で「しん」が字音で「治療具」が字義である。単語にも形音義があり、語形・語音・語義という。たとえば、「三里」が語形で「さんり」が語音で「穴名」が語義である。
29)『説文解字』や『説文解字注』については、阿辻哲次著『漢字学――説文解字の世界』（東海大学出版会、1985）や頼惟勤著『説文入門』（大修館書店、1983）に詳しい。段玉裁の『説文解字注』の訓読本は東海大学出版会（全8冊）から発行されている（1981～、未完）。

14. 広韻

　正式名称は『大宋重修広韻』である。宋の陳彭年、丘雍らの勅撰（1008年成書）、全5巻。隋の陸法言撰の『切韻』は音韻を明らかにすることを主目的とした専門書であるが、これを増広したものが『広韻』である。文字を増やし、注釈を増やし、韻目も増訂している。2万6,194字を収録する。注釈の文字数は19万1,692字。平声は合わせて57韻（上平声28韻、下平声29韻）、上声は55韻、去声は60韻、入声は34韻、合計206韻からなる。中古音の研究はこれをもとにしている。上古音と近代語音の研究の比較対照資料である。音韻学の重要な著作といえる。

　各文字には、まず字義の説明があり、末尾に注音（反切）がある。○（圏点）のついた字（小韻頭字）と同音の文字をその後ろに並べて1組とする。別音（又音という）のあるものは、個別に注記している。異体字のあるものは本字の下に加えている。

　平声冬韻の「冬」字を例にすれば（書影9）,「都宗の切」が注音、その前の文章が字義の説明である。「七」とは、小韻頭字の「冬」と同音字の数である。「冬」の下には「奥」字があり、「古文（古い字体）」と注してある。さらに「苳」「鶇」「鼕」「鴾」「鼚」の5個の同音の漢字が並び、それぞれに字義が解釈されている。

　『広韻』は収録字数が多く、字義の説明も適切である。たとえば「咬、咬咀、嚼む也、又音甫」といい、ここでは「咬咀」を2音節語として紹介し、意味は「嚼む」ことだといっている。このような説明方法は、語義学では進歩したものといえる。また「滫、豕の食、又雨濺ぐ也、所教の切」というように、「豚の餌」と「雨が降り注ぐ」という2つの意味を残している。

　『広韻』は、字義の説明が正確で、古代の字書の成果をまとめただけでなく、さらに補充・発展させ、新たな漢字を加え、多くの生活上の言葉を残している貴重な字書だといえ、重視する必要があろう。

【書影9】『広韻』（中華書局、一九六〇年）平声冬韻「冬」

15. 爾雅

　訓詁の専門書で、中国最古の辞典である。作者については諸説あるが、魏の張揖は『上広雅表』（『広雅』を上るの表）で、周公が作り孔子が増し加えたといっている。これは当然ながら信ずるに足りない。その内容から見ると、その淵源は古いが、後人が継続的に増補したものでもある。釈詁篇には文字が重複しているので、後人が増補したものといえる。この書の雛型がすでに先秦にできていて、それが漢代に定型化されたものであろう。ゆえに『四庫全書総目提要』は「一般に、小学家（言語学の研究者）は、古い文献をよせ集め

て内容を拡充させる。周公や孔子が作ったというのは、みな権威づけのための言葉にすぎない」といっている。

『爾雅』の「爾」は「邇」に通じる。『説文』辵部に「邇は、近きなり」とある。「雅」は雅言、つまり古代の標準語という意味である。ゆえに、「爾雅（雅に爾づく）」とは古代の標準語で古語や方言を解釈する書という意味である。

『爾雅』は3巻19篇からなる。前3篇は釈詁・釈言・釈訓であり、おおよそ今語（編纂当時の言葉）で古語を解釈し、標準語で方言を解釈したものである。他の16篇は、釈親・釈宮・釈器・釈楽・釈天・釈地・釈丘・釈山・釈水・釈草・釈木・釈虫・釈魚・釈鳥・釈獣・釈畜であり、内容は豊富である。

語義訓詁[30]の研究において前3篇は重要である。その訓釈方法は次の通りである。

「如、適、之、嫁、徂、逝は、往くなり」（釈詁）

この条は標準語で方言を解釈している。「往」が標準語で、「徂」は斉の方言、「適」は魯・宋の方言、「逝」は秦・晋の方言である。

「辜、辟、戻は、罪なり」（釈詁）

この条は今語で古語を解釈している。

『爾雅』は多方面の幅広い知識を含んでいる。たとえば、釈草では多くの草名だけでなく、薬名にも解釈を加えている。

「菋は、荎藸」郭璞の注に、「五味なり、蔓生し、子は叢がりて茎頭に在り」と。

「芐は、地黄」郭璞の注に、「一名は地髄なり」と。

李時珍は『本草綱目』の草部の五味子と地黄の条で、『爾雅』のこの部分を引用している。

晋の郭璞は『爾雅』の序文で「爾雅とは、古今の言語を通釈することを旨とし、詩経の作者たちの心を鼓舞した言葉を叙述し、古今・雅俗の異なる言葉を集めて解釈し、同一物が異なる呼び名をもっていることを明らかにするための書物である。……多くの事物に戸惑わず、鳥獣草木の名前を識別することに関しては、爾雅より参考になるものはない」という。

『爾雅』を読むには、後人の注疏を参考にする必要があり、現存の最古の注釈は晋の郭璞の注で、これについては宋の邢昺の疏がある。清の邵晋涵の『爾雅正義』と郝懿行の『爾雅義疏』は、それ以前の研究成果を吸収しているので、『爾雅』の注釈書としては前人のものよりすぐれている。

---

[30]）訓詁方法の1つ。語義を解釈し、意味を確定する方法を語義訓詁という。対して、文章の意味を解釈するのを文意訓詁という。

第5節——類書と叢書

1．類書

　類書とは、故事を類別して引用するという原則にもとづいて、各種の書籍の関連内容を分類して編集した工具書である。その最大の特徴は、調べるのに便利で、資料を引用することに役立つことである。類書は、魏の文帝の『皇覧』（220年成書）に遡ることができる。それ以降、歴代の朝廷において類書は編纂されている。現存する著名な類書は、唐代では『北堂書鈔』『芸文類聚』『初学記』、宋代では『太平御覧』『太平広記』『冊府元亀』『文苑英華』、明代では700余巻が残存している『永楽大典』、清代では『淵鑑類函』『古今図書集成』がある[31]。『永楽大典』は韻部にもとづく配列であるが、その他はみな天文・地理・帝王・職官・人事・動植物などの大類に分け、経・史・子・集から集めた材料を、項目ごとに分類し編纂している。たとえば、『太平御覧』全1,000巻は、天文地理から虫魚草木まで55門に分けている。引用書は幅広く、1,690種を数える。その中には、漢人の伝記100余種、古い地志[32] 200余種などの失なわれたものを含み、学術価値の高い類書の1つである。多くの類書は古い時代に成立しているため、散逸している古書がその中に保存されていることもある。よって、『四庫全書総目提要』では「古い文献は散逸して、十分の一も残っていない。それでも、その一部の文章はしばしば他の書籍に引用されている。『芸文類聚』『初学記』『太平御覧』などの類書は、部分的であるとはいえ、失われずに残った貴重な宝を拾集してつきない。これらの類書は、失われた書物の欠を補うといっても過言ではない」という。したがって、類書は佚文を集めたり、校勘するための良い資料である。近代の魯迅の『古小説鉤沈』の多くの題材は、これらから集められたものである。『太平御覧』の引用する扁鵲・華佗の伝記と、正史（『史記』『後漢書』『三国志』）を対校して、100字を超える文字の異同が見出されている。

　清の康熙年間にできた『淵鑑類函』（450巻）は、『唐類函』を基礎に、宋・元・明の各時代の資料を広く集め、綱目（大綱と細目）に並べて1編としたものである。巻数は『太平御覧』の半分にも満たないが、資料の範囲はかえって広く、利用価値の高い工具書である。

　『古今図書集成』は清の康熙・雍正年間にでき、全1万巻。目録は40巻。全書を6編、32典、6,109部に分けている。その博物彙編芸術典の項の『医部全録』は、重要な医書520巻、約950万字を収めた最大の医学類書である。内容は、医経（『素問』『霊枢』など）の注釈、診断、各種の疾病の理論と臨床であり、付録として医学に関する文学・記事・名医

[31) 主な類書については『しにか』（大修館）1998年3月号に詳しい。
[32) 地方の山川・風俗・物産などを誌した書。地誌とも書く。

の伝記などもある。たとえば、401巻〜500巻の児科では、小児一般の疾病と痘瘡の両類に分け、一般の疾病は25部門に分けられ、胎教と新生児の育て方、疾病の診断および治療方法がその中に含まれている。治療方法のところでは、一般の薬方のほかに鍼灸や民間薬もあり、小児科を研究するうえで有用である。

医学類書で一般に流布しているものには、『類経』『名医類案』『証治準縄』『東医宝鑑』などがある。

『類経』は明の張介賓の編。全32巻。『素問』『霊枢』を分類編纂し、摂生・陰陽・蔵象・脈色・経絡・標本・気味・論治・疾病・鍼刺・運気・会通の12の大類に分けている。合計390条。また、『類経図翼』全11巻、『類経附翼』全4巻で不足するところを補っている。理路整然として、創造的な注釈もあり、参考に値する。

『名医類案』は明の江瓘の編。全12巻。秦越人・淳于意・華佗から、元・明までの名医の医案（カルテ）・治験を集めたものである。205門に分けられ、病症・方薬に詳しく、評注も加えられている。たとえば、傷寒門の、秘結し汗出する者に対する宋の許叔微の医案には「集められた医師たちは、陽明の自汗が出て、津液が漏れているので、常法として蜜兌を処方するのが良いと言った。しかし、許叔微は大柴胡湯を用いて治した。編者（江瓘）の考えでは、やはり蜜兌を用いるのが穏当であると思われる」とあり、非を正し、その言辞は詳細である。

清の魏之琇に『続名医類案』全60巻があり、記事の大半は明以降のものであるが、江瓘の著作で漏れているものも補われている。

『証治準縄』は明の王肯堂の編。全120巻。自序によれば、まず13門に分けて雑証を論じた「証治準縄」8冊を撰し、それに「類方」8冊を附録し、続いて「傷寒準縄」8冊、「瘍医準縄」6冊、「幼科準縄」9冊、「女科準縄」5冊を撰し、これらを統一して『証治準縄』と名付けた、とある。本書は、内容が豊富で、該博でありながらよく整理されており、詳細かつ要点が押さえられているので、良好な医学類書といえよう。

『東医宝鑑』は朝鮮の許浚の勅撰（1610年成書）。全25巻。中国の医籍を収録した類書である。内景・外形・湯液・鍼灸などの23編に分け、さらにそれを108門に分けている。引用書は86種に及び、ほとんどが中国伝来の古い医学書で、その中には佚書も含まれている。内容が豊富なだけでなく、史料的価値をももっている。分類は科学的で、基礎から臨床へ、診断から治療へと筋道だって配列されている。

2．叢書

叢書は、類書と異なり、もともとの体裁を乱さないで、そのままで関連書籍を集め、最終的に書名を冠したものである。その形式は、古くは総合的なものが多かったが、学術研究の発展に伴い専門的な叢書が相継いで出現している。多くの著作と、滅多に見ることができない旧本を集めているため、古書の保存と利用には大きな役割を担っている。叢書は

宋代の『儒学警悟』に始まる。宋の『百川学海』、清の『函海』『学津討源』『知不足斎叢書』『粤雅堂叢書』などいずれも巻帙が多く、内容が豊富で、学者が好んで参考にするものである。清の乾隆年間にまとめられた『四庫全書』は最大の叢書であり、3,503種7万9,337巻（原注：存目は含まず）を経・史・子・集の4つの庫に収めたために「四庫」といわれる。内容はきわめて広く、基本的には乾隆以前の重要な著作が集められている。しかし、封建支配に不利益となる書物は、あらかじめ一部を削除したり、改竄を加えたうえで収録するか、または収録が見送られた。収録されないどころか、発禁処分とされ、破棄されるものさえあった。分量が膨大だったために印刷されず、7部が清書され、文淵閣・文源閣・文津閣・文宗閣・文匯閣・文溯閣・文瀾閣の7閣に収蔵された。その中の文匯閣・文宗閣・文源閣は戦火に遭い焼失し、文瀾閣のものの多くは散逸したが、その後失われた部分をあらためて筆写し直し、旧に復した。『四庫全書』に収められている医書は1,816巻で、これは叢書所収の医書としては最大数である。

　近代の総合的な叢書では、『四部叢刊』『四部備要』『叢書集成』『万有文庫』が著名である。この中では『叢書集成』が医書を最も多く収録し、『産育宝慶集』『顱顖経』『旅舎備要方』『摂生消息論』など滅多に見ることができない版本が少なくなく、一般の書店ではみつけにくい稀覯本を収める。

　医学専門の叢書の重要なものでは、『古今医統正脈全書』『医宗金鑑』『珍本医書集成』がある。そのほか、『皇漢医学叢書』は日本の学者の名著を集めたもので、叢書としては独自の風格を備えている。

　『古今医統正脈全書』は明の王肯堂の編。『素問』『霊枢』『中蔵経』『脈経』『難経』『傷寒論』から『傷寒一提金』『傷寒截江網』『傷寒明理続論』などの44種の医書を収録する。医学叢書の中では多い方である。

　『医宗金鑑』は清の乾隆年間の銭斗保らの勅撰。全90巻。『傷寒論注』『金匱要略注』『刪補名医方論』『四診心法要訣』『運気要訣』『正骨心法要旨』、および諸家の「心法要訣」を含む。本書は呉謙の原稿を改編したもので、文章の筋道がすっきりしていて、後世への影響は大きい。

　『珍本医書集成』は近代の裘慶元（字は吉生）の主編。90種の医書を収める。医経・本草・脈学・傷寒・通治・内科・外科・婦人科・小児科・方書・医案・雑著に12分類されている。収められた医書には孤本（世の中にただ1つしか残っていない書物）や珍本（珍しい・容易に得られない書物）が多い。各科すべて備わり、学術的価値が高い。たとえば、医経類には（清・羅東逸の）『内経博議』の抄本、原本は亡佚している『難経古義』[33]の日本の精抄本（とくに丁寧に美しく書写された本）、未刊行の（清・葉子雨の）『難経正義』などが収められ、いずれも目にすることが難しい珍本である。

---

33) 『難経古義』は日本人の加藤万卿（名は章）の著した書で，火災により半ば失われたが，子息と門人の努力により旧に復し，1773年に刊行された。1936年に出版された『珍本医書集成』はこの刊本に拠ると思われる。

『皇漢医学叢書』は近代の陳存仁の編集・校訂による、もっぱら日本の学者の漢方の研究書72種を収めた叢書である。総類・内科・外科・婦人科・小児科・眼科・花柳科（性病科）・鍼灸科・治療・診断・方剤・医案医話・薬物・論文集の14類に分けられている。その中には、中国では流布していなかったり、失われたものもある。また、日本で新たに発展をみたものもある。この叢書が出版されたことは、日中の医学交流を裨益するもので、高く評価すべきである。

第6節──索引

　索引は、通検、引得（indexの訳語）ともいい、書籍や定期刊行物から、項目や内容を摘録し、所在箇所あるいは頁数を記し、文字の順や分類で配列された、検索に役立つ工具書である。索引に必要なことは、資料が完備していること、所在箇所が明確であること、そして検索に便利であることである。さらに、類書・目録や字典・辞典と異なる点は、具体的な内容には触れず、単に読書の糸口を提供するだけだということである。索引の使い方がわかれば、視野が広がるだけでなく、時間と労力が節約でき、資料の収集や研究活動に大いに役立つ。体例は、漢字の順（原注：多くは第1字の画数順）、発音順、内容の類別で配列される。種類は多く、新聞・雑誌の索引、経学・史学の索引、さらに各種の専門の索引がある。たとえば、『中医期刊索引』『中薬文献索引』『医史論文資料索引』『医学期刊提要索引』『内科論文資料索引』『鍼灸論文資料索引』などである。古典を読むときによく利用されるものには、『十三経索引』『二十五史人名索引』『中国叢書綜録』などがある。

　『十三経索引』は葉紹鈞の編。「十三経」とは『易経』『尚書』『詩経』『周礼』『儀礼』『礼記』『春秋左伝』『春秋公羊伝』『春秋穀梁伝』『論語』『孝経』『爾雅』『孟子』を指す。封建社会の秩序の維持を目指したもので、2千年以上も社会の各方面に影響を及ぼしており、批判的に取り扱わねばならない。しかし「十三経」は中国の古代社会と儒家の学術思想を研究するうえでの貴重な資料である。『十三経索引』は、「十三経」のすべての経文を、朗読する際のくぎりにもとづき、そのひとくぎりを1条として編集した索引である。「三年」「三年春」「三年春二月辛卯」がそれぞれ1条を形成するのはそのためである。各条には書名と篇名を記される。画数順配列であるが、第1字が同じ画数の場合は、第2字の画数で配列される。たとえば「十三経」の医薬の記録を調べるには、18画の「醫」の項を調べてみると、「醫師掌醫之政令周天醫」とある。「周天醫」は『周礼』天官・医師章を略したもので、『周礼』医師章にある古代の医療制度に関する記載を見つけることができる。こ

のように、資料の収集や調査・研究に役立つのである。

　『二十五史人名索引』の「二十五史」とは、中国の正史の総称である。それゆえに記載される人名はおびただしい数になる。名と号が同一人物を指すのかわからなかったり、同姓同名の人が複数存在することは、読書の障害になる。この問題を解決するために編集されたのが『二十五史人名索引』である。「二十五史」に紀伝として記載されている人名はすべて収録し、紀伝としては立てられていなくとも関連のある人名はおおよそ収められている。人名は四角号碼の順に配列されている。画数索引がついている。各正史の名称は、『史記』は史、『漢書』は漢というように簡略化されている。巻数、頁数も簡略化されている。華佗の史書における記載状況を理解するために、4450—4（「華」字の四角号碼）のところの華佗を調べると次のようにあり、華佗に関する事跡が、『漢書』の第112巻0890頁第2欄と、『三国志』の「魏書」の第29巻1000頁第1欄にあることがわかる。

```
～佗　漢　112　0890.2
　　　三魏　 29　1000.1
```

　孫思邈は、1249-3（「孫」字の四角号碼）のところに次のようにあり、『唐書』の第191巻と『新唐書』の第196巻に孫思邈に関する記載があることがわかる[34]。

```
～思邈　唐　191　3590.3
　　　　新唐　196　4085.4
```

　『中国叢書綜録』は上海図書館の主編。全国の41の図書館が所蔵する3万8,891種の学術著作を収める2,797種の叢書の索引である。3分冊で、第1冊は「総目分類目録」で、「全国主要図書館収蔵状況表」が付いている。第2冊は「子目分類目録」、第3冊は「子目書名索引」と「子目著者索引」である。叢書、書名、内容、著者名の各方面から検索が可能で便利である。たとえば、第2冊の「子目分類目録」の医家類は、『内経』『難経』から医案・医話・雑著の属までを22属に分け、その雑著の項には（宋・佚名氏）『太医局程文』、（宋・沈括）『恵民薬局記』、（清・曹存心）『琉球百問』『琉球問答奇病論』から、（今村亮）『医事啓源』、（尾台榕堂）『医余』などの日本人の著作も収録され、それぞれに所属する叢書名が示されているので、どの叢書を探せばよいかわかる。これは叢書を利用するときに大いに役立つ。

---

34)「二十五史人名索引」の示す頁数は開明書店版『二十五史』（二十五史刊行委員会編、1935）の頁数である。現在、この書は入手しがたい。中華書局版の『二十四史』をもとにした『二十四史紀伝人名索引』（中華書局、1980）の方が利用しやすい。

第2章 句読

第1節──どうして句読を重視するのか

　「句読」は、「句逗」「句投」「句断」「句絶」ともいい、文意が完全に終わるところを「句」、文意が完結していないが停頓を必要とするところを「読」という。古くは「ヽ」を用い、『説文』ヽ部に「ヽ、絶止する所有りて、ヽもて之を識すなり」とある。後には、圏点（〇）を使うようになった。古書の多くには句読がついてないので、読者が自分で断句（句読点を打つこと）し、圏点をつけなければならない。過去の習慣では、読号は文字の間に打ち、句号は文字の傍らに打って、両者を区別していた[1]（書影10）。

　古代の人は句読の訓練を重視した。『礼記』学記に「一年、経を離ち志を弁ずるを視る」（入学して一年後に、経文を意味によって分けさせ、内容の理解度を試験する）とある。この「経を離つ」とは経典を句読する能力である。清の黄以周は『儆季雑著』離経弁志説で次のようにいう。

　　古代の離経（句読）には2つの方法があった。1つは句断といい、もう1つは句絶という。……句断は言葉自体は中断するが意味のうえでは中断していない。句絶は言葉も意味もそこで断ち切れる。

　句読できなかったり、誤って断句すれば、内容を正確に把握できず、いよいよ理解に苦しみ、さらには重大な結果をもたらす。こうしたことはしばしば見られる。たとえば、「夔一足」の伝説がある。「夔」は舜（古代の伝説上の帝王）の楽官とされる。舜はかつて「夔有一足」と言った。その意味は、「夔」のような優れた楽官ならば、彼ひとりがいれば十分だということである。この4字は2つの句から成り、「夔有一、足」（夔　一有れば、足れり）と句読すべきである。後人はこれがわからなかったので、1つの句だと誤解してしまい、夔はついには一本足の怪物（夔に一足有り）となってしまったのである（原注：この話は『呂氏春秋』察伝に見える）。

　わたしたちは医学に従事している。医学は直接に人々の健康と生命に関わっているので、医書の句読も軽視できない。

【書影10】『増補史記評林』

1）現在、中国で使われている標点符号は、標号と点号に大別される（補注①）。本章の原文引用に限り原書の標点符号をそのまま使った。

例1　上海衛生出版社版（1957）『医方集解』（清・汪昂著）「大承気湯」の句読

〔誤〕陶節庵曰。去実熱。用大黄。無枳実。不通温経。用附子。無乾姜。不熱発表。用麻黄。無葱白。不発吐痰。用瓜蔕。無淡豉。不涌。

〔正〕陶節庵曰：去実熱用大黄，無枳実不通；温経用附子，無乾姜不熱；発表用麻黄，無葱白不発；吐痰用瓜蔕，無淡豉不涌。

（陶節庵曰く、実熱を去るに大黄を用いるも、枳実無くば通ぜず。経を温むるに附子を用いるも、乾姜無くば熱せず。表を発するに麻黄を用いるも、葱白無くば発せず。痰を吐かすに瓜蔕を用いるも、淡豉無くば涌かず、と）

　原文は、枳実・乾姜・葱白・淡豉の重要性を強調し、それがなければだめだと言っている。標点者にはそれが理解できず、枳実・乾姜・葱白・淡豉を不必要なものと誤解してしまっている。もし、これに従って投薬すればきっと治療過誤を招くだろう。

例2　商務印書館版（1974）『本草綱目』（明・李時珍著）巻26「馬蘄」の句読

〔誤〕孫炎釈云。似芹而葉細鋭。可食菜也。一名茭。一名馬蘄子。入薬用。

〔正〕孫炎釈云：似芹而葉細鋭，可食菜也。一名茭，一名馬蘄。子入薬用。

（孫炎　釈して云う、「芹に似て葉は細く鋭り、食うべき菜なり。一名は茭、一名は馬蘄。子は薬に入れて用ゆ」と）

　「馬蘄」は一名を牛蘄、胡芹、野茴香ともいい、芹と同類異種である。「馬蘄子」は句読の誤りであり、「子（種子）」は下の句に所属すべきである。正しい意味は、馬蘄の若葉は食用になるし、その種子は薬用になるということである。区切り方を誤ると、薬用になるものが種子から茎葉全体に変わってしまう。

例3　人民衛生出版社版（1963）『難経集注』十三難の句読

〔誤〕十三難曰。経言見其色而不得其脈。反得相勝之脈者。即死。得相生之脈者病。即自已色之与脈。当参相応。

〔正〕十三難曰：《経》言：見其色而不得其脈，反得相勝之脈者，即死；得相生之脈者，病即自已。色之与脈，当参相応。

（十三難に曰く：『経』に言う、其の色を見るも其の脈を得ず、反って相勝の脈を得る者は、即ち死す。相生の脈を得る者は、病即ち自ら已ゆ、と。色の脈とは、当に参じて相い応ずべし）

　「得相生之脈者、病即自已」を誤って「得相生之脈者、病」と断句したのでは、意味が

完全に反対になる。

　以上の例から、句読が文章の解釈に密接にかかわり、誤った句読がきわめて深刻な影響を及ぼすことがわかるだろう。現存する古医籍の大部分は断句されていない。仮にあっても、何らかの欠点や誤りがあるかもしれない。ゆえに、句読の訓練は重視すべきであり、十分に時間と労力をかけて句読を体得しなければならない。このことは古医書の読むことにおいても、中国医薬学の継承と発揚にとっても、大変意義深いことである。

第2節──誤読例

　古書を読むときの断句の誤り、標点の間違いを避けるにはどうすればよいか。それにはまず誤りの原因を研究する必要がある。以下、その原因を3つに分けて論ずる。

1．文章の理解不足の例

　文章をよく理解していないことが句読を誤る最大の原因である。文字の意味がわからず、文脈を把握できず、専門的な知識に欠け、出典や歴史的事実を知らないのでは、往々にして断句の誤りを引き起こしやすい。

[1] 文字の意味がわからず、文脈を把握できていない例

例1　人民衛生出版社版（1956）『中国医籍考』が引用する『甲乙経』（晋・皇甫謐）序の句読

〔誤〕其本論其文有理。雖不切於近事。不甚刪也。若必精要。後其間暇。当撰翹。以為教経云爾。

〔正〕其本論，其文有理。雖不切於近事，不甚刪也。若必精要，俟（原注：「後」は誤字）其間暇，当撰翹以為教経云爾。
　　（其の本に論ありて、其の文に理有り。近事に切ならずと雖も、甚だしくは刪せざるなり。若し必ず精要をなさんとすれば、其の間暇を俟ちて、当に撰翹し以て教経

を為(つく)るべしとしか云う)

「其」は『鍼経』『素問』『明堂孔穴鍼灸治要』の3書を指す。「其本論」の「論」は「倫(りん)(すじめ)」と通じる。『詩経』大雅・霊台「於(ああ) 鼓鐘(こしょう)を論(つら)ぬ」の鄭玄(じょうげん)の箋(せん)に「論の言は倫なり」とあり、朱熹(しゅき)の伝に「其の倫理を得るを言うなり」とある。「其本論、其文有理」とは、その本質と表現に筋道があり、きわめて論理にかなっているということである。「覈」とは、おおわれた事実を調べ、明らかにすることである。「撰覈以為教経」とは、推敲して医学の教材を著すことをいう。各通行本は文字の意味を明らかにしなかったので断句を誤り、理解しがたいものになっている。

例2　商務印書館版（1974年重印本）『本草綱目』「菖蒲(しょうぶ)」の句読
〔誤〕生於池沢，蒲葉肥，根高二三尺者，泥菖蒲也。
〔正〕生於池沢，蒲葉肥根，高二三尺者，泥菖蒲也。
　　（池沢に生じ、蒲のごとき葉にして肥えたる根、高さ二三尺なる者は、泥菖蒲なり）

「蒲葉肥根」とは、香蒲（がま）のような葉で、根はとても太いという意味である。「蒲」の意味と、語法がわかっていないから、「蒲葉」を1つの単語とし、「肥」の下で断句し、「根の高さ二三尺」というような誤りを引き起こした。

例3　人民衛生出版社版（1958）『宋以前医籍考』が引用する『張仲景金匱玉函経序』の句読
〔誤〕歳壬辰。義門何内翰。以予粗習張書。句読手抄宋本見授。
〔正〕歳壬辰，義門何内翰以予粗習張書句読，手抄宋本見授。
　　（歳は壬辰、義門何内翰〔何焯(かしゃく)〕は、予の張書の句読を粗習せんことを以(おも)んみて、手抄の宋本をば授けらる）

「粗習張書句読」とは、「張仲景の著作の断句の常識を教わる」という意味である（原注：謙遜した表現）。「張書句読」は「習」の目的語であるのに、「句読」2字の意味がわからなかったため下の句に所属させ、文を成さなくなっている。

[2] 医学知識の欠乏の例

例1　『古今医統大全』（明・徐春甫著）巻7附録・或問の句読
〔誤〕仮令肝病虚，則補厥陰之合、曲泉，実則写厥陰之榮、行間。
〔正〕仮令肝病，虚則補厥陰之合——曲泉；実則写厥陰之榮——行間。
　　（仮令(もし)肝病(や)み、虚せば則ち厥陰の合——曲泉を補い、実すれば則ち厥陰の榮(けい)——行間を写す）

「曲泉」は足厥陰肝経の合穴であり、「行間」は足厥陰肝経の滎穴である。断句した人は2つの頓号（,）を用いることによって、それを並列の関係にしてしまった[2]。まるで「合」と「曲泉」が別のもののようで、当然誤りである。

例2　人民衛生出版社版（1957）『医宗必読』（明・李中梓著）「積聚」の句読

〔誤〕初中末三法不可不講也。初者病邪。初起正気尚強。邪気尚浅。則任受。攻中者受病漸久。邪気較深。正気較弱。任受且攻且補。末者病魔経久。邪気侵凌。正気消残。則任受補。

〔正〕初中末三法不可不講也。初者，病邪初起，正気尚強，邪気尚浅，則任受攻；中者，受病漸久，邪気較深，正気較弱，任受且攻且補；末者，病魔経久，邪気侵凌，正気消残，則任受補。

（初・中・末の三法は講ぜざるべからざるなり。初なる者、病邪初めて起こり、正気 尚お強く、邪気 尚お浅きときは、則ち攻を任受す。中なる者、病を受くること漸く久しく、邪気 較や深く、正気 較や弱きときは、且つ攻め且つ補うを任受す。末なる者、病魔経ること久しく、邪気侵凌し、正気消残するときは、則ち補を任受す）

ここに述べられているのは積聚病の治療原則である。初期・中期・末期の病期の違い、およびそれに伴って引き起こされた正気と邪気の消長にもとづいて、「攻」「且攻且補」「補」という異なる治法を採用すべきことをいっている。標点者は「受」の下で断句したので、「初者病邪」「攻中者受病」というような訳のわからない句を作り出してしまった。

例3　山東人民出版社（1960）『内経摘要語釈』の句読

〔誤〕陽盛則身熱，腠理閉，喘粗為之俯仰，汗不出而熱，歯乾，以煩冤腹満死。

〔正〕陽盛則身熱，腠理閉，喘粗為之俯仰，汗不出而熱，歯乾以煩冤，腹満，死。

（陽盛んなれば則ち身熱し、腠理閉じ、喘粗くして之が為に俯仰し、汗出でず而して熱し、歯乾きて以て煩冤し、腹満すれば、死す）

「煩冤」は医学用語で、明・張介賓の『類経』巻2は「冤とは、鬱して乱るるなり」という。これがわからなかったので、「以煩冤腹満死」を句とし、しかも「煩躁して冤屈して伸ばせないような状態になり、腹部に脹満を感じ、有陽無陰の死症を形成する」と解釈している。

ここの「以」は接続詞であって「而」に通じ、「汗不出而熱」と「歯乾以煩冤」とは対をな

2）現代中国語の標点符号（補注を参照）の頓号（,）は、日本の中黒（・）に等しく、並列を表し、日本の読点（,）と役割が異なる。

している。つまり、もしも陽気が太過であれば汗は出ないで発熱し、歯が乾き煩悶するといった一連の症状をきたし、さらに腹部に脹満が出現するならば死症である、という意味である。

例4 上海科学技術出版社（1959初版）『黄帝内経素問訳釈』玉機真蔵論篇の句読

〔誤〕弗治，肝伝之脾，病名曰脾風発癉腹中熱，煩心出黄，当此之時，可按，可薬，可浴。

〔正〕弗治，肝伝之脾，病名曰脾風。発癉，腹中熱，煩心，出黄。当此之時，可按，可薬，可浴。
（治せざれば、肝 之を脾に伝え、病 名づけて脾風と曰う。癉（たん）を発し、腹中熱し、煩心し、黄を出だす。此の時に当たりては、按ずべく、薬すべく、浴すべし）

王冰（おうひょう）の注に「肝気は風に応じ、木は脾土に勝ち、土は風気を受く、故に脾風と曰う」とあるから、「脾風」が病名であることがわかる。「発癉」「出黄」はいずれも症状であるから、区別して点を打つのが正しい。

[3] 出典や史実を知らない例

例1 『宋以前医籍考』が引用する『銭氏小児薬証直訣』（宋・銭乙著）の句読

〔誤〕銭乙。字仲陽。上世銭塘人。与呉越王。有属俶納土。曾祖贇。随以北。因家於鄆。

〔正〕銭乙，字仲陽。上世銭塘人，与呉越王有属。俶納土，曾祖贇，随以北。因家於鄆。
（銭乙、字は仲陽。上世は銭塘の人、呉越王と属（しょく）有り。俶（しゅく）、土を納め、曾祖の贇（ひん）、随いて以て北す。因りて鄆（うん）に家す）

「俶」は銭俶（せんしゅく）で、五代末の呉越国王である。宋が江南を平定するに際し、彼は兵を出して策応（友軍と連係）したが、太平興国3年（978）になって、両浙十三州を献じて宋に帰した。「俶、土を納め」とはこのことを指す。銭乙の曾祖父である銭贇（せんぴん）は、宗室の一員として、これに従って宋に帰した。断句した人はこの史実を知らなかったので句読を誤り、ほとんど理解しがたいものにしてしまった。

例2 『宋以前医籍考』が引用する『殷荊州要方』（いんけいしゅうようほう）（晋・殷仲堪（いんちゅうたん）著）の句読

〔誤〕仲堪能清言……其談理与韓康伯斉。名士咸愛慕之。調補佐著作郎冠軍謝玄。鎮京口。請参軍。除尚書郎不拝玄以為長史。厚任偶之。

〔正〕仲堪能清言……其談理与韓康伯斉名。士咸愛慕之。調補佐著作郎。冠軍謝玄鎮京口，請参軍。除尚書郎，不拝。玄以為長史，厚任偶之。
（仲堪は清言を能くす……其の談理は韓康伯と名を斉（ひと）しくす。士は咸（みな）之を愛慕す。

調して佐著作郎に補す。冠軍の謝玄は京口に鎮し、參軍を請う。尚書郎に除すれども、拝けず。玄は以て長史と為し、厚く任じて之を偶す）

「著作郎」は官名であり、「佐著作郎」はその属官である。「冠軍謝玄」は、冠軍将軍（将軍職名）の謝玄の略。句読をした人は古代の官制を理解していなかったので、「調補佐著作郎の謝玄」なるものを作り出してしまった。

例3　上海科学技術出版社（1964）『中医各家学説』が引用する明・楊継洲（『鍼灸大成』）の句読

〔誤〕甲戌夏，員外熊可山公患痢，兼吐血不止，身熱咳嗽，繞臍一塊痛至死……以次調理而痊。次年升職，方公問其故。
〔正〕甲戌夏，員外熊可山公患痢，兼吐血不止，身熱，咳嗽，繞臍一塊痛至死……以次調理而痊。次年升職方。公問其故。
（甲戌の夏、員外の熊可山公は痢を患い、兼ねて吐血して止まず、身熱し、咳嗽し、臍を繞る一塊　痛み死に至らんとす……次を以て調理して痊ゆ。次の年に職方に升る。公　其の故を問う）

「職方」は地図を掌り、四方の貢物を取り扱う官職である。「員外郎」から「職方郎中」に選ばれるのは昇進である。断句した人は官制の知識に乏しかったので、この専門用語を分解して「方公」とし、熊可山の姓までも改めることになってしまった。

2．語法の知識不足の例

文章はつねに一定の原則によって作られている。もし語法を知らなければ、やはり句読を誤ることになる。

例1　『医古文講義』（初版）が引用する『儒門事親』（金・張従正著）の句読

〔誤〕即今著吐、汗、下三篇各条，薬之軽重寒温於左。
〔正〕即今著吐、汗、下三篇，各条薬之軽重寒温於左。
（即今、吐・汗・下三篇を著すに、各おの薬の軽重寒温を左に条す）

「条」はここでは動詞であって、列挙する・陳述するという意味にとるべきである。断句した人は量詞と見なしたので、文章は理解しがたいものになった。

例2　上海衛生出版社版（1957）『医方集解』「袪寒剤」の句読

〔誤〕経曰：陽気者，若天与日失其所，則折寿而不彰。
〔正〕経曰：陽気者，若天与日，失其所，則折寿而不彰。
　　（経に曰く、陽気なる者は、天と日の若（ごと）し、其の所を失すれば、則ち寿（じゅ）を折りて彰（あきら）かならず、と）

　「若」は「ごとし」と解すべきなのに、ここでは誤って仮定の接続詞と見なし、「もし」と解釈して下句の「則」と呼応させている（若し～すれば則ち～）。

例3　人民衛生出版社版『温疫論』（明・呉有性著）「雑気論」の句読[3]

〔誤〕然気無形可求，無象可見，況無声復無臭，何能得睹得聞？　人悪得而知是気也。其来無時，其着無方，衆人有触之者，各随其気而為諸病焉。
〔正〕然気無形可求，無象可見，況無声復無臭，何能得睹得聞？　人悪得而知？　是気也，其来無時，其着無方，衆人有触之者，各随其気而為諸病焉。
　　（然るに気には形の求むべきもの無く、象の見るべきもの無し、況んや声無くして復た臭無く、何んぞ能く睹るを得、聞くを得んや、人悪（いず）んぞ得て知らんや。是の気や、其の来たるに時無く、其の着するに方無く、衆人 之に触るる者有れば、各おの其の気に随いて諸病を為さん）

　「悪」は疑問代名詞であって（「いずくんぞ」と訓み）、ここでは「知」の連用修飾語である。こうした文では、一般的には判断語気を表す「也」で終わらせることはできない。断句をなした人はこうした語法上の特徴を知らず、「是気也」までを連続させたのである。「是気也」は下に続けて句をなすべきであり、そうしてこそ文章の筋道がはっきりする。

3．音韻の理解不足の例

　音韻の理解不足も句読の正確さに影響する。今のところ、その例証をあまり見つけ出していないが、やはり注意しておく必要がある。

例1　『素問』生気通天論篇の一節。上段は王冰の注解を根拠にした句読。下段は朱震亨（しゅしんこう）（『格致余論』生気通天論病因章句弁）の句読

3）おそらく、浙江省中医研究所編『温疫論評注』（人民衛生出版社、1977）の句読であろう。

〔王〕因於湿首。如裹湿。熱不攘。大筋緛短。小筋弛長。緛短為拘。弛長為痿。
　　（湿首に因りては、如しくは湿に裹まれ、熱攘かれず……）
〔朱〕因於湿。首如裹。湿熱不攘。大筋緛短。小筋弛長。緛短為拘。弛長為痿。
　　（湿に因りては、首裹むが如し。湿熱攘わざれば、大筋緛短し、小筋弛長す。緛短すれば拘と為り、弛長すれば痿と為る）

どちらがより正確かといえば、医理（医学理論）からみて朱震亨の断句の方がよい。「因於湿首」とはどういう意味なのかわからないし、上文の「因於寒」「因於暑」ともつり合わない。次に音韻から見ても朱震亨の方がよい。「裹」は古音の歌部に在り、「短」「拘」はともに侯部に在り、「痿」は支部に在り、「禾」の声（痿の音符が委で、委の音符が禾）は歌部と押韻できる。朱震亨の断句は音節も流暢であり、条理も通っている。

|例2| 上海科学技術出版社『内経講義』九鍼十二原篇の句読

●小鍼之要，易陳而難入。粗守形，上守神。神乎！　神客在門，未睹其疾，悪知其原？
　　（小鍼の要は、陳べ易くして入り難し。粗は形を守り、上は神を守る。神なるかな！神と客は門に在り、未だ其の疾を睹ざれば、悪んぞ其の原を知らん）

この中の「神乎！　神客在門」は議論の対象となろう。注家の多くは「神乎神」で句読している。ここの「形」は青韻に属し、「神」は真韻に属し、「門」は痕韻[4]に属す。古くは青・真・痕の3部は通韻する。もし「神乎」で断句すれば、失韻するばかりでなく、句もまた対偶[5]を失うので、これは正しくない。

|例3| 『淮南子』要略篇の句読

●精神者，所以原本人之所由生，而暁寤其形骸九竅，取象於天，合同其気血与雷霆風雨，比類其喜怒与昼宵寒暑。
　　（精神なる者は、人の由りて生ずる所を原本する所以、而して其の形骸九竅を暁寤するに、象を天に取り、其の気血を合同すること雷霆風雨の与くし、其の喜怒を比類すること昼宵寒暑の与くす）

「与」は「如」のように読む。たとえば、『広雅』釈詁に「与は、如なり」とあり、『大戴礼』

---

4) 古音では「形」は耕部、「神」は真部、「門」は文部に属す。218ページ参照。本章の著者は中古音を用いて説明していると思われる。
5) また対句といい、2つの句を互いに対応させて対にする修辞法。厳密にいえば、①2句の字数が同じで、②2句の文法的構造も同じく、③かつ2句の意味内容の概念・範疇に何らかの共通性があること、これが条件になる。ここでは、単に2句の字数が同じになることをいっていると思われる。

四代に「事には必ず食と与しくし、食には必ず位と如しくし、相越踰すること無かれ」とある。『左伝』襄公26年に引く「夏書」の「与其殺不辜、寧失不経」の「与其」は「如其」と同じである[6]。『淮南子』の例文は、血気の相い従うことは雷霆風雨の如く、喜怒の相い反することは昼夜寒暑の如し、という意味である。従来の注家は、ここの「与」を「如」と訓むことがわからず、これを接続詞と解して、誤って「与雷霆風雨比類」（雷霆風雨と比類す）と読んだ。さらに句を対にするために、「昼宵寒暑」の下に「並明」の2字を加えて、ますますわけのわからないものにしてしまった。ここの「生」「天」は古音では青韻と真韻で押韻し、「雨」「怒」「暑」は魚部に属し、韻脚は整然としている。もともと簡単明瞭な句読なのである。

第3節──どのようにして断句するか

　上述したように、文意を理解していなかったり、語法や音韻の理解不足、専門知識の欠如といったことが誤読の原因である。よって、古書を句読する能力を高めるためには、自己の学識、とくに文字学や訓詁学の基礎知識を豊かにし、句読の訓練をし、経験を積み、そこから正しい方法を導き出すべきである。実践にあたっては、次のことにも気を配るべきである。

1．反復してよく内容を考え、文意が通じるよう努める

　言語は思想を表明するためのものであり、一定の文法構造を通して表現される。それゆえ、論理的であり、理解可能なものである。大事なことは、労苦をいとわず検討するかどうか、検討の方法が理にかなっているかどうかである。古書を読むときには、望文生義（字づらから意味を臆測すること）のいい加減な解釈で満足するのは避けなければならない。手を抜かずに徹底的に究明し、疑問にぶつかったらよく考え、よく調べ、真相が明らかになるまでけっして諦めない。このようにしてこそ、句読を誤らないですむようになる。句読の誤りの多くは、細部に注意がゆきとどかない、しっかり突き詰めない、こういうところから発生している。

6）つまり「与し其れ不辜を殺さば、寧ち失にして経ならず」（もし無実の人を殺したら、それは誤りで正しいことではない）と読む。従来は「其の不辜を殺さん与りは、寧ろ不経に失せよ」（誤って無実の人を殺すよりは、定法に背いても刑罰を科さない方がよい）と読まれた。『淮南子』の例文については、王念孫『読書雑誌』巻9の21「並明」を参照。

例1　商務印書館版『本草綱目』「竜」の句読

〔誤〕竜者鱗虫之長。王符言其形有九。似頭。似駝角。似鹿眼。似兔耳。似牛項。似蛇腹。似蜃鱗。似鯉爪。似鷹掌。似虎是也。

〔正〕竜者，鱗虫之長。王符言其形有九似：頭似駝，角似鹿，眼似兔，耳似牛，項似蛇，腹似蜃，鱗似鯉，爪似鷹，掌似虎是也。
（竜なる者は鱗虫の長。王符は其の形に九似有るを言う。頭の駝に似たる、角の鹿に似たる、眼の兔に似たる、耳の牛に似たる、項の蛇に似たる、腹の蜃に似たる、鱗の鯉に似たる、爪の鷹に似たる、掌の虎に似たるは是なり、と）

　竜が、「似駝角」（駝の角に似る）、「似兔耳」（兔の耳に似る）、「似鷹掌」（鷹の掌に似る）とは奇妙である。それよりも、駱駝に角があるのだろうか、鯉に爪が伸びるのだろうか（似鯉爪）。すこし考えれば、誤りは「似」1字にあることがわかる。句読した人はよく考えないで、「九似」を2つに分けて「似」を下の字に所属させてしまった。それに続いて誤りが作られ、そして奇怪な文章となったのである。

例2　『素問』瘧論篇の一段。上段は王冰の注解を根拠にしたもの、下段は全元起本を根拠にした姚止庵（ようしあん）（『素問経注節解』）の句読

〔王〕瘧者，風寒之気不常也，病極則復。至病之発也，如火之熱，如風雨不可当也。
（瘧なる者は、風寒の気の常ならざるなり。病極まれば則ち復す。病の発するに至るや、火の熱の如く、風雨の如く当たるべからざるなり）

〔全〕瘧者，風寒之気不常也，病極則復至。病之発也，如火之熱，如風雨不可当也。
（瘧なる者は、風寒の気の常ならざるなり。病極まれば則ち復た至る。病の発するや、火の熱の如く、風雨の如く当たるべからざるなり）

　王冰は「至」を下文に所属させて断句していて、全元起の句読と意味が大きく異なっている。王冰の「病極則復」は、瘧疾が発作してすでに極点に至り、もの極まれば必ず反（かえ）り、瘧疾は休止期に入り、その後に再発することをいう（復は回復の意味とする）。全元起の「病極則復至」は、陽が極まって熱を生ずれば瘧疾は再発することをいう（復は反復の意味とする）。この2種の句読は、2つの異なった解釈を生んでいる。上下の文との関係からすれば全元起本の方がすぐれている。

例3　人民衛生出版社（1956）『備急千金要方』治病略例が引用する『傷寒論』張仲景序文の句読

〔誤〕省病問疾，務在口給相対，斯須便処湯薬。

〔正〕省病問疾，務在口給。相対斯須，便処湯薬。

（病を省みて疾を問うに、務めは口給に在り。相い対すること斯須（短時間）にして、便ち湯薬を処す）

「務在口給相対」とはどういう意味だろうか。おそらくは医者と患者が向かい合って坐り、互いに問答している情景のつもりだろう。「口給」は専門用語で、口が達者で応対が巧みなことである。張仲景は、このような診療に不真面目で、口先の応対に汲々とする医者に対して批判的な意見を述べたのである。

2．本文自体から内証を探し出すべきである

文章のある部分だけ取り出してみると理解に苦しむが、前後の文と関連させて考えれば豁然（迷いがはれるさま）として解ることもある。たとえば、前にもあげた「神乎神、客在門」はどう句読すべきだろうか、どうして「神乎、神客在門」と断句できないのだろうか。前述した理由のほかに、「神乎神」という文型が他の箇所に見えることも断句の参考になる。たとえば、『素問』八正神明論篇に「請言神、神乎神」と見えるから、「神乎神」が慣用句の1つであることがわかる。本文自体から内証を探し出すことも重要な方法の1つであるから、体得すべきである。内証を構成するものは多く、義理（内容と筋道）のほかに、さらに排比[7]、対偶などがあり、これらもまた断句の参考となる。前述した「汗不出而熱、歯乾、以煩冤腹満死」の断句が誤りだという理由の1つは、「汗不出而熱」と「歯乾以煩冤」が2つの接続詞、つまり「而」と「以」によって組成された対偶だからである。誤った断句では、こうした修辞が破壊されてしまう。

3．古い注釈を参考にする

古書を読むには、文字の意味を知ることであれ、句読であれ、篇章の分析であれ、いずれも古い注釈を利用する必要がある。古い書物を理解するためには古い注釈が欠かせない。歴代の注釈者は翻訳家のようなもので、古い言葉を新しい言葉に替えてわたしたちに説明している。それらに誤りがないとは言いきれないが、大部分はよりどころとするに足るものであるから利用すべきであり、利用しないわけにはいかない。古書の注釈は、本文の間に2行に分けて差し挟まれることが多い（これを双行注という）。注釈を差し挟む箇所は意味が一段落するところが多いので、断句や分段の目印ともなる。本文を解釈したり、逐

---

[7] 排比とは修辞法の1つ。内容が密接にかかわり、構造が同じか類似していて、語気が一貫している3つ以上の文や文成分で構成される。

語的な説明をしている注釈文もあるが、これは断句のよい材料でもある。したがって、古い注釈を研究することは古書を句読するうえで非常に重要である。

例1　『素問』脈要精微論篇

●渾渾革至如涌泉病進而色弊綿綿其去如弦絶死

〔張介賓注〕渾渾濁乱不明也革至如皮革之堅鞕也涌泉其来汨汨無序但出不返也若得此脈而病加日進色加憔弊甚至綿綿如写漆及如弓弦之断絶者皆真気已竭故死○綿音眠鞕硬同——『類経』

巻6諸脈証診法

（渾渾とは、濁乱して明らかならざるなり。革至とは、皮革の堅鞕（けんこう）の如きなり。涌泉とは、其の来たること汨汨（みだれるさま）として序（ついで）無く、但だ出でて返らざるのみなり。若し此の脈を得れば病い日を加ねては進み、色憔（やつれ）を加ねて弊（わろ）し。甚しきこと綿綿として写漆（すてうるし）の如き、及び弓弦の断絶するが如きに至る者は、皆真気已に竭（つ）く。故に死す。○綿（べん）の音は眠（べん）。鞕（こう）は硬（こう）と同じ[8]）

この注文は「渾渾」「革至」「涌泉」を解釈しているし、文章を逐語的に説明している。これは断句したのと同じである。これを根拠にすれば、次のように標点をつけることができる。

●渾渾革至如涌泉，病進而色弊；綿綿其去如弦絶，死。

（渾渾革至として涌泉の如きは、病進みて色弊（わろ）し。綿綿として其の去ること弦の絶するが如きは、死す）

例2　『素問』生気通天論篇

●因於暑汗煩則喘喝静則多言

〔王冰注〕煩謂煩躁，静謂安静。喝謂大呵出声也。言病因於暑，則当汗泄。不為発表邪熱内攻，中外俱熱，故煩躁、喘、数大呵而出其声也。

（煩は煩躁を謂い、静は安静を謂う。喝は大いに呵して声を出だすを謂うなり。病の暑に因るときは、則ち当に汗し泄すべきを言う。表を発するを為さざれば邪熱内に攻め、中外俱に熱す、故に煩躁し、喘ぎ、数（しば）しば大呵して其の声を出だすなり）

王冰は「暑汗」を2つの意味で構成されていると考えた。つまり、「暑」は病因で、「汗」は治法であると。この意見を参考すれば、原文の「暑」の下に点を打つべきである。こう

8）『傷寒論』弁脈法に「脈 綿綿として瀉漆の絶するが如き者は、其血を亡うなり」（脈が柔軟無力で漆の汁を垂らしたように段々かすかになっていくのは失血を表す）とある。

であれば意味がよりはっきりする。

◉因於暑、汗、煩則喘喝、静則多言。
　（暑に因るときは、汗せよ、煩なれば則ち喘喝し、静なれば則ち多言す）

4．虚詞に着目する

　虚詞は、古代漢語でよく活躍している品詞で、語気と文構造を表す面でも重要な作用をしている。これを参考にすれば、ある程度断句することができる。たとえば、「蓋」「夫」「粵（えつ）」などは多くは文頭に用いられる。「耳」「矣」「焉」「哉」「也」「耶」「歟」「乎」などは文末に常用される。当然ながら、これは参考になるという性格のものであって、最終的には必ず文意、注釈などの条件によって決定すべきである。

例1　『霊枢』九鍼十二原篇

◉今夫五蔵之有疾也譬猶刺也猶汚也猶結也猶閉也刺雖久猶可抜也汚雖久猶可雪也結雖久猶可解也閉雖久猶可決也或言久疾之不可取者非其説也

　原文には、「也」が10個、「雖」が4個あり、「者」が1個ある。つまり、15の句があることになる。これらの虚詞を目印にすれば、次のようにはっきりと句読できる。

◉今夫五蔵之有疾也，譬猶刺也，猶汚也，猶結也，猶閉也。刺雖久，猶可抜也。汚雖久，猶可雪也。結雖久，猶可解也。閉雖久，猶可決也。或言久疾之不可取者，非其説也。
　（今夫れ五蔵の疾有るや、譬うれば猶お刺のごときなり、猶お汚れのごときなり、猶お結ぼれのごときなり、猶お閉ずるがごときなり。刺は久しと雖ども、猶お抜くべきなり。汚れは久しと雖も、猶お雪（すす）ぐべきなり。結ぼれは久しと雖も、猶お解くべきなり。閉ずること久しと雖も、猶お決すべきなり。或るひとの久疾の取るべからずと言うは、其の説に非ざるなり）

　当然だが、すべての文章が虚詞で区切られていて、このように簡単に断句できるわけではない。ただし、一般的にいえば、程度の差こそあれ何らかの関係は見いだすことができる。

例2　『冷廬医話（れいろいわ）』（清・陸以湉（りくいてん）著）巻2今書（きんしょ）

◉久之視其室中床榻卓椅漆気熏人忽大悟曰余得之矣亟命別遷一室以螃蟹数斤生搗遍敷其身不一二日腫消痘現則極順之症也蓋其人為漆所咬他医皆不識云

「矣」「也」「云」は常に文末にあるもので、「蓋」は文頭の語気詞である。これによって、まず大きく4つの句に分けることができる。さらにその他の条件を結びつけて検討すれば、この文章は次のように容易に標点をつけることができる。

●久之、視其室中、床榻卓椅漆気熏人。忽大悟曰：余得之矣！ 亟命別遷一室。以螃蟹数斤生搗、遍敷其身。不一二日腫消痘現、則極順之症也。蓋其人為漆所咬、他医皆不識云。
（之を久しくして、其の室中を視るに、床榻卓椅〔床・ベッド・テーブル・椅子〕の漆気 人を熏ず。忽ち大悟して曰く、余 之を得たり、と。亟かに別に一室に遷るを命ず。螃蟹数斤を以て生にて搗き、遍く其の身に敷く。一二日ならずして腫消え痘現る。則ち極めて順の症なり。蓋し其の人 漆の咬する所と為るに、他医は皆な識らずと云う）

例3 『傷寒瑣言』（明・陶華著）自序

●医之為道何道也曰君子之道也苟非存心有恒者可軽議哉何則夫薬之性能生人亦能殺人蓋操之不得其要則反生為殺矣

「也」「矣」「夫」「哉」「蓋」を根拠にすれば、順調に断句できる。「何則」は少し難しいが、原文では文末の語気詞「哉」と発語辞「夫」の間にある。これを考慮すれば、次のように比較的容易に標点をつけることができる。

●医之為道，何道也？ 曰：君子之道也。苟非存心有恒者，可軽議哉！ 何則？ 夫薬之性，能生人，亦能殺人。蓋操之不得其要，則反生為殺矣。
（医の道を為すは、何の道ぞや。曰く，君子の道なり。苟くも心に存して恒有るに非らざる者は、軽がるしく議するべけんや。何則や。夫れ薬の性、能く人を生かし、亦た能く人を殺す。蓋し之を操りて其の要を得ざれば、則ち反って生を殺と為さん）

「而已」「云爾」も多くは文末に使われるので断句の参考となる。

例4 『甲乙経』皇甫謐序

●俟其閑暇、当撰覈以為教経云爾。
（其の閑暇を俟ち、当に撰覈して以て教経を為る云爾）

例5 『医宗金鑑』凡例

●証候伝変，難以言尽。而其要不外陰陽表裏寒熱虚実八者而已。
（証候の伝変は、言を以て尽くし難し。而るに其の要は陰陽表裏寒熱虚実の八者に外な

らざる而已)

　上の2つの例はそれぞれ「云爾」「而已」で区切られていて、一目瞭然である。その他にも断句の参考になる虚詞は多いので、注意深く学習すれば、徐々に慣れてきて、文章の区切り方は上達する。
　古書には数通りの句読が存在しうる。意味が大きく食い違うこともあり、わずかのこともある。こうした特殊な例は、筋が通っていて、そう句読するだけの理由がある限り、併存してもかまわない。

例6　『素問』陰陽応象大論篇

●故天之邪気，感則害人五蔵；水穀之寒熱，感則害於六府；地之湿気，感則害皮肉筋脈。
　　──『黄帝内経素問訳釈』(上海科学技術出版社)
　(故に天の邪気、感ずれば則ち人の五蔵を害す。水穀の寒熱、感ずれば則ち六府を害す。地の湿気、感ずれば則ち皮肉筋脈を害す)

●故天之邪気感，則害人五蔵；水穀之寒熱感，則害於六腑；地之湿気感，則害皮肉筋脈。
　　──『黄帝内経素問白話解』(人民衛生出版社)
　(故に天の邪気感ずれば、則ち人の五蔵を害す。水穀の寒熱感ずれば、則ち六府を害す。地の湿気感ずれば、則ち皮肉筋脈を害す)

　下段は「感」を上文に所属させている。切り方は違うが、意味に違いはなく、語法上もまったく問題はないから、2説は併存させてよい。

例7　『霊枢』百病始生篇

●風雨寒熱，不得虚，邪不能独傷人。卒然逢疾風暴雨而不病者，蓋無虚，故邪不能独傷人。
　　──『霊枢経白話解』(人民衛生出版社)
　(風雨寒熱、虚を得ざれば、邪も独り人を傷ること能わず。卒然として疾風暴雨に逢いて病まざる者は、蓋し虚無し、故に邪も独り人を傷ること能わず)

●風雨寒熱，不得虚邪，不能独傷人……。──『内経釈義』(上海人民出版社)
　(風雨寒熱、虚邪を得ざれば、独り人を傷ること能わず……)

　『霊枢経白話解』では「風雨　虚を襲えば、則ち病は上に起こる」という経文を根拠にして、「虚」を身体の虚と解釈している。『内経釈義』では、下文に「此れ必ず虚邪の風と其の身形と両虚相い得るに因りて、乃ち其の形に客す」という文章があることに注目して、

「虚邪」を一個の特定の概念と理解したのである。2説は異なるが、それぞれ拠り所があるのであるから、併存してよい。

例8　『傷寒論』太陽病48条

●其人短気但坐，以汗出不徹故也。——『輯印趙開美本傷寒論』
　（其の人短気して但だ坐すのみ、汗出づるも徹せざるを以ての故なり）

●其人短気，但坐以汗出不徹故也。——金・成無己『注解傷寒論』（人民衛生出版社、1956）
　（其の人の短気は、但だ汗出づるも徹せざるを以ての故に坐(よ)るなり）

趙開美本は「坐」を動詞（すわる）と解している。つまり、短気（呼吸がせわしないこと）して、寝ていられず、ただ座ったり立ったりしているという意味である。成無己の句読は、「坐」を原因（〜による）と解している。つまり、短気は、発汗が不徹底であることがその原因だという意味である。2説はどちらも通じるから、併存してよい。

例9　『素問』四気調神論篇

●天明則日月不明，邪害空竅，陽気者閉塞，地気者冒明，雲霧不精，則上応白露不下，交通不表，万物命故不施，不施則名木多死。——通行本
　（天明なれば則ち日月明ならず、邪　空竅(そこな)を害い、陽気は閉塞し、地気は明を冒(おお)い、雲霧精ならざれば、則ち上応じて白露下らず、交通表さず、万物の命　故に施さず、施さざれば則ち名木多く死す）

●天明則日月不明，邪害空竅。陽気者閉塞，地気者冒明。雲霧不精，則上応白露不下交通，不表万物，命故不施。不施則名木多死。9)——周学海『読医随筆』
　（天明(たか)ぶれば則ち日月明(てら)さず、邪　空竅を害す。陽気は閉塞し、地気は明を冒(おお)う。雲霧精せざれば、則ち上応じて白露下って交通せず、万物を表わず、命　故に施されず。施されざれば則ち名木多く死す）

周学海は、「天地の気が交わらず、陽気が亢進し陰気が鬱屈すると、必ず満天に雲霧が現れて、精微（精細微妙な物質）が化生されない。雲霧の精とは即ち白露のことであり、白露は下って大地と交通することも、万物にあまねくゆきわたることもできない」「白露とは人体の真陰のたとえである。その意味を一番重視して考えるべきである」という。こ

---

9)　『読医随筆』の原書は「……雲霧不精句則上応白露不下交通句不表万物句命故不施句不施則名木多死」となっている。

の説は通行の諸本よりもすぐれているようである。

　古書を句読するに際してはただ点を打って切り離すだけでなく、文章の構造とその内容を反映させるべきで、そのためには新しい標点を使って、原文の意味を正確かつ細かに表現することが必要である。それは難しいことであるが、努力して成し遂げなければならない。近年の出版物の標点にも往々にして不十分なものがあるから注意が必要である。

例10　『温疫論』温疫初起

● 其時邪在夾脊之前，腸胃之後，雖有頭疼身痛，此邪熱浮越於経，不可認為傷寒表証，輒用麻黄桂枝之類強発其汗，此邪不在経，汗之徒傷表気，熱亦不減。──『温疫論評注』（人民衛生出版社、1977）

● 其時，邪在夾脊之前，腸胃之後。雖有頭疼身痛，此邪熱浮越於経，不可認為傷寒表証，輒用麻黄桂枝之類強発其汗。此邪不在経，汗之徒傷表気，熱亦不減。──著者の句読
（其の時、邪は夾脊の前、腸胃の後に在り。頭疼身痛有りと雖も、此れ邪熱の経に浮越するなり、認めて傷寒表証と為し、輒ち麻黄桂枝の類を用い強いて其の汗を発すべからず。此れ邪は経に在らず、之を汗すれば徒(いたずら)に表気を傷(やぶ)り、熱も亦た減ぜず）

　上段の『温疫論評注』は、60字すべてを１つの文章としているため、文章の構造が曖昧で、読んでも理解しにくい。この文章は３層構造である。第１は病邪の位置をいい、第２は風寒と誤まり発汗させてはいけないことをいい、第３は発汗しても熱が引かないことをいう。よって、下段のように３つの文章に分けるべきである。

例11　明・虞摶(ぐたん)『医学正伝』医学或問

● 制則生化者，言有制之常，如亢則制，而生化不息，何害之有。──人民衛生出版社版（1965）

● 制則生化者，言有制之常。如亢則制，而生化不息，何害之有？──著者の句読
（制すれば則ち生化すとは、制の常有るを言う。如し亢すれば則ち制し、而して生化して息(や)まず、何の害かこれ有らん）

　「何害之有」は反語文である。上段の句読では語気が反映されていないから、問号（？）に改めるのがよい。その他にも、「言有制之常」は「制則生化」の解釈であり、正常な制約は生化の機能を維持するための必要条件であることを説明している。ここで語気は終わっているのであるから、句号（。）に改めるのがよい。

|例12| 『素問』至真要大論篇の王冰注

●夫如大寒而甚，熱之不熱，是無火也。熱来復去，昼見夜伏，夜発昼止，時節而動，是無火也，当助其心。——某書の句読
●夫如大寒而甚，熱之不熱，是無火也；熱来復去，昼見夜伏，夜発昼止，時節而動，是無火也；当助其心。——著者の句読
（夫れ如し大寒にして甚だしく、之を熱して熱せざるは、是れ火無きなり；熱来たりて復た去り、昼見れ夜伏し、夜発し昼止み、時節にして動ずるは、是れ火無きなり；当に其の心を助くべし）

　上段では「熱来復去」の前で句号（。）を用いて断句しているから、「当助其心」という治則は後ろの文章のものに限定されている。実際は「当助其心」は文章全体にかかるものである。すなわち「熱之不熱」の無火であろうと、「熱来復去」の無火であろうと、いずれもその心陽を助けるべきなのである。つまり、1つの標点を打ち間違うことによって、文意に変化が生じている。このような箇所は子細に検討すべきで、いい加減に済ませてはならない。

　古書を正確に句読することは簡単ではないが、是非ともやりとげなければならない。それには、文字・語法・音韻、そして医学の知識が必要である。さらに、多く読み、多く訓練して、経験を積むことも必要である。人名・書名・術語・典故などに注意して、正しい句読点をつけなければならない。よく字典をひもとき、前後と照応させ、慎重に処理すべきである。勤勉に、細心に、そして苦労をいとわなければ、句読を修得することはとりたてて困難なことではない。

第3章 語法

第1節——実詞[1]

1．名詞

[1] 名詞の定義と語法上の機能

　人物や事物の名称を表す単語を名詞という。古代漢語における名詞の機能は、基本的には現代漢語と同じである。つまり、文中で主語、目的語、連体修飾語となる。

●君有疾、

　　（君に疾有り）——『史記』扁鵲倉公列伝

●人之陰陽、則外為陽、内為陰、

　　（人の陰陽は、則ち外は陽為り、内は陰為り）——『素問』金匱真言論篇

　　「君」は名詞であり、主語となる。「疾」も名詞で、目的語となる。「人」は名詞であり、連体修飾語[2]となる。

　古代漢語と現代漢語の名詞の機能には違いがある。現代漢語では名詞が動詞として使われることはないし、直接に動詞を修飾して連用修飾語[3]となることもないが、古代漢語においては、名詞は述語になれるし、直接に動詞を修飾して連用修飾語にもなれる。これは古代漢語に特有の語法現象であって、通常これを名詞の転用という。

[2] 名詞の転用

　古代漢語でも現代漢語でも、単語はみな品詞に分けることができる。1つの単語は一般に固定した1つの品詞に所属する。たとえば「火」「日」は名詞に属す。ところが、次の例文のように、文脈によっては動詞に転用されることがある。

---

1) 実詞は、単独で文成分に充当でき、また単独成分となることのできるもの。名詞・動詞・形容詞・数詞・量詞がこれに属す。虚詞は、単独では文成分になることができず、ただ語法上の機能を果たすもの。代名詞・副詞・前置詞・接続詞・語気詞がこれに属す。この分類については諸説あり。
2) 修飾語のうち、とくに体言（主語や目的語となれるもの。名詞・代名詞）を修飾するもの。本書では中国語の「定語」の訳語として用いる。
3) 修飾語のうち、とくに用言（述語となれるもの。動詞・形容詞）を修飾するもの。本書では中国語の「状語」の訳語として用いる。

◉三̇里火之、
　（三里、之を火く）——金・張従正『儒門事親』巻1指風痺痿厥近世差玄説

◉必日之而後咀̇、
　（必ず之を日して後に咀く）——北宋・沈括『良方』自序

　こうしたある品詞を臨時に別の品詞として用いることを品詞の転用という。古代漢語における名詞の転用には、おおむね2つの状況がある。

名詞を動詞に転用する

◉天地気交、万物華̇実̇、
　（天地の気交わり、万物華き実る）——『素問』四気調神大論篇
　「華」「実」は本来名詞であるが、この文中では転用して動詞となり、述語として用いられている。花が咲き、実を結ぶ、という意味である。

◉虚邪不能独傷人、必因身形之虚而後客̇之也、
　（虚邪 独り人を傷ること能わず、必ず身形の虚に因りて後に之に客するなり）——『霊枢』[4]
　「客」はもともと名詞であるが、この文中では転用して動詞となり、後ろに目的語「之」を伴って、「侵入する」という意味となる。

◉今夫蔵鮮能安穀、府鮮能母̇気、
　（今夫れ蔵 能く穀を安んずること鮮なく、府 能く気を母むこと鮮なし）——劉禹錫「鑑薬」
　「母」は転用して動詞となり、「生み出す」という意味となる。「気」はその目的語である。

◉〔鯪鯉〕形似鼉而短小、又似鯉而有四足、黒色、能陸̇能水̇、
　（形は鼉に似て短小、又た鯉に似て四足有り、黒色、能く陸し能く水す）——『本草綱目』巻43 鯪鯉
　「能陸能水」とは、陸上でも活動できるし、水中でも活動できるということである。

◉痺病以湿熱為源、風寒為兼、三気合而為痺、奈何治此者、不問経絡、不分臓腑、不弁表裏、便作寒湿脚気治之、烏之、附之、乳之、没之、種種燥熱攻之、中脘灸之、臍下焼、三里火之、蒸之熨之、湯之炕之、
　（痺病は以て湿熱を源と為し、風寒を兼と為し、三気 合して痺と為る。奈何ぞ此れを治する者は、経絡を問わず、臓腑を分かたず、表裏を弁ぜず、便ち寒湿脚気と作して之を治す。之を烏し、之を附し、之を乳し、之を没し、種々の燥熱之を攻め、中脘之を灸し、

---

4) 原書は出典を『霊枢』とするが、対応する文章は見当たらない。

臍下之を焼き、三里之を火し、之を蒸し之を熨し、之を湯し之を炕す）――金・張従正『儒門事親』巻1指風痺痿厥近世差玄説

「烏」は「烏薬」、「附」は「附子」、「乳」は「乳香」、「没」は「没薬」で、いずれも名詞であるが、ここでは後ろに目的語を伴って動詞として用いられている。同様に、「火」「湯」「炕」も名詞であるが転用して動詞になっている。

● 汗出多者、温粉粉之、

（汗出づること多き者は、温粉もて之を粉く）――『傷寒論』太陽病第38条

もし汗の出かたが多ければ、体に温粉（薬物をすりつぶして細末にしたもの）をはたいて汗を止める。後ろの「粉」は動詞として用いられている。

> 名詞が副詞に転用され、連用修飾語となる

現代漢語では、名詞を連用修飾語とするためには、まず前目フレーズ[5]を作らねばならず、そうしなければ動詞を修飾することはできない。たとえば、「把書拿来（本を持ってきてください）」の「把書」は前目フレーズであり、述語「拿来」の状況を説明していて、ひとまとまりのフレーズとして文中の連用修飾語の役割をはたしている。古代漢語では、名詞を連用修飾語として用いても通常は前置詞を必要としない。

古代漢語で名詞が連用修飾語となると、以下の3つの意味をあらわす。

[1] 比喩を表し、「～のように」「～に似て」などを意味する。

● 是以古之仙者為導引之事、熊経鴟顧、引挽腰体、動諸関節、以求難老、

（是を以て古の仙者は導引の事を為し、熊のごとく経ら鴟のごとく顧み、腰体を引挽し、諸もろの関節を動かして、以て老い難きことを求む）――『後漢書』華佗伝

「熊」と「鴟」は名詞であるが、この文中では動詞の「経」と「顧」を説明して連用修飾語となって、「熊のように直立し、鴟のように顧みる」という意味を表している。

● 寒則虫行、熱則縦緩、不相乱也、

（寒ければ則ち虫のごとく行き、熱ければ則ち縦緩し、相い乱れざるなり）

――張従正『儒門事親』巻1指風痺痿厥近世差玄説

「虫行」とは虫のように爬って行くという意味である。

● 卒風暴起、則経水波涌而隴起、

（卒風暴かに起これば、則ち経水 波のごとく涌き隴のごとく起つ）――『素問』離合真邪論篇

---

5) 前置詞（介詞）と目的語（賓語）の組み合わせで構成される語句。本書では中国語の「介賓詞組」の訳語として用いる。

「波」「隴」は、「涌」「起」の状態と形象を表している。

●傷寒六七日、結胸熱実、脈沈而緊、心下痛、按之石鞕者、大陥胸湯主之、
　　（傷寒六七日、結胸熱実し、脈沈にして緊、心下痛み、之を按じて石のごとく鞕（かた）き者は、大陥胸湯　之を主る）——『傷寒論』太陽病第135条
　　「石鞕」は、石のように硬いという意味である。

2　人に対する態度を表し、「〜とみなして」「〜と似たように」を意味する。

●斉将田忌善而客待之、
　　（斉の将　田忌（でんき）、善（よみ）して之を客のごとく待す）——『史記』孫子呉起列伝
　　「客待」は、彼（孫臏（そんぴん））を賓客として待遇するという意味である。

●范中行氏皆衆人遇我、我故衆人報之、至於智伯国士遇我、我故国士報之、
　　（范・中行氏は皆衆人もて我を遇せり、我は故に衆人もて之に報ゆ。智伯に至りては国士もて我を遇せり、我は故に国士もて之に報ゆ）——『史記』刺客列伝
　　「衆人（凡俗の人）」「国士（国中で最も優れた人）」はいずれも名詞で連用修飾語になっており、相手に対する態度を表している。

3　場所あるいは道具を表す

●余欲鍼除其疾病、為之奈何、
　　（余は鍼もて其の疾病を除（のぞ）かんと欲す、之を為すこと奈何せん）——『素問』宝命全形論篇
　　私は鍼刺という方法を用いて人々の病苦を取り除いてやりたいと思うが、どのようにしたらよいだろうか。「鍼」は本来は名詞であるが、ここでは動詞「除」を修飾し、転用して連用修飾語となっている。

●其民陵居而多風、
　　（其の民は陵に居して風多し）——『素問』異法方宜論篇
　　その地方の人々は高い丘陵の上に居住して、その地はよく風がふく。

●若夫殿処鼎食之家、重貂累蓐之門、若是者鮮矣、
　　（夫れ殿に処（おてい）し鼎して食するの家、貂を重ね蓐（しとね）を累ぬるの門の若（ごと）きは、是の若き者は鮮（すく）なきなり）——魏・曹植（そうち）『説疫気』[6]

---

[6]「是の若き者」とは、疫病に罹患して死亡する者を指す。この例文は、建安22年（217）、癘気が流行し、貧しい人々には多くの死者が出たが、富貴の人々には少なかったことを述べる。「若夫」は「〜に関しては」「〜については」の意。

「殿」は行為の場所を表す。「鼎食」は鼎を列ねて食すの意（豪華な食卓）。「鼎」は本来は名詞であるが、この文中では動詞「食」を修飾して、連用修飾語となり、行為の方法を表している。

●有人病両脚躄、不能行、輦詣佗、
（人有り、病みて両脚躄え、行くこと能わず、輦もて佗を詣る）――『三国志』華佗伝の注に引く「華佗別伝」

「輦詣佗」は、車に乗って華佗の家へ行くこと。「輦」は名詞で、動詞の「詣」を修飾して、行為に用いた道具を表す。

●仮如瘟病傷寒、熱病中暑、冒風傷酒、慎勿車載馬駄、揺撼頓挫大忌、
（仮如 瘟病・傷寒・熱病・中暑・冒風・傷酒たれば、慎みて車に載り馬に駄る勿れ。揺撼〔横にゆれ動くこと〕・頓挫〔上下にゆれ動くこと〕は大いに忌む）――金・張従正『儒門事親』巻1立諸時気解利禁忌式

「車載馬駄」は、「車や馬を用いて、それに乗っていく」という意味である。「車」も「馬」も文中では連用修飾語となり、それぞれ動詞「載」と「駄」を修飾し、行為に用いる道具を表している。

名詞が連用修飾語になるということを説明する上で、もうひとつ注意しておかなければならないのは、時間名詞の「歳」「月」「日」「時」などの用法である。これらが動詞を修飾する場合には、その本来の意味とは少し異り、「歳々」「月々」「日々」「時々」などの意味を表す。

●声音日聞於耳、五色日見於目、
（声音は日に耳に聞き、五色は日に目に見る）――『素問』湯液醪醴論篇

●春刺秋分、筋攣逆気、環為欬嗽、病不愈、令人時驚、又且哭、
（春に秋の分を刺せば、筋攣して逆気し、環りて欬嗽を為し、病愈えず、人をして時に驚し、又た且つ哭せしむ）――『素問』診要経終論篇

●岐伯曰、虚不当刺、不当刺而刺、後五日其気必至、帝曰、其至何如、岐伯曰、至必少気時熱、
（岐伯曰く、虚は当に刺すべからず、当に刺すべからずして刺せば、後ち五日にして其の気必ず至らん、と。帝曰く、其の至ること何如、と。岐伯曰く、至れば必ず少気して時に熱す、と）――『素問』評熱病論篇

「時熱」とは、「時々発熱する」の意。

2．動詞

［1］動詞の定義と語法上の機能

　行動あるいは変化を表す単語を動詞という。古代漢語における動詞の機能は、基本的には現代漢語と同じで、主として文中で述語となり、副詞の修飾を受ける。

●〔余〕乃勤求古訓、博采衆方、
　　（乃ち勤めて古訓を求め、博く衆方を采（と）る）──張仲景『傷寒論』自序
　　　「求」も「采」も動詞であり、述語となり、これを修飾する副詞が前置され、後ろに目的語を伴っている。

［2］動詞を連用修飾語とする

　古代漢語においては、動詞は述語となるばかりでなく、時には連用修飾語として用いられて、別の動詞を修飾し説明することがある。とはいえ、動詞が接続詞を伴わないで直接に動詞を修飾することは少ない。

●鹿角生用則散熱行血、
　　（鹿角（ろっかく）、生にて用いれば則ち熱を散じ血を行らす）──『本草綱目』巻51上・鹿角

●刺蒺藜蒸食可以救荒、
　　（刺蒺藜（ししつり）、蒸して食えば以て荒〔飢饉〕を救うべし）──『本草綱目』巻16蒺藜

●正邪分争、往来寒熱、
　　（正と邪と分かちて争い、往来寒熱す）──『傷寒論』太陽病第97条

　動詞が連用修飾語になるときには、通常は連用修飾語と動詞述語の間を接続詞「而」「以」で連接する。ここで注意すべきことは、接続詞「而」で連接された2つの部分は、並列ではなく、軽重、修飾、被修飾の別があるということである。

●蔵気已絶於内、当啼泣而絶、
　　（蔵気已に内に絶えたり、当に啼泣して絶ゆべし）──『三国志』華佗伝

●風痰宿食、在膈或上脘、可湧而出之、
　　（風痰宿食、膈或いは上脘に在れば、湧（は）きて之を出だすべし）──張従正『儒門事親』汗下吐

三法該尽治病詮

◉病而留者、其寿可立而傾也、
　（病みて留まる者は、其の寿 立ちどころにして傾くべきなり）――『素問』評熱病論篇

　動目フレーズ（動詞＋目的語で構成されるフレーズ）あるいは前目フレーズを連用修飾語として用いるのはさらに普通のことで、このときには通常はフレーズと述語の間を「而」字で連接する。

◉病甚則棄衣而走、登高而歌、
　（病甚だしければ則ち衣を棄てて走り、高きに登りて歌う）――『素問』陽明脈解篇
　「棄衣」も「登高」も動目フレーズであり、接続詞「而」を通して、動詞述語「走」と「歌」を修飾している。

◉守瞋恚既甚、吐黒血数升而愈、
　（守〔郡守〕は瞋恚〔いかり〕既に甚だしく、黒血数升を吐きて愈ゆ）――『三国志』華佗伝
　「吐黒血数升」は動目フレーズであり、接続詞「而」を通して、動詞「愈」を修飾している。

◉夫病之一物、非人身素有之也、或自外而入、或由内而生、皆邪気也、
　（夫れ病 之の一物は、人身に素より之有るに非ざるなり、或いは外より入り、或いは内より生ず、皆な邪気なり）――金・張従正『儒門事親』汗下吐三法該尽治病詮
　「自外」「由内」はいずれも前目フレーズであり、接続詞「而」を通して述語「入」と「生」を修飾している。

　以上に引いた例からもわかるように、動目フレーズあるいは前目フレーズが連用修飾語になるときには、おおむね行為の方法を表示している。

［3］使動と意動

　古代漢語の動詞は、連用修飾語になる以外に、さらに使動用法と意動用法という２つの用法がある。現代漢語でも、たとえば「豊富文化生活（文化生活を豊かにする）」、「端正学習態度（学習態度を正す）」などのように次第に使動用法が見られるようになっているが、その例はきわめて少ない。ましてや意動用法は現代漢語には根本的に存在しない。したがって、使動用法と意動用法は古代漢語の動詞の際立った特徴だといえる。

> 使動用法

　古代漢語においては、ある種の自動詞と形容詞は使動（使役）の意味を表すことができる。使動とは主語が「目的語を〜させる」という意味である。

1　自動詞の使動用法

● 天下尽以扁鵲為能生死人也、

　（天下尽く扁鵲を以て能く死人を生かすと為す）——『史記』扁鵲倉公列伝

　　「生死人」とは、死人を蘇生させるという意味である。

● 肺朝百脈、

　（肺は百脈を朝せしむ）——『素問』経脈別論篇

　　この文章は「肺は百脈を（自分に）朝会（拝謁）させる」と直訳することができる。

● 佗臨死、出書一巻与獄吏、曰、此可以活人、

　（佗は死に臨み、書一巻を出だして獄吏に与え、曰く、此れ以て人を活かすべし、と）
　——『三国志』華佗伝

　　「活人」とは、人を復活させるの意。

● 銷蠱慝而帰耗気、

　（蠱慝〔病害〕を銷して耗気を帰らしむ）——劉禹錫『鑑薬』

　　「帰耗気」とは、消耗した精気を回復させるという意味である。

2　形容詞の使動用法

● 今末世之刺也、虚者実之、満者泄之、此皆衆工所共知也、

　（今 末世の刺たるや、虚する者は之を実し、満つる者は之を泄らす、此れ皆な衆工の共に知る所なり）——『素問』宝命全形論篇

　　「虚者実之」は、虚証を治して充実させる。つまり補法を用いて虚証を治療するということである。

● 崇飾其末、忽棄其本、華其外而悴其内、

　（其の末を崇飾〔かざりたてる〕し、其の本を忽棄〔おろそかにする〕し、其の外を華やかならしめ、而して其の内を悴れたらしむ）——『傷寒論』張仲景序

　　「華其外」とは、自己の外側を華美にすること。「悴其内」とは、自己の臓腑を疲弊させるという意味である。

●香蒲、味甘平、主五蔵心下邪気、口中爛臭、堅歯、明目、聡耳、久服軽身、
　（香蒲、味は甘・平。五蔵心下の邪気、口中の爛臭を主どり、歯を堅ならしめ、目を明ならしめ、耳を聡ならしむ。久しく服すれば身をして軽からしむ）――『神農本草経』香蒲
　　「堅歯」は歯を堅固にする、「明目」は目を明らかにする、「聡耳」は耳を聡くする、「軽身」は体を軽くすることである[7]。

●盛盛虚虚、而遺人夭殃、
　（盛を盛ならしめ虚を虚ならしめ、而して人に夭殃〔わざわい〕を遺す）――張介賓『類経』自序
　　「盛盛虚虚」は、実証をさらに実せしめ、虚証をさらに虚せしめること。

●窩苣、利気、堅筋骨、去口気、白歯牙、明眼目、
　（窩苣は、気を利し、筋骨を堅くし、口気を去り、歯牙を白くし、眼目を明らかにす）
　　――『本草綱目』巻27窩苣
　　「利気」は気機を通利させる、「白歯」は歯を白くするという意味である。

意動用法

　いわゆる意動とは、主語が「目的語を〜のように認識する」、あるいは「目的語を〜とみなす」という意味である。古代漢語の意動用法には多くは形容詞が当てられるが、まれには名詞を当てることがある。

1　形容詞の意動用法

●扁鵲名聞天下、過邯鄲、聞貴婦人、即為帯下医、
　（扁鵲の名　天下に聞こゆ。邯鄲に過ぎるに、婦人を貴ぶを聞き、即ち帯下医と為る）
　　――『史記』扁鵲倉公列伝
　　「貴婦人」は、婦女を尊重するという意味。

●美其食、任其服、
　（其の食を美とし、其の服を任ず）――『素問』上古天真論篇
　　「美其食」は、何を食べても食物を美味しいと思うという意味である。

●太祖苦頭風、
　（太祖　頭風に苦しむ）――『三国志』華佗伝

---

[7] 堅・明・聡・軽、これらは形容詞であるが、訓読では「歯を堅くし、目を明らかにし、耳を聡くし、実を軽くす」と動詞に読んでもよい。

「苦頭風」とは頭風を患うことを苦しみとしたという意味である。

●劉河間自製通聖散加益元散、名為双解、千古之下、得仲景之旨者、劉河間一人而已、然今之議者、以為双解不可攻裏、謗議紛紜、坐井小天、誠可憾也、
　（劉河間 自ら通聖散加益元散を製し、名づけて双解と為す。千古の下、仲景の旨を得る者は、劉河間一人のみ。然るに今の議する者、以て双解は裏を攻むべからずと為し、謗議〔そしること〕紛紜〔盛んなさま〕として、井に坐して天を小となす、誠に憾むべきなり）——張従正『儒門事親』攻裏発表寒熱殊塗箋
　「坐井小天」は、井戸の中に坐って天を仰ぎみて天はきわめて小さいものだと思うこと。

2　名詞の意動用法

●扁鵲過斉、斉桓侯客之、
　（扁鵲 斉に過ぎり、斉の桓侯 之を客とす）——『史記』扁鵲倉公列伝
　「斉桓侯客之」は、斉の桓侯は扁鵲を賓客とみなした。

●余子万民、
　（余は万民を子とす）——『霊枢』九鍼十二原篇
　「余子万民」とは、わたしは人民を自分の子供のように思うという意味である。

3．形容詞

[1] 形容詞の定義と語法上の機能

　事物の性質あるいは状態を表す単語を形容詞という。古代漢語における形容詞の機能は、基本的には現代漢語と同じで、一般に述語、連体修飾語、連用修飾語となり、程度副詞の修飾を受ける。

●脾病者、身重、善飢、
　（脾病なる者は、身重く、善く飢う）——『素問』蔵気法時論篇
　「重」は形容詞であり、述語となる。「善」も形容詞であり、連用修飾語となる。

●薬之所生、秦越燕趙之相遠、而又有山沢、膏瘠、燥湿之異稟、豈能物物尽其所宜、
　（薬の生ずる所、秦・越・燕・趙の相い遠きあり、而して又た山沢、膏瘠〔肥え地と痩せ地〕、燥湿の異なる稟〔天から授かった性質〕有り、豈に能く物物其の宜しき所を尽さんや）
　　——沈括『良方』自序

「膏瘠」「燥湿」「異」はいずれも形容詞であり、文中の連体修飾語となっている。

[2] 連体修飾語が偏正フレーズの代わりをする

　形容詞は名詞を修飾するとき、名詞と1つの偏正フレーズ[8]を作る。形容詞が「偏」の位置にあり、それに修飾される名詞が「正」の位置にある。このようなフレーズを偏正フレーズといい、やや複雑な意味を表す。古代漢語においては、上下の文の関係からみて文章の内容を正確に理解する妨げにならない限り、偏正フレーズの「偏」の部分のみを残して、「正」の部分を省くことができる。言い換えれば、連体修飾語が偏正フレーズ全体の内容の代わりとなるのである。この表現方法によって、文章は簡潔になる。

●肝色青、宜食甘、粳米牛肉棗葵皆甘、
　（肝の色は青、宜しく甘を食らうべし、粳米・牛肉・棗・葵は皆な甘なり）——『素問』蔵気法時論篇
　「宜食甘」は、甘味の物を食べるべきだという意味。

●夫肝之病、補用酸、助用焦苦、益用甘味之薬調之、
　（夫れ肝の病は、補うに酸を用い、助くるに焦苦を用い、益するに甘味の薬を用いて之を調う）——『金匱要略』巻上
　「補用酸」は補うには酸味の薬を用い、「助用焦苦」は補助的には焦味・苦味の薬を用いるという意味である。

●予受薬以餌……踰月而視分纖、聴察微、蹈危如平、嗜糲如精、
　（予は薬を受けて以て餌む……月を踰えて視は纖を分かち、聴は微を察し、危きを蹈むこと平の如く、糲を嗜むこと精の如し）——劉禹錫『鑑薬』
　薬を服用してひと月もすると、私の目は纖細な物も見分け、耳は微細な音も聴きとれるようになり、険しいところを行くのも平らな地を行くのと同様になり、玄米を食べても精米を食べるのと同様となった。

●其微至於言不能宣、其詳至於書不能載、
　（其の微なること言に至りては宣ぶる能わず、其の詳なること書に至りては載する能わず）——沈括『良方』自序
　その精微なところは言葉では言いつくせず、その詳細なところは書物に記載しつくせない。

8）前の単語・フレーズが後の単語・フレーズを修飾・限定・描写する構文の関係を偏正関係といい、修飾語（偏）＋被修飾語（正）の関係にあるフレーズを偏正フレーズという。

［３］形容詞の接尾語

　古代漢語では、形容詞の接尾語にしばしば「然」「爾」「如」などが置かれ、もともとの意味とは異なった意味で使われる。その中で最もよく使われるのが「然」であり、「〜のさま」「〜のようなさま」という意味である。訳出しないこともある。

●真肝脈至、中外急、如循刀刃、責責然如按琴瑟弦、

　（真肝脈至れば、中外急にして、刀刃を循（な）づるが如く、責責然として琴瑟の弦を按ずるが如し）──『素問』玉機真蔵論篇

　「責責然」は、きわめて硬い様子。「責」は「磧（砂利）」の仮借字である。

●中庶子聞扁鵲言、目眩然而不瞚、舌撟然而不下、

　（中庶子　扁鵲の言を聞き、目 眩然（げんぜん）として瞚（まばた）〔瞬〕かず、舌 撟然（きょうぜん）として下らず）

　──『史記』扁鵲倉公列伝

　「眩然」は物がはっきり見えないさま、「撟然」は舌が持ち上がってしまったさまである。

４．数量詞

［１］数量詞の定義と語法上の機能

　数と単位を表す単語を数量詞という。数詞の数とは数値であり、量詞の量とは単位である。両者には違いがあるが、関連が深く、いつも一緒に用いられるので、語法でも一緒に解説し、数量詞と呼んでいる。古代漢語における数量詞の語法上の機能は基本的に現代漢語と同じであり、「一丈の綾」「二斗の米」のように主として名詞を修飾する。しかし、次の例文のように動詞を修飾することもある。

●稿凡三易、

　（稿は凡そ三たび易（か）う）──『本草綱目』原序

　ただ、先秦の作品の中では、量詞はまったく発達しておらず、数詞が直接に名詞あるいは動詞を修飾して、連体修飾語あるいは連用修飾語の役割を果たしている。

　古代漢語における数量詞の語法上の機能は容易に理解できるので、現代漢語と異なるところに重点をおいて説明する。

［2］数量詞の位置

現代漢語においては、「三枝鉛筆（3本の鉛筆）」のように、基本的に数量詞は被修飾語の前に置かれる。ただ数量を数え上げる文中においては、「撃毀敵機三架（敵機三機を破壊する）」や「人民幣十五元如数収到（人民幣で15元、たしかに受け取りました）」のように、数量詞を修飾される語の後ろに置くことができるが、このような用法は往々にして書面上に限って使われるものである。しかし、古代漢語では、被修飾語の前に置くことができるし、後ろに置くこともできる。

被修飾語の前に置かれる例

●初、軍吏李成苦欬、昼夜不寐、佗以為腸癰、与散両銭、服之即吐二升膿血、
　（初め、軍吏の李成 欬に苦しみ、昼夜寐ねず。佗 以て腸癰と為し、散 両銭を与う。之を服するや即ち二升の膿血を吐く）──『後漢書』華佗伝
　「二升」は数量詞であり、「膿血」を修飾している。

被修飾語の後に置かれる例

●結陰者、便血一升、
　（結陰なる者は、便血すること一升）──『素問』陰陽別論篇

●漆葉屑一升、青黏屑十四両、以是為率、
　（漆葉の屑一升、青黏の屑十四両、是れを以て率〔割合〕と為す）──『三国志』華佗伝

［3］「再」「三」「九」の用法

1　古代漢語では2度目を表すときは「再」を用い、「二」や「両」は使わない。

●人一呼脈再動、一吸脈亦再動、呼吸定息、脈五動、
　（人 一呼して脈再動し、一吸して脈亦た再動す。呼と吸もて息と定め、脈ときに五動す）
　──『素問』平人気象論篇

●循曰、不得前後溲三日矣、臣意飲以火斉湯、一飲得前溲、再飲大溲、三飲而疾愈、
　（循曰く、前後溲を得ざること三日なり、と。臣意 飲ましむるに火斉湯を以てす。一飲して前溲を得、再飲して大溲し、三飲して而して疾愈ゆ）──『史記』倉公伝

2　ある種の行動が何度も繰り返されるのをいう場合には「復」を用い、「再」は使わない。

●刺之不愈、復刺、

　　（之を刺して愈えざれば、復た刺す）──『素問』診要経終論篇

　　　この「復刺」を「再刺」といいかえることはできない。

3　数詞の「三」「九」は行為が何度も繰り返されることを表す。

●三思而後行、

　　（三思して後に行う）──『論語』公冶長(こうやちょう)

●三折肱為良医、

　　（三たび肱を折りて良医と為る）──『春秋左氏伝』定公十三年

●九牛一毛、

　　（九牛の一毛）──司馬遷『任少卿に報ずるの書』(じんしょうけい)

●九死一生、

　　（九死に一生）──『文選』離騒の劉良注

　　これらの「三」や「九」はその3や9という実数を表しているわけではない。

[4] 概数の表示法

　　　数量が近いことを表すには、数詞の前に副詞「将」「可」「且」「幾」などを加える[9]。

●普今年将九十、耳不聾、目不冥、

　　（普〔華佗の弟子の呉普〕は今年(いま)将(まさ)に九十にならんとするも、耳は聾せず、目は冥〔瞑〕せず）──『後漢書』華佗伝注

●劉勲為河南太守、有女年幾二十、左脚膝裏上有瘡、癢而不痛、

　　（劉勲は河南の太守為(た)り、女(むすめ)有り年幾(ほと)んど二十、左脚の膝裏の上に瘡有り、癢(かゆ)けれども痛まず）──『後漢書』華佗伝注

---

9) 将・幾・且は、いずれも「～にちかし」とも訓ずる。可は「～ばかり」と訓ずる。

●有婦人病腹脹如鼓、飲食乍進乍退、寒熱更作而時嘔吐、且三年矣、

（婦人有り、病みて腹脹すること鼓の如し、飲食乍ち進み乍ち退き、寒熱更ごも作り而して時に嘔吐すること、且に三年ならんとす）──金・張従正『儒門事親』巻2偶有所遇厥疾獲瘳記

概数を表すには、一般に数量詞の後ろに「許」を加える。

●〔佗〕即作湯二升、先服一升、斯須尽服之、食頃、吐出三升許虫、

（即ち湯二升を作る。先ず一升を服し、斯須にして尽く之を服す。食頃にして、三升許りの虫を吐き出だす）──『三国志』華佗伝

「三升許」は3升前後であり、3升より多いかもしれないし、3升より少ないかもしれない。

●鯪鯉常吐舌誘蟻食之、曽剖其胃、約蟻升許也、

（鯪鯉は常に舌を吐きて蟻を誘いて之を食う。曽て其の胃を剖くに、約ほ蟻升許りなり）
──李時珍『本草綱目』巻43鯪鯉

［5］数詞を動詞のように用いる

●三而三之、合則為九、

（三にして之を三にす、合すれば則ち九と為す）──『素問』三部九候論篇

「三之」の「三」は動詞に用いられ、後ろに目的語「之」を伴っている。

●余聞九鍼九篇、夫子乃因而九之、九九八十一篇、余尽通其意矣、

（余は九鍼九篇を聞く。夫子は乃ち因りて之を九にす。九九八十一篇、余は尽く其の意に通ぜり）──『素問』離合真邪論篇

「九之」の「九」も動詞になっていて、「之」はその目的語である。

●千之万之、可以益大、

（之を千にし之を万にし、以て益すます大ならしむべし）──『素問』霊蘭秘典論篇

第2節──常用される虚詞の意味と用例

　古代漢語の虚詞は、数が多く、応用範囲も広く、その用法は変化に富んでいる。ある人の統計によれば、『素問』18篇の文章中に、単に副詞・前置詞・接続詞だけで86個あり、のべ1,954回も出現するという。よって、虚詞を正確に理解し掌握すれば、中国医学古典を読む上で相当な力になるだろう。本節では、常用される50余の虚詞を選び、代名詞・副詞・前置詞・接続詞・語気詞の5類に分け、一般的な用法と特殊な用法を、例文を挙げながら説明する。例文は中国医学古典、医家の伝記、あるいは医学に関連する著作から引用する。理解しやすいように例文には訳文を付し、必要に応じて語法の分析を行った。

1．代名詞

　代名詞は、代替と指示の働きがあり、同じ語句が繰り返し使われるのを避け、簡潔かつ流暢な文章にする働きを持っている。古今の漢語の代名詞は、人称代名詞・指示代名詞・疑問代名詞の3つに分類される。本節では、「之」「其」「者」「所」「或」「無・无」「莫」「是」「斯」「何」「孰」の用法を紹介する。

［1］「之」の用法

　「之」は古代漢語においては主として代名詞と助詞に用いられる。

> 代名詞

[1] 通常は三人称代名詞として、人・事・物の代わりをする。主として目的語となる。単数でも複数でも語形は同じである。「彼・彼ら」「それ・それら」と訳すことができる。

●従陰陽則生、逆之則死、従之則治、逆之則乱、
　（陰陽に従えば則ち生き、之に逆えば則ち死す。之に従えば則ち治まり、之に逆えば則ち乱る）──『素問』四気調神大論篇
　　陰陽に従えば生きながらえるが、それに逆らえば死んでしまう。それに従えば安定するが、それに逆らえば混乱してしまう。

●郭玉為太医丞、多有効応、帝奇之、

（郭玉は太医の丞と為り、多く効応有り。帝 之を奇とす）──『後漢書』郭玉伝

　　郭玉は太医の丞（侍医の次席）になり、病を治療するとたびたび効験があったので、漢の和帝は彼をただ者ではないと思った。「奇之」は「以之為奇」である。

2　一定の文脈においては、「之」は転用して一人称・二人称の代名詞となる。「私」「あなた」と訳すことができる。

●中庶子曰、先生得無誕之乎、
　　（中庶子曰く、先生 之を誕（いつわ）ること無きを得んや、と）──『史記』扁鵲倉公列伝

　　中庶子（官名）が言う、「先生はわたしを騙そうというんじゃないでしょうね」と。

●張鋭戒云、明日早、且忍飢勿啖一物、俟鋭来為之計、
　　（張鋭 戒めて云う、明日（あした）早、且（しばら）く飢を忍びて一物も啖（くら）うこと勿れ、鋭の来りて之が為に計るを俟（ま）て、と）──張杲（ちょうこう）『医説』巻5誤呑水蛭

　　張鋭は病人に戒めて言った、「明日の朝、あなたはしばらく空腹になるのを我慢し、何も食べないで私がやって来てあなたのために方策を示すのをお待ちなさい」と。「為之計」の「之」は病人を指し、この対話では二人称となる。

3　指示代名詞となる。多くは近指代名詞である。「これ」「このような」「この種」と訳すことができる。

●若痎瘧之病、未有不由飲食、労役、瘴癘之気為之、
　　（痎瘧の若（ごと）き之の病は、未だ飲食・労役・瘴癘の気に由らずして之を為すこと有らず）──危亦林（きえきりん）『世医得効方』集病説

　　痎瘧というような病は、飲食の不摂生、過度の労働による疲れ、あるいは瘴癘の疫気との遭遇などによらない限り生じることはない。

●虢君聞之、大驚、
　　（虢（かく）君 之を聞き、大いに驚く）──『史記』扁鵲倉公列伝

　　虢君はこの話を聞いて、たいそう驚いた。

助詞[10]

1　連体修飾語と被修飾語の間に用いて、所属あるいは修飾、限定の関係を表示する。これが最もよく見られる用法である。「の」と訳すことができる。

● 使幼者免横夭之苦、老者無哭子之悲、此余之志也、

　（幼者をして横夭の苦しみを免れしめ、老者をして子を哭するの悲しみを無からしむ。
　　　　　　　おうよう
此れ余の志なり）——銭乙『小児薬証直訣』閻季忠 序
　　　　　　　　　　せんいつ　　　　　　　　　　えんきちゅう

　　子供が夭折の苦難に遭うことがないよう、父母が子供を失う悲しみに遭うことがないようにする、これが私のこころざしである。「余之志」は所属の関係を表す。

● 陰陽者、天地之道也、万物之綱紀、

　（陰陽なる者は、天地の道なり、万物の綱紀なり）——『素問』陰陽応象大論篇

　　陰陽は、自然界の法則であり、一切の事物の綱紀である。

2　主語と述語の間に用いて、文の独立性を取り消し、話が完結していないことを示し、下文に対する注意を喚起する。一般的には訳出しない。

● 皮之不存、毛将安附焉、

　（皮の存せざれば、毛は将に安くに附せんや）——張機『傷寒論』自序
　　　　　　　　　　　　　　いず

　　皮がもし存在しなかったら、毛はいったいどこに附くのだろうか。「皮不存」は本来は完結した文であるが、ここに「之」が加わると文の独立性は取り消され、下文を待つことになる。

● 人之傷於寒也、則為病熱、

　（人の寒に傷らるるや、則ち病熱を為す）——『素問』熱論篇
　　　　　やぶ

　　人体が寒邪に侵された後には、発熱を起こす。

3　形容詞が述語となる主述フレーズ（主語＋述語で構成されるフレーズ）の間に用いて，若干の誇張を示す。

● 〔甘草〕其色之黄、味之甘、迥出他黄与甘之上、

　（其の色の黄なる、味の甘なる、迥かに他の黄と甘の上に出づ）——鄒澍『本経疏証』甘草
　　　　　　　　　　　　　　　　はる　　　　　　　　　　　　　　すうじゅ　ほんきょうそしょう

　　甘草の色のこのように黄色いこと、味のこのように甘いことは、はるかにその他の薬

10）語や句、あるいは文の前後に置かれ、語法上の関係を明らかにしたり（構造助詞）、断定や疑問などの語気を表わす（語気助詞）。

物の黄色と甘味とを超えている。

4 語気助詞として、音の調子を整えたり、語気を伸びやかにしたりする。特別な意味はない。

● **色之与脈、当参相応、**
（色の脈とは、当に参じて相い応ずべし）——『難経』十三難
色と脈はまさに相応すべきものである。「色之与脈」はつまり「色与脈」であって、「之」は4字句にして下句と釣り合わせるために加えられただけで、意味はない。

● **是書……蔵諸笥者久之、**
（是の書……諸を笥に蔵する者 之を久しくす）——呉瑭『温病条弁』汪廷珍叙
この『温病条弁』を書箱にしまい込んで長い時間がたった。「笥」は竹でつくった箱。「諸」は「之於」の兼詞。

動詞

そのほかに「之」は動詞として用いて、「到る」「往く」の意味になる。

● 〔病〕**従内之外者、調其内、従外之内者、治其外、**
（内従り外に之く者は、其の内を調え、外従り内に之く者は、其の外を治む）——『素問』至真要大論篇
病の内部から外部に影響が及ぶものは、まずその内部を治療し、外部から内部に影響が及ぶものは、まずその外部を治療する。

［2］「其」の用法

「其」の主要な用法は「之」と同じで、代名詞として用いられるが、その他に副詞としても用いられる。

代名詞

1 通常は三人称代名詞として、人・事・物の代わりになり、単数でも複数でも語形は同じである。名詞の前に置かれて連体修飾語となるのが最も多く使われる用法である。「彼の・彼らの」「それの・それらの」と訳すことができる。動詞や形容詞の前にある場合は、一般に「彼は・彼らは」「それは・それらは」と訳す。

●婦人問其有無胎産……再問其病初起何因、
　（婦人には其の胎産すること有るか無きかを問い……再び其の病の初め何の因に起こるかを問う）──石芾南『医原』問証求病論
　　女性の病人には、子供を産んだことがあるかどうかを問う必要があり、……さらに彼女の病は最初どのような原因から引き起こされたかを問う必要がある。

●野菱自生湖中、其角硬直刺人、其色嫩青老黒、
　（野菱(やりょう)は湖中に自生し、其の角は硬直にして人を刺す、其の色は嫩(わか)ければ青く、老ゆれば黒し）──李時珍『本草綱目』芰実(きじつ)
　　野菱(のびし)（野菱）は湖の中に生え、その角状のとげは硬くて人を刺し、その色は若いうちは深緑、薹(とう)がたてば黒く変わる。

2　一定の文脈では、「其」は転用して一人称代名詞、二人称代名詞となる。「私の」「あなたの」、あるいは「私は」「あなたは」と訳す。

●病起之後、衆始服其定見、
　（病 起(た)つの後、衆 始めて其の定見に服す）──張介賓『景岳全書』雑証謨・秘結
　　病が治癒した後になって、みんなはやっと私の確固たる診断に感心した。ここの「其」は作者本人を指す。

●銭仲陽於腎有補而無瀉、其知此意者乎、
　（銭仲陽 腎に於いては補有りて瀉無し。其れ此の意なる者を知るか）──戴良(たいりょう)『丹渓翁伝』
　　銭乙の腎病の治療は、ただ補法を用いて瀉法は用いない。あなたはこの道理を知っていますか。

3−1　指示代名詞となる。「その」「それらの」と訳すことができる。

●東方之域、魚塩之地、其民食魚而嗜鹹、其病皆為癰瘍、
　（東方の域は、魚塩の地なり、其の民は魚を食らいて鹹(しおけ)を嗜み、其の病は皆 癰瘍(ようよう)を為す）
　　──『素問』異法方宜論篇
　　東方は魚と塩を産する地方であって、その地方の人々は魚を食べ塩辛い味を好み、その地方の病気は癰瘍のような外科疾患が多い。

3−2　指示代名詞となる。「その中の」と訳すことができる。

●其有最可哂者、則毎以不寒不熱、兼補兼瀉之剤、確然投之、
　（其の最も哂(わら)うべき者有り。則ち毎(つね)に不寒不熱、兼補兼瀉の剤を以て、確然として之に

投ず）──張介賓『景岳全書』伝忠録・論治篇

　その中の最も笑うべき藪医者は、往々にして寒熱・補瀉兼有の薬剤を用いて、自信があるかのように治療している。「可哂」は「可笑」と同じ。

●因録其所授、重加芟訂、存其可済於世者、

　（因りて其の授くる所を録し、重ねて芟訂を加え、其の世に済いるべき者を存す）
　　──趙 学敏『串雅』自序

　そこで彼らから伝授された内容を記録し、さらに削除訂正し、その中の人々に有用な部分を保存する。

副詞

語気を助ける働きをする。

1　反語を表す。「豈」と同じく、「まさか～ではあるまい」「どうして～であろうか」と訳すことができる。

●夫不語与語渋、其可一例看乎、

　（夫れ不語と語渋とは、其れ一例として看るべけんや）──朱震亨『局方発揮』

　話ができないのと、話せるがろれつが回らないのと、この２つの病証をどうして同じものとして対処できようか。

●万物其有不病者乎、

　（万物 其れ病まざる者有らんや）──王履『医経溯洄集』亢則害承乃制論

　万物にどうして病まないものなどあろうか。

2　推測を表す。「たぶん」「おそらく」と訳すことができる。

●原夫五運六気之説、其起於漢魏之後乎、

　（夫の五運六気の説を原ぬるに、其れ漢魏の後に起これるか）──繆希雍『神農本草経疏』論五運六気之謬

　あの五運六気の学説を考察するに、おおかた漢魏以後に出現したのであろうか。「原」は、考査・推求の意。

●甜硝其玄明粉乎、

　（甜硝 は其れ玄明粉なるか）──銭乙『小児薬証直訣』張注

　甜硝というのはおそらくは玄明粉のことであろうか。

|3| 願望・命令や激励を表す。「どうか」「～されたい（してほしい）」と訳すことができる。

●公曰、幼幼新書未有序引、子其為我成之、

（公曰く、幼幼新書に未だ序引有らず、子 其れ我が為に之を成せ、と）
──劉昉『幼幼新書』李庚序
<ruby>劉 昉<rt>りゅうほう</rt></ruby> 『幼幼新書』<ruby>李庚<rt>りこう</rt></ruby>序

劉昉君が言った、「『幼幼新書』にはまだ序文がないので、どうか私のために書いてくれたまえ」と。

●其母忽於是焉、

（其れ是に於いて<ruby>忽<rt>ゆるが</rt></ruby>せにする<ruby>母<rt>な</rt></ruby>かれ）──張介賓『類経』論治類18

ぜひとも、この点をいい加減にしないように。

［3］「者」の用法

「者」は主として指示代名詞として用いられ、次いで語気詞としても用いられる。

指示代名詞

「者」が指示代名詞として用いられる場合、単独で用いることはできず、必ず形容詞、動詞あるいは動詞性フレーズの後に附いて、名詞性フレーズを構成し、人や事物の代わりとなる。「～の人」「～のこと」「～のもの」と訳すことができる。

|1| 「者」が形容詞や動詞の後につく場合。

●拙者失理、以癒為劇、以生為死、

（拙者は理を失い、癒を以て劇と為し、生を以て死と為す）──『<ruby>漢書<rt>かんじょ</rt></ruby>』<ruby>芸文志<rt>げいもんし</rt></ruby>・方技略・医経

拙劣な医者はつねづね医理に背き、軽い病気を重くし、好くなるはずの病を誤診して死にいたらせる。

●寒者熱之、熱者寒之、

（寒なる者は之を熱し、熱なる者は之を寒す）──『素問』至真要大論篇

寒病は熱薬を用いて治療し、熱病は寒薬を用いて治療する。

●補者、人所喜、攻者、人所悪、

（補なる者は、人の喜ぶ所、攻なる者は、人の悪む所なり）──張従正『儒門事親』汗下吐三法該尽治病詮

補法は人々から歓迎されるものであり、攻法は人々から嫌われるものである。

●西池広施方薬、飲者輒起、
　（西池は広く方薬を施し、飲む者は輒ち起つ）――何夢瑶『医碥』趙臨林序
　　西池（何夢瑶の号）は広く人のために病を診察し薬を処方して、その薬を飲んだ人は病が速やかに好くなった。

2　「者」が動詞性フレーズの後につく場合。

●善治痰者、不治痰而治気、
　（善く痰を治する者は、痰を治せずして気を治す）――戴思恭『証治要訣』停飲伏痰
　　痰を治療するのが上手な医者は、直接痰を治そうとせずまず気を治することから始める。

●夫乳与食、小児資以養生者也、
　（夫れ乳と食とは、小児の資り以て養生する者なり）――呉謙ら『医宗金鑑』幼科心法要訣・積滞総括
　　乳汁と食物は、小児が頼って発育生長するためのものである。

3　数詞の後に用いて、幾種類かの人・事情あるいは物を表す。

●然以余較之、則三者之中、又惟小児為最易、
　（然るに以て余 之を較ぶれば、則ち三者の中、又た小児を最も易しと為すと惟う）
　　――張介賓『景岳全書』小児則総論
　　だが私の比較によれば、男性・女性・小児の3者の中では、かえって小児の病が最も治しやすいといえよう。

●有此一者、則重難治也、
　（此の一者有れば、則ち重だ治し難きなり）――『史記』扁鵲倉公列伝
　　その中の一種類の情況でもあれば、病気の治療は非常に困難である。

語気詞

停頓と提示の語気を表す。

1　主語の後に用いて、語気の停頓と下文に対する注意の喚起を表す。しばしば「也」字を伴う。訳出する必要はない。

●有李将軍者、妻病、呼佗視脈、
　（李将軍なる者有り。妻病み、佗を呼びて脈を視せしむ）――『後漢書』華佗伝

李将軍という人がいた。妻が病気になったので、華佗を招いて治療させた。

◉疫気者、亦雑気中之一、
　（疫気なる者は、亦た雑気中の一なり）——呉有性『温疫論』雑気論
　　疫気も、また雑気の中の一種である。

2　因果文（因果関係を表す文）に用いて、結果を示す働きをする。一般には上文で結果あるいは現象を提示し、下文で原因あるいは理由を述べる。「～の原因」と訳すことができる。

◉冬不可汗者、以陽気伏蔵、不可妄擾、
　（冬に汗すべからざる者は、陽気伏蔵し、妄りに擾すべからざるを以てなり）
　——朱肱『類証活人書』巻3問表証
　　冬に汗法を用いることができない理由は、この時期には陽気が体内に伏蔵されていて、それをむやみに混乱させるべきではないからである。

◉或言内経多論鍼而少論薬者、蓋聖人欲明経絡、
　（或るひと言わく、内経の鍼を論ずること多くして薬を論ずること少なき者は、蓋し聖人の経絡を明らかにせんと欲すればなり、と）——張従正『儒門事親』汗下吐三法該尽治病詮
　　ある人が言うに、『内経』に鍼灸の論が多く薬の論が少ない原因は、聖人が経絡を明らかにしたいと考えたからである。

3　仮定複文[11] に用いる場合は、「者」は仮定の提示を表す。

◉其苔白或淡黄者、胃無大熱、
　（其れ苔 白或いは淡黄ならば、胃に大熱無し）——章虚谷『医門棒喝』
　　もしも患者の舌苔の色が白か淡黄であれば、胃に大熱がない証候である。

◉若其人内有久寒者、宜当帰四逆加呉茱萸生薑湯、
　（若し其れ人 内に久寒有らば、当帰四逆加呉茱萸生薑湯に宜し）——『傷寒論』厥陰病
　　もし患者の内に長くとどまっている寒があったら、当帰四逆加呉茱萸生薑湯を用いるのがよい。

---

11) 複文とは、2つあるいは2つ以上の意味的に関連ある単文によって構成されるものをいう。複文を構成する各単文を節といい、前節・後節に分けられる。仮定複文とは、前節で仮定を提示し、後節でその結果を明らかにする複文。このほか、並列・選択・累加・因果・転折・偏正などの複文がある。

第3章◆語法

4 疑問文の後に用い、疑問詞と呼応して、疑問を表す。

●痿之病本、皆自気熱中来也、何者、

（痿の病本は、皆な気熱の中自り来たるなり。何ぞや）——孫一奎『医旨緒余』痿論

　痿病の根源はいずれも気熱によって引き起こされるが、なぜだろうか。

●葛公瞠目視之曰、爾何為者、

（葛公　瞠目して之を視て曰く、爾は何為る者ぞ、と）——『古今図書集成医部全録』巻510医術名流列伝・葛乾孫

　葛乾孫は驚いて目を見開き、彼を見て言った、「あなたは何をしに来たのか」と。

5 時間を表す単語の後に用いて、音の調子を整える働きをする。訳出しなくてもよい。「古者」「向者」「今者」などである。

●古者鍼砭之妙、真有起死之功、

（古者　鍼砭の妙、真に死を起こすの功有り）——周密『斉東野語』巻14

　昔は鍼灸の医術の神妙なること、本当に死者を生き返らすほどの効めがあった。

その他

□「者」は「如」「若」と組み合わせ、「如〜者」「若〜者」の形式で、「〜に似ている」「あたかも〜のような」という意味を表す。

●湯鍼既加、婦痛急如欲生者、

（湯・鍼　既に加わり、婦の痛み急なること生まんと欲するが如きなり）——『三国志』華佗伝

　湯液も鍼刺も全て用いられた後、夫人の腹痛は今すぐにも子供が生まれそうな様子であった。

●其来如水之流者、病在外、如鳥之喙者、病在中、

（其の来たること水の流るるが如き者は、病　外に在り。鳥の喙の如き者は、病　中に在り）——『素問』玉機真蔵論篇

　脾の脈状が、もし水の流れ散る様であれば病は外にあり、もし鋭くて鳥の喙の様であれば病は中にある。

[4]「所」の用法

> 指示代名詞

1　「所」は「者」と同様に、独立して用いることはできない。通常は動詞・動詞性フレーズ、あるいは前置詞の前に用いられて、名詞性フレーズを構成し、人・事・物あるいは所を示し、その代わりをする。「～する人・事物・場所」「～するところの」と訳すことができる[12]。

◉施其方、所活甚衆、
　（其の方を施すに、活くる所甚だ衆し）──兪震『古今医案按』大頭瘟
　彼の処方で治療し、命を救われた人は非常に多い。

◉所至必尽索方書以観、
　（至る所 必ず尽して方書を索め以て観んとす）──陳自明『婦人大全良方』自序
　私は行く先々で必ずいろいろと手だてを考えて、方書を収集して読もうとした。

◉人之所病、病疾多、而医之所病、病道少、
　（人の病うる所は、疾の多きを病い、而して医の病うる所は、道の少なきを病う）
　──『史記』扁鵲倉公列伝
　人々が心配するのは疾病が多いことであり、医者が心配するのは治療の方法が少ないことである。文中の４つの「病」はいずれも動詞であり、「憂える」と解釈する。

2　「所」を用いた名詞性フレーズの、その下にも名詞があると、その名詞性フレーズは連体修飾語となる。

◉余所論之法、至精至熟、
　（余の論ずる所の法は、至って精しく、至って熟かなり）──張従正『儒門事親』汗下吐三法該尽治病詮
　私が論じた治療方法は、完璧に近いものである。「所論」は名詞「法」の連体修飾語となっている。

◉嘗閲古人臓腑論及所絵之図、
　（嘗て古人の臓腑の論 及び絵く所の図を閲る）──王清任『医林改錯』医林改錯臓腑記叙
　私はかつて、昔の人の臓腑についての論述と、臓腑が描かれた図を見たことがある。

---

12) いいかえれば、「所」の後ろにある動詞・動詞性フレーズを体言化する。

「所以」

古代漢語における「所以」と現代漢語における「所以」は異なる。古代漢語の「故」が現代漢語の「所以」に相当し、古代漢語の「所以」は指示代名詞「所」と前置詞「以」の連用である。基本的に2つの意味がある。1つは「以」を「因」と解し、「所以」は原因を表し、「〜の原因・理由」と訳すことができる。もう1つは「以」を「用」と解し、「所以」は道具あるいは方式を表し、「〜の道具」「〜の方式」と訳すか、具体的な内容に合わせて訳を考える。

●故治所以異而病皆愈者、得病之情、知治之大体也、
　（故に治の異なりて病　皆な愈ゆる所以の者は、病の情を得て、治の大体を知ればなり）
　　──『素問』異法方宜論篇
　治療方法が異なっているにも拘わらず何れも病が好くなる原因は、医者が病状をよく理解しており、治療の法則をよくわきまえているからである。

●此寓意草之所以首列議病之訓也、
　（此れ寓意草の首に議病の訓を列する所以なり）──周 鑣『王氏医案』巻1
　これが、『寓意草』がまず最初に「議病」の法則を配置した理由である[13]。
　以上の2例は原因・理由を表している。

●夫精明者、所以視万物、別白黒、審短長、
　（夫れ精明なる者は、万物を視、白黒を別ち、短長を審かにする所以なり）
　　──『素問』脈要精微論篇
　目は、万物を観察し、白黒を見分け、長短を詳しく調べるための道具である。

●若此之補、乃所以発腠理、致津液、通血気、
　（此くの若きの補は、乃ち腠理を発し、津液を致し、血気を通ずる所以なり）
　　──張従正『儒門事親』汗下吐三法該治病詮
　このような補法は、腠理を開き、津液を導き、血気の流れをよくするための方法である。
　以上の2例は道具・方式を表している。

「有所」「無所」

「有所」「無所」では、「所」字が「有」「無」の目的語として構成されている。

---

13)『寓意草』は明末清初の喩昌の著。巻頭に「先議病後用薬」「与門人定議病式」の2篇がある。

◉〔唐慎微〕其於人不以貴賤、有所召必往、寒暑雨雪不避也、

（其れ人に於いて貴賤を以わず、召す所有らば必ず往き、寒暑雨雪も避けざるなり）
——唐慎微『経史証類備急本草』宇文虚中跋

　唐慎微は病人を貧富で区別せず、病気の治療を乞う人があれば必ず行き、寒暑や雨雪も妨げとしなかった。

◉少陽中風、両耳無所聞、

（少陽中風、両耳聞く所無し）——『傷寒論』少陽病

　少陽経が風邪を感受し、両耳が聞こえなくなる。「無所聞」は直訳すれば「聞こえる音がない」である。

［5］「或」の用法

　「或」は古代漢語では通常は虚指代名詞として用いられ、その対象を明確には指し示さない。人物・事物・時間のいずれの代替ともなるが、人物の代替となることが多い。この種の用法は現代漢語の選択接続詞（選択を表す接続詞）としての「或」とは異なるので、注意が必要である。

1　「ある人」「ある時」「あるもの」と訳すことができる。

◉或謂悪寒如此、何得謂熱、

（或るひと謂わく、悪寒すること此の如し、何ぞ熱と謂うを得ん、と）——汪機『石山医案』調経

　ある人が「病人がこんなにまで悪寒しているのに、どうして熱証といえるのか」といった。

◉和鵲至妙、猶或加思、

（和と鵲は至妙なれども、猶お或るとき思いを加う）——王叔和『脈経』自序

　医和や扁鵲の医術は甚だ高度であったが、彼らでさえ病気の診察にあたっては時にはよく思案しなければならなかった。

◉或熱吐瀉、始得之亦有不渇者、

（或いは熱吐瀉するも、始めて之を得て亦た渇せざる者有り）——劉完素『素問玄機原病式』吐下霍乱

　熱証の吐瀉の中には、罹患した当初は口が渇かないものもある。

2　「或」の前に先行詞があって、「或」はその一部分を指し示す。

◉余聞方士或以脳髄為蔵、或以腸胃為蔵、或以為府、

（余 方士に聞くに、或いは脳髄を以て蔵と為し、或いは腸胃を以て蔵と為し、或いは以て府と為す）――『素問』五蔵別論篇

　　私の聞いたところでは、ある方士は脳髄を蔵と呼び、ある方士は腸胃を蔵と呼ぶが、ある方士はこれらを府と呼ぶべきだと考えている。「或」の前に「方士」があり、「或」はその「方士」の一部を指す。つまり「ある方士」である。

●薬或非良、奈何哉、

　　（薬　或いは良に非ざれば、奈何せん）――沈括『良方』自序

　　　一部の薬の質がよくなければ、どうしたらよいか。

3　「或」を接続詞として用いる場合は、現代漢語と同じで選択を表す。

●問其溲色之或白或黄或赤、

　　（其の溲色の或いは白、或いは黄、或いは赤なるかを問う）――李思栄『知医必弁』論診病須知四診

　　　病人の小便の色が白なのか、黄なのか、赤なのかを問う。

［6］「無（无）」の用法

無指代名詞

　　「無」は上古漢語においては通常は無指代名詞として用いられ、一切の対象を排除して、「誰も〜ない」「どんな〜もない」「同様のことはない」と訳すことができる[14]。

●惟以熟地一味、無方不有、無病不用、

　　（惟だ熟地の一味のみを以てしても、方として有らざるは無く、病として用いざるは無し）――陳脩園『医学従衆録』虚癆続論

　　　ただ熟地黄一種類だけでも、処方もないことはなく、用いる病がないわけでもない。

●江浙間、無不知攖寧生者、

　　（江浙の間、攖寧生を知らざる者無し）――『明史』滑寿伝

　　　江蘇と浙江の一帯で、滑寿（攖寧生）を知らない人は誰もいない。

14）英語のnobody、nothingに相当する。

否定副詞

1 命令・禁止・願望を表す。「〜をしてはいけない」「〜をするな」と訳すことができる。

● 無盛盛、無虚虚、而遺人夭殃、無致邪、無失正、絶人長命、
　（盛を盛せしむること無く、虚を虚せしむること無かれ。而して人に夭殃(のこ)を遺さん。邪を致すこと無く、正を失うこと無かれ。人の長命を絶たん）――『素問』五常政大論篇
　実証に補法を用いてはいけない、虚証に下法を用いてはいけない。そのようなことをすれば人を災難に陥らせてしまう。誤って補って邪気をさらに盛んにしてはいけない、誤って瀉してその正気を失ってはいけない。そのようなことをすれば夭折させてしまう。

2 「どんなに〜であっても」「〜であろうとなかろうと」と訳すことができる。

● 褚澄、善医術、療之無貴賎、皆先審其気血強弱、然後裁方用薬、
　（褚澄(ちょちょう)は、医術を善くし、之を療するに貴賎無く、皆な先ず其の気血の強弱を審らかにし、然る後に方を裁(さだ)め薬を用いる）――『北斉書』褚澄伝[15]
　褚澄は、医術にすぐれており、治療するのに貧富を問わず、いずれもまず患者の気血の強弱の情況を詳しく調べ、その上で処方を決め薬を用いた。

「得無」

　「得無」は推測を表す。「〜であろうか」「きっと〜であるに違いない」と訳すことができる。

● 有一将佐見予曰、得無用苦参潔歯否、
　（一将佐有り、予を見て曰く、苦参(くじん)を用いて歯を潔する無きを得んや否や、と）
　　――沈括(しんかつ)『夢渓筆談』巻18技芸
　ある１人の将佐（高級武官）が私を見て言った、「あなたは苦参を用いて歯を磨いているのではないですか」と。

[7]「莫」の用法

　「莫」は「無」と同様に、上古漢語においてはおおむね無指代名詞として用いられ、「何も同様のもの（こと）がない」と訳すことができる。

---

15)『北斉書』からではなく、張杲の『医説』からの引用と思われる。

●予見今之医師、学無原本、莫不動云五運六気、

（予の今の医師を見るに、学に原本無く、動もすれば五運六気を云わざるは莫し）
──繆希雍『神農本草経疏』論五運六気之謬

　私が目にする今時の医者は、学問の基礎もないのに、何かというとすぐ五運六気を言い出さないものはない。

●有曰傷寒無補法、惑乱人心、莫此為甚、

（傷寒に補法無しと曰う有り。人心を惑乱すること、此れより甚だしと為す莫し）
──張介賓『類経』疾病類39

　傷寒の病には補法を用いないという意見があるが、これほど人心を惑わすものはない。
　「無」「莫」は漢代以後しだいに変化して否定副詞に変わり、現代漢語と同じになる。一般に「～してはいけない」「～するな」「～しない」と訳すことができる。

［8］「是」の用法

　古代漢語における「是」は主として近指代名詞であり、「此」とほぼ同じであって、人・事・物の代わりとなる。「これ」「この」「ここ」と訳すことができる。現代漢語の繋詞としての「是」とは区別する必要がある[16]。

●有是病者、必主是薬、

（是の病有る者は、必ず是の薬を主とす）──汪昂『医方集解』自序

　この種の病があれば、必ずこの種の薬を用いて治療しなければならない。

●至是方知薬之誤也、

（是に至りて方に薬の誤りを知るなり）──羅天益『衛生宝鑑』無病服薬弁

　この時になってやっと薬による害であることを知った。

　ある種の判断文における「是」はいかにも判断詞のようであるが、実は代名詞であるから訳す時には「是」は「これ」と訳し、さらに別に判断詞を補う。この場合の「是」は「これは～である」と訳す。

●水泉不止者、是膀胱不蔵也、

（水泉止まざる者は、是れ膀胱蔵せざればなり）──『素問』脈要精微論篇

　小便の失禁、これは膀胱が津液を貯蔵することができないからである。

---

16) 繋詞は、判断詞。2つの事柄をつなぎ、発言者の判断を示すことば。英語のbe動詞に相当する。

漢以後、「是」は次第に繫詞となり、現代漢語の用法と変わらなくなる。

[9]「斯」の用法

近指代名詞

　　近称を表す。「これ」「この」「ここ」と訳すことができる。

●有斯病必形斯候者也、
　（斯の病有れば必ず斯の候を形(あらわ)す者なり）——汪昂『医方集解』自序
　　この種の病があれば、必ずこのような症候が出現するものである。

●肺為五臓之天、脾為百骸之母、腎為一身之根、知斯三者、治虚之道畢矣、
　（肺は五臓の天為り、脾は百骸の母為り、腎は一身の根為り。斯の三者を知れば、虚を治するの道は畢(つく)せり）——汪綺石『理虚元鑑』治虚三本
　　肺は五臓の天蓋であり、脾は百骸を滋養する源泉であり、腎は身体を健やかに保つ根本である。この３条を掌握すれば、虚証を治療する理論はまったく備わる。

接続詞

　　「則」の用法と同じ。「〜であればこそ」「すなわち」と訳すことができる。

●能弁其脈、又験其証、斯無誤也、
　（能く其の脈を弁じ、又た其の証を験すれば、斯(ここ)に誤り無きなり）——許叔微『普済本事方』巻9
　　患者の脈状をはっきり識別し、また彼の病症を検証できて、はじめて診断に誤りがないようになる。

●使脾気健運、而脹斯愈矣、
　（脾気をして健運せしむれば、而(すなわ)ち脹は斯(ここ)に愈ゆるなり）——孫一奎(そんいっけい)『孫氏医案』三呉治験
　　脾気を健運（脾虚を補い運化機能を強く）すれば、腹脹はすぐによくなる。

その他

　　このほかに「斯」は感嘆の語気を表すことがある。

●綱何人斯、敢著書立説以誤人哉、
　（綱は何人なれば斯(こ)れ、敢えて書を著し説を立てて以て人を誤らせんや）

──羅国綱『羅氏会約医鏡』自序

　私は一体いかなる人だというのか。はばからず書を著し説を立てて、人を誤らせようとするとは。これは自ら謙遜して言っている。

[10]「何」の用法

疑問代名詞

　「何」は常に疑問代名詞として用いられ、一般に事物と場所の代わりをし、人や時間の代わりにはならない。人や時間の代わりをするには「何人」「何時」とする必要がある。

1　目的語となる。動詞あるいは前置詞の前に置かれる。「なに」「どこ」と訳すことができる。これが「何」の最もよくみられる用法である。

●夫子言癲疾、何以別之、
　（夫子の癲疾を言うは、何を以てか之を別たん）──『霊枢』癲疾篇
　先生の言う癲疾は、どのようにして区別するのか。「何以」は目的語「何」を前置詞「以」の前に置いたもので、「なによって」「どのように」の意である。

●血脈治也、而何怪、
　（血脈　治まるなり。而（なんじ）らは何をか怪しまん）──『史記』扁鵲倉公列伝
　病人の血脈は正常です。あなた方は何を驚き怪しんでいるのか。「何怪」は、目的語「何」を動詞「怪」の前に置いたもの。

2　連体修飾語となる。「なんの」「どの」と訳すことができる。

●卒持寸口、何病能中、
　（卒（にわ）かに寸口を持（と）らば、何の病か能く中（あ）たらん）──『素問』徴四失論篇
　軽々しくただ病人の寸口の脈を診察しただけで、どんな病気を診断できるのか。

●至於何所受傷、所傷何物、豈能以脈知哉、
　（何（いず）れの所に傷を受け、何れの物に傷らるるかに至りては、豈に能く脈を以て知らんや）
　　　──李中梓『医宗必読』不失人情論
　どこで傷を受けたか、どんな食物に傷つけられたかに関しては、どうして単純に脈状だけで知ることができようか。

3 連用修飾語となる。「なぜ」「どうして」と訳すことができる。

●脈之不知、何能診病耶、
　（脈 之れを知らざれば、何ぞ能く病を診んや）――李文栄『知医必弁』論診病須知四診
　　脈診の技術を習得しないで、どうして正確に疾病を診断できようか。

●何以治彼効、而治此不効、
　（何を以てか彼を治して効あるも、而るに此を治して効あらざる）――徐大椿『医学源流論』病同因別論
　　同じ処方なのにどうしてあの患者には有効で、この患者には効果がないのか。「以治」はつまり「以之治」（之を以いて治す）であり、「以」の後の目的語「之」が省略されている。「之」は「処方」を指す。

「何」と他の字の連用

1 「何如」は「どのようであろうか」と訳すことができる。

●願聞病機何如、
　（願わくは病機の何如なるかを聞かん）――『素問』至真要大論篇
　　どのような病機（発病機序）なのか知りたい。

●奇経之為病何如、
　（奇経の病為るや何如）――『難経』二十九難
　　奇経の病の証候はどのようなものであるか。

2 「無何」は「まもなく」「ほどなく」と訳すことができる。

●無何棄去、
　（何も無く棄て去る）――『三国志』華佗伝
　　ほどなくして離れ去った。

●居無何、尽得其学以帰、
　（居ること何も無く、尽く其の学を得て以て帰る）――戴良『丹渓翁伝』
　　それからいくらも経たないうちに、朱丹渓は先生の医術をすべて学んで帰っていった。

第3章◆語法

3　「何其」は感嘆の語気を表す。「どうしてそんなに」「なんと」と訳すことができる。時には「何」だけでこれを表すこともある。

●世間如此妄人、何其多也、
　（世間に此の如き妄人、何ぞ其れ多きや）──張従正『儒門事親』汗下吐三法該治病詮
　　社会にはこういった無知で傲慢な人が、なんともはや多いことだ。

●何呉先生之神也、
　（何ぞ呉先生の神なるや）──呉瑭『呉鞠通医案』腫脹
　　呉先生、あなたの医術はなんとすばらしいのだろう。これは呉鞠通を称賛した話である。

4　「奈何」「若何」は「どうして」「どのように」「どうする」と訳すことができる。

●風雨之傷人奈何、
　（風雨の人を傷ること奈何）──『素問』調経論篇
　　風雨はどのようにして人をそこなうのか。

●然則善灸者奈何、
　（然らば則ち灸を善くする者は奈何せん）──楊継洲『鍼灸大成』巻3頭不多灸策
　　それではすぐれた鍼灸医はどうすればよいのか。

5　「奈～何」「若～何」「如～何」のように、「奈何」「若何」「如何」を切り離して中間に名詞・代名詞あるいは別のフレーズを挿入したものは、「～に対してどうしようか」「～に対してどうすればよいか」「～をどのようにするか」と訳すことができる。

●奈為医者戒余勿食何、
　（医者の余を戒めて食する勿れと為すを奈何せん）──陸以湉『冷廬医話』今書
　　私は医者から食事を禁じられているがそれはどうすればいいのか。

●今之人多見病勢已成、猶然隠諱、及至於不可為、則雖以扁鵲之神、亦云無奈之何、而医非扁鵲、又将若之何哉、
　（今の人は多く病勢の已に成れるを見るも、猶然として隠し諱み、為むべからざるに至るに及ぶ。則ち扁鵲の神を以いると雖も、亦た之を奈何ともする無しと云う。而も医は扁鵲に非ず、又た将に之を若何せんや）──張介賓『類経』摂生類7
　　現在多くの人は病状がみる間に悪化しても、なお隠して口に出すのをはばかり、治療できなくなってしまう。扁鵲のように不思議な能力があっても「この病はどうしようもない」（「無奈之何」は扁鵲が斉の桓侯を見て発した言葉）という。まして一般の医者の

技術は扁鵲に及ばないのだから、またこのような病にどう対処できようか。

[11]「奚」「曷」「胡」「安」の用法

「奚」「曷」「胡」「安」は、「何」の意味・用法とおおむね同じだが、その応用範囲はそれほど広くない。

1　目的語となり、動詞あるいは前置詞の前に用いる。「なに」「どこ」と訳すことができる。

●誤薬而亡、冤将奚白、
　（薬を誤りて亡ぬるは、冤 将に奚くにか白さん）――周鑣『王氏医案』巻1
　　誤った薬を服用して命を失ったものは、無念をどこに訴えたらいいのか。「奚」は場所に代わる。

●精神内守、病安従来、
　（精神 内に守れば、病は安く従り来たらん）――『素問』上古天真論篇
　　精神が内に守られて消耗発散しなかったら、このような病はどこから来るのか。「安従来」はすなわち「従安来」である。

●傷寒曷為而難治也哉、
　（傷寒は曷為れぞ、而ち難治なるや）――繆存済『傷寒撮要』徐時行序
　　傷寒はどうして難治なのか。

2　連用修飾語となる。「どうして」「なぜ」「どこに」と訳すことができる。

●君弁理奇矣、已足顕著作之才、奚必託仙以衒奇耶、
　（君の理を弁ずること奇なり。已に著作の才を顕すに足れり。奚ぞ必ずしも仙に託して奇を衒わんや）――陳士鐸『弁証録』自序
　　あなたの弁証などの医理はとてもよく書けていて、著述の才能が十分に発揮されているのに、どうして仙人に授かったなどとことよせて奇を衒う必要があろうか。

●傍観者以為応酬套語、曷知其為察脈弁証用薬之大綱、
　（傍観する者は以て套語を応酬すると為す。曷ぞ其の脈を察し証を弁じ薬を用いるの大綱を為すを知らんや）――張璐『診宗三昧』脈象
　　はたで見ている人は、こうした問答を決まり文句のやりとりだと思っている。どうしてこうしたことが、まさに医者が脈を診し証を弁じ薬を用いるための根拠となっていることを知ろうか。

◉如以外治為不然、胡不出一内服之方乎、
　(如し外治を以て然らずと為さば、胡ぞ一内服の方を出ださざるや)——呉師機『理瀹駢文』続増略言

　　もし外治法が正しくないと考えるのなら、どうして内服の薬方の1つも作り出さないのか。「胡不」は常に結合して使われる。

◉有病怒狂者、此病安生、
　(怒狂を病む者有り、此の病 安んぞ生ずるや)——『素問』病能篇

　　怒りを発して狂う病があるが、これはどうして発生するのであろうか。

3　連体修飾語となる。「なんの」「どの」と訳すことができる。

◉此奚疾哉、奚方能已之乎、
　(此れ奚の疾ぞや。奚の方か能く之を已やさん)——『列子』仲尼

　　これはどんな疾病なのであろうか。どんな処方でこれを治すことできるのだろうか。

◉某曷人斯、而敢擅芸自成哉、
　(某は曷人ぞ。而敢えて芸を擅にし自ら成さんや)——李梃『医学入門』引

　　私はなにものか。私は医学に優れていて一家言を持っているなどと、どうして確信をもって言えようか。自ら謙遜していう言葉。

◉六府之欬奈何、安所受病、
　(六府の欬は奈何、安れの所より病を受けん)——『素問』欬論篇

　　六腑の咳嗽はどのようなものか。どこから得た病なのか。「安」は連体修飾語として名詞「所」の前に用いられている。「安所」とは「どこ」「どんなところ」という意味である。

[12]「孰」の用法

疑問代名詞

　「孰」は疑問代名詞としては、主として2つの用法がある。一方は選択の意味を含み、もう一方は選択の意味を含まない。

1　選択の意味を含まないもの。一般に人を問うのに用いる。「誰」と訳すことができる。単独で用いられた「何」とは異なる。

◉孰能収万全之効乎、

（孰か能く万全の効を収めんや）──陳文中『小児病源方論』鄭全序
　　医者が病気を治療するにあたって誰が百発百中の効果をあげられようか。

●螽斯広育者、孰集之、
　　（螽斯広育なる者、孰か之を集む）──徐春甫『螽斯広育』汪衢序
　　『螽斯広育』という書物は、誰がまとめたものか。

2　選択の意味を含む。人を問うことにも、また事を問うことにも用いられる。「どの人（物）」「どちら」と訳すことができる。

●頭痛者救頭、脚痛者救脚、而孰標孰本誰知、
　　（頭痛する者は頭を救い、脚痛する者は脚を救う。而るに孰れが標か孰れが本かを誰か知らん）──李中梓『医宗必読』不失人情論
　　凡庸な医者は病を治療するときには往々にして頭が痛ければ頭を治療し、脚が痛ければ脚を治療する。誰がどの病証が本であり、どの病証が標であるかを知っていようか。

●悪寒悪熱、孰重孰軽、
　　（悪寒と悪熱と、孰れか重く孰れか軽きや）──石芾南『医原』問証求病論
　　寒さを恐れるのと熱さを恐れるのとでは、どちらが重くどちらが軽いのか。

比較文に用いる

1　「孰」はさらに比較文（比較を表す文）に用いて、人物の高下、あるいは事物の多少・得失などの情況を比較する。通常は「孰若」「孰与」あるいは「与其～孰若」と連用する。「前者より後者の方がよい」「前者は後者におよばない」と訳すことができる。

●然言之不明、孰若無言、
　　（然るに言の不明ならんよりは、言無きに孰若れぞ）──張介賓『類経附翼』求正録・真陰論
　　しかし、わかりにくいいい方をするのなら言わない方がましである。

●与其制補以消、孰若少用純補、与其治攻以補、孰若微用純攻、
　　（其の補を制するに消を以てする与りは、少しく純補を用いるに孰若れぞ。其の攻を治するに補を以てする与りは、微かに純攻を用いるに孰若れぞ）──張介賓『景岳全書』伝忠録・論治篇
　　その補の中に消を兼ねるよりは、むしろ少量の純補を用いるほうがよい。その攻の中に補を帯びるよりは、むしろ微量の純攻のほうがよい。「補」「消」「攻」はいずれも治療方法である。

2．副詞

　副詞は動詞・形容詞の前に用いて、修飾と制限の働きをする虚詞である。程度・範囲・時間・情態・肯定および否定の関係を表す。副詞は通常は文中で連用修飾語および補語となる。本節では「益」「悉」「但」「一」「既」「方」「将」「向」「蓋」「乃」「庶」「誠」「良」「非」「弗」「相」の用法を紹介する。

［1］「益」の用法

　「益」は主として程度を表す。

<u>1</u>　「いっそう」「いよいよ」と訳すことができ、この意味で使われることが最も多い。

●**病痰発熱単服石膏、欬益頻、病益甚、**
　（痰を病みて発熱するに石膏を単服すれば、欬は益ます頻（しき）り、病は益ます甚だし）
　　——李時珍『本草綱目』巻9石膏
　　痰病を患って発熱しているのに、もし単独で石膏を服用すれば、咳はさらに頻繁になるし、病気はさらに悪化する。

●**薬及両剤、其吐愈甚、脈益緊数、**
　（薬両剤に及んで、其の吐は愈（いよ）いよ甚だしく、脈は益ます緊数（きんさく）たり）——張介賓『景岳全書』雑証謨・吐血下山新按
　　その薬を2回服用すると、病人の嘔吐はさらにはげしくなり、脈状はますます緊数となった。

<u>2</u>　「しだいに」「じょじょに」と訳すことができる。

●**日食益減、目漸能視、**
　（日々に食は益ます減り、目は漸（ようや）く能く視る）——俞震『古今医案按』巻8痿
　　日一日と食事の量はだんだん減り、目もすこしずつ見えるようになった。

［2］「悉」の用法

　範囲を表し、「全部」「すべて」と訳すことができる。

●乃悉取其禁方書、尽与扁鵲、

　（乃ち悉く其の禁方の書を取り、尽く扁鵲に与う）——『史記』扁鵲倉公列伝

　　長桑君は、そこで秘密の医学書をすべて取りだして、みな扁鵲に与えた。

●此又不特春温湿温可以会通、而暑温冬温以及諸病、悉可以通治之、

　（此れ又特に春温・湿温の以て会通すべきのみにあらず、而して暑温・冬温以て諸病に及ぶも、悉く以て之を通治すべし）——雷豊『時病論』治時病常変須会通論

　　これはただ春温・湿温を通じて治療できるばかりでなく、暑温・冬温さらには各種の病証にも、みなこれを通用できる。

　「すべて」「みな」を表す副詞は、このほかに「咸」「皆」「通」「畢」「尽」などがある。

［3］「但」の用法

| 副詞 |

■　範囲を表す。「ただ」「わずかに」と訳すことができる。

●巣氏病源但論病源、不載方薬、肘後方但有方而無論、

　（巣氏病源は但だ病源を論じて、方薬を載せず。肘後方は但だ方有りて論無し）——黄凱鈞『友漁斎医話』古今医書大意

　　『巣氏病源』はただ病源のみを論じて方薬を記載していない。『肘後方』はただ方薬を記載するのみで論述がない。

●灸但言其分寸、不名孔穴、

　（灸は但だ其の分寸を言うのみ、孔穴を名づけず）——葛洪『肘後備急方』序

　　灸には、ただ分寸が説明されているだけで、その孔穴名に触れていない。

| 接続詞 |

■　逆接の語気を表す。「でも」「ただし」と訳すことができる。

　現代漢語の「但是（けれども）」より逆接の語気は軽い。古代漢語で「但是」に相当する意味には、必ず「然」「然而」を用い、「但」を用いることはないので、注意して区別することが必要である。

●人体欲得労動、但不当使極爾、

（人体は労働を得んと欲するも、但だ当に極めしむるべからざるのみ）——『三国志』華佗伝

人体には労働、鍛錬がどうしても必要である。ただそれが過度なものであってはならないだけである。

● 四子之書、初無優劣、但各発明一義耳、
（四子の書、初めより優劣無し。但だ各おの一義を発明するのみ）——王倫『明医雑著』医論

仲景、東垣、河間、丹溪の４人の医家の著作は、もともと優劣をつけることなどできない。ただおのおの異なった一面を明らかにしたというだけである。

「ただ」「わずかに」といった範囲を表す副詞は、このほかに「徒」「特」「第」「直」などがある。

● 徒講乎医之術、而不講乎医之道、
（徒だ医の術を講ずるのみにして、而るに医の道を講ぜず）——徐大椿『難経経釈』自叙

医療の方法だけは述べるけれども、医学の原理は述べない。

● 〔大青葉〕能解心胃熱毒、不特治傷寒也、
（能く心胃の熱毒を解く。特に傷寒を治するのみにあらざるなり）——李時珍『本草綱目』巻15大青

大青の葉は、心胃の熱毒を除くことができる。ただ単に傷寒の病証を治療できるだけではない。

● 古今方書、方前第注治某病某病、而未嘗発明受病之因、及病在某経某絡也、
（古今の方書は、方の前に第だ治某病某病と注するも、而るに未だ嘗て受病の因 及び病の某経某絡に在るを発明せざるなり）——汪昂『医方集解』凡例

古今の方書は、処方の前にただその方がどんな病を治療するかを注記するのみで、その病の原因やその病がどの経絡にあるかなどを明らかにしていない。

● 〔内経〕豈直規規治疾方術已哉、
（豈に直に規規として疾を治するの方術のみならんや）——張介賓『類経』自序

『内経』が、どうして単に病気を治療する方術のみに限られていることがあろうか。

［４］「一」の用法

[1] 「完全に」「すべて」と訳すことができる。

● 下痢赤白、本則一出於熱、

（赤白を下痢す。本は則ち一に熱より出づ）——劉完素『素問玄機原病式』吐下霍乱

　　色の赤白まじった下痢の根源は、みな熱によるものである。

●古人制方用薬、一本升降浮沈之理、

　　（古人の制方用薬は、一に升降浮沈の理に本づく）——尤怡（ゆうい）『医学読書記』制方用薬必本升降浮沈之理

　　古人の制方と用薬は、完全に昇降・浮沈という薬物作用の法則を根拠としている。

2　ある状況が現れさえすれば、別の状況がすぐ発生するという条件関係を表す。「～するとすぐ～する」と訳すことができる。

●一以参詳、群疑冰釈、

　　（一たび以て参詳すれば、群疑　冰釈す）——『素問』王冰序

　　それ（先生の秘本）を参考にすれば、一切の疑惑はすぐに氷のようにとけてなくなる。

●胃気一敗、百薬難施、

　　（胃気　一たび敗（やぶ）るれば、百薬も施し難し）——李中梓『医宗必読』腎為先天本脾為後天本論

　　胃気がいったん衰敗してしまうと、どんな薬物もすぐにすべて何の役にも立たなくなる。

3　「ついに」「意外にも」と訳すことができる。

●噫、人之好怪、一至此乎、

　　（噫（ああ）、人の怪を好むこと、一（つい）に此に至れるか）——費伯雄（ひはくゆう）『医醇賸義（いしゅんしょうぎ）』重薬軽投弁

　　ああ、人の奇をてらってひけらかすことは、ついにこんなところにまで来てしまったのか。

［5］「既」の用法

1　動作がすでに完了したことを表す。「すでに～した」と訳すことができる。

●其膿既泄、気血愈虚、

　　（其の膿　既に泄（も）れ、気血　愈（いよ）いよ虚す）——薛己『外科枢要』論瘡瘍当明本末虚実

　　瘡瘍の膿が排泄し終えると、患者の気血はますます虚損する。

●偶一求薬者既去、追而告之、

　　（偶（たまたま）一（ひとり）の薬を求めし者既に去る。追いて之に告ぐ）——陸以湉『冷廬医話』補編・餳（とう）

　　1人の、薬を貰った患者がすでに帰ったが、医者はそれを追いかけて服薬の注意事項を告げた。

2 「ほどなく」「まもなく」「すぐ後に」と訳すことができる。一般に後ろに「而」を伴う。

●除去疾穢、既而縫合、
　（疾穢を除去し、既にして縫合す）──『後漢書』華佗伝
　　腸胃の病んでいる部分を除去して、その後すぐに縫い合わせた。

●既而四、五両弟又病卒、
　（既にして四、五の両弟　又た病み卒す）──徐大椿『蘭台規範』
　　ほどなく私の2人の弟（4男と5男）もまた相次いで病死した。

3 「既」はしばしば「又」「且」などを伴って、並列の関係を表す。「～であり、また～でもある」と訳すことができる。

●既欲其甘緩元気之急、又欲其涼不使助毒、捨甘草其何従、
　（既に其の甘もて元気の急を緩めんと欲し、又た其の涼もて毒を助けしめざらんと欲すれば、甘草を捨てて其れ何に従わん）──鄒澍『本経疏証』甘草
　　その甘味を用いて元気を緩和し、またその清涼を用いて解毒したいと思うのならば、甘草以外の何を用いるのか。

●眼科、宋金元明諸賢著述各有発明、可謂既詳且尽矣、
　（眼科は、宋金元明の諸賢の著述　各おの発明有り、既に詳しく且つ尽くせりと謂うべし）
　──呉謙ら『医宗金鑑』凡例
　　眼科の疾病の診療は、宋・金・元・明の歴代の医家の著作がそれぞれ明らかにしており、それは詳細かつ全面的だと言える。

4 現代漢語の用法と同じで、「～である以上は」と訳すことができる。

●故其致病也、既有不同、而其治之、亦不容一律、
　（故に其の病を致すや、既に同じからざる有り、而して其の之を治すに、亦た一律を容れず）──楊継洲『鍼灸大成』巻3諸家得失策
　　病の原因はそれぞれ異なっているのだから、治療の方法も一律ではいけない。

●既患寒疽、酷暑仍宜温暖、
　（既に寒疽を患えば、酷暑たりとも仍お宜しく温暖にすべし）──王維徳『外科証治全生集』
　巻1癰疽総論
　　生じたのが寒疽であれば、たとえ酷熱の時期であっても温かくする必要がある。

［6］「方」の用法

1 「はじめて」「いまやっと」と訳すことができる。

●凡歴歳者三旬、易稿者数四、方就其業、
　（凡そ歳を歴る者 三旬、稿を易える者 数四、方に其の業を就せり）――張介賓『類経』自序
　『類経』は前後30年を要し、4度も改稿してやっと書き終えたものである。

●余於臓腑一事、訪験四十二年、方得的確、
　（余は臓腑の一事において、訪験すること四十二年、方に的確を得たり）――王清任『医林改錯』医林改錯臓腑記叙
　私は人体の臓腑の構造について、探し求め検証すること42年、ようやく確かな結果にたどりついた。

2 動作が今まさに発生していることを表す。「ちょうど～の時に」「いま」と訳すことができる。

●方其盛時必毀、
　（方に其の盛んなる時は必ず毀つ）――『素問』瘧論篇
　ちょうど邪気が盛んな時にそれを攻めれば、正気は必然的に損なわれる。

●二十歳、血気始盛、肌肉方長、
　（二十歳、血気始めて盛んにして、肌肉 方に長ず）――『霊枢』天年篇
　20歳すぎたころの人は、血気が旺盛になり始め、肌肉が今まさに発達しているところである。

［7］「将」の用法

副詞

1 その時がまさに来ようとしているのを表す。「まもなく」「もうすぐ」と訳すことができる。

●肝病者、善恐、如人将捕、
　（肝病なる者は、善く恐れ、人の将に捕らえんとするが如し）――『素問』蔵気法時論篇
　肝病の症状としては容易に恐怖し、まるで人が来て彼を捕らえようとしているかのようである。

●君有疾在腠理、不治将深、
　（君に疾有り腠理に在り、治せざれば将に深まらんとす）——『史記』扁鵲倉公列伝
　　あなたの病は腠理に在りますが、いま治療しなければまもなく深部に発展してしまうでしょう。

2　「まもなく」の意味を表すほかに、意志を表す働きもある。「～するつもりである」と訳すことができる。

●且将升岱嶽、非逕奚為、
　（且つ将に岱嶽に升らんとするに、逕に非ざれば奚くんぞ為さんや）——『素問』王冰序
　　泰山（岱嶽）に登ろうと思っても、道がなかったら、どうやって登ることができようか。

●初余究心是書、嘗為摘要、将以自資、
　（初め余は心より是の書を究め、嘗て摘要を為り、将に以て自ら資せんとす）——張介賓『類経』自序
　　当初、私は一心にこの書を研鑽し、以前その摘要をつくって、自分の医学研究の助けとしようと考えた。「資」は、供給・援助。ここでは自分の便宜をいう。

接続詞

　　選択を表す。「～かそれとも」と訳すことができる。

●子年少智未及邪、将言以雑合耶、
　（子は年少く智未だ及ばざるか、将た言の以て雑合せるか）——『素問』徴四失論篇
　　あなたは年が若くて知力が足りないのか。それとも各家の学説をまぜ合わせるのみで、分析する能力に欠けているのか。

●是平脈邪、将病脈邪、
　（是れ平脈か、将た病脈か）——『難経』七難
　　これは正常な脈状なのか、それとも病脈なのか。

［8］「向」の用法

副詞

1　「以前」「元来」「当初」と訳すことができる。

●余宗族素多、向余二百、
　（余が宗族　素より多し、向に二百に余る）――『傷寒論』張機序
　　私の一族（宗族）はこれまでずっと非常に多く、以前は200人以上もいた。「素」は「本来」という意味である。

●向者女子脈滑為実邪、今脈虚為元気奪矣、
　（向者に女子の脈滑もて実邪と為し、今は脈虚もて元気奪わるると為す）――李梴『医学入門』歴代医学姓氏・明医・項昕
　　以前に診た女姓患者は脈が滑の実証であった。今回の女性患者は脈が虚しているが、これは元気がすり減らされたためである。

2　「先ほど」と訳すことができる。

●〔華佗〕因語之曰、向来道隅、有売餅人……、
　（因りて之に語りて曰く、向来　道の隅に、餅を売る人有り……、と）――『後漢書』華佗伝
　　華佗はそこで病人に言った、「今しがた通ったばかりの道の傍らに、餅売りがいた……」と。病人に蒜齏（のびるのなます）を買って食べさせ、寄生虫を駆除した。

●如向所謂五難者、方豈能必良哉、
　（向に謂う所の五難の如き者は、方に豈に能く必ず良からんや）――沈括『良方』自序
　　私が先ほど論述した治病に五難があるというようなことでは、どうして処方が必ずすべて有効であることがあろうか。

| 接続詞 |

□　仮定文に用いて、過去の情況に対する仮定を表す。一般に「向使」と連用して、「もしも初めに（以前に）～であったら」と訳すことができる。

●向使委信不専、安得有再生之日哉、
　（向使　委信　専らならずんば、安んぞ再生の日有るを得んや）――李中梓『医宗必読』巻7積聚
　　仮に初めに病人の医者に対する信頼が堅くなかったら、どうしてまた瀕死の床からよみがえる日があったろうか。

●向使不有公在、必為童便、犀角、黄連、知母之所斃、
　（向使　公　在るに有らざれば、必ず童便、犀角、黄連、知母の斃する所と為らん）
　　――張介賓『景岳全書』雑証謨・吐血下血新按
　　もしあの時あなたがその場にいあわせなかったら、病人はきっと童便（児童の小便）、

犀角、黄連、知母などの大寒・大苦の薬によって命を落としていたことだろう。

このほかにも「向」には前置詞としての用法があり、現代漢語と同じで「〜に向かって」「〜に対して」を意味する。

［9］「蓋」の用法

[1] 下の文が推定による肯定であることを表す。絶対的な肯定には用いない。「おそらく」「たぶん」と訳すことができる。

●魏、周之代、蓋無此病、
　（魏・周の代、蓋し此の病無し）——孫思邈『千金要方』巻7論風毒状
　　北魏と北周の時代には、おそらくはこの種の病はなかったのであろう。

●後六年又得雑方、蓋晩年所得益妙、
　（後六年 又た雑方を得。蓋し晩年得る所にして益ます妙なり）——銭乙『小児薬証直訣』閻季忠序
　　6年後にまた銭乙の治病の雑方を捜し集めたが、思うにこれは彼の晩年の処方のようで、医術の上でさらなる進歩が見られる。

[2] 上文を承けて理由あるいは原因を説明する。やはり「おそらく」の意味を含むが、語気はより肯定的である。「もともと」「本来〜なのだから」と訳すことができる。

●見病者以手擘目、蓋目瞼尽腫、不可開合也、
　（病む者 手を以て目を擘くを見る。蓋し目瞼尽く腫れ、開合すべからざるなり）
　——陸以湉『冷廬医話』今書
　　病人が手で目を開こうとしているのを見たが、もとより彼の瞼はまったく腫れ上がって、目を自分で開けられなくなっていたのである。「擘」は分けて開くこと。

●取薬服之、煩懣益甚、蓋以薬中有生南星、生半夏等物也、
　（薬を取りて之を服し、煩懣 益ます甚しきは、蓋し薬中に生南星、生半夏等の物有るを以てなり）——鄒澍『本経疏証』
　　患者が服薬の後、心胸の煩懣がますます甚しくなったのは、元来その薬の中に生南星（生の天南星）、生半夏などが入っていたからである。

「蓋」を文頭に用いると、往々にして語気を緩やかにして、音の調子を整える働きをする。具体的な意味はない。習慣上これを発語辞（また発語助詞）と呼ぶ。

●蓋正骨者、須心明手巧、既知其病情、復善用夫手法、然後治自多効、
　（蓋し正骨する者は、須らく心明らかに手巧みに、既に其の病情を知り、復た善く夫の手法を用いるべし。然る後に治すれば自ら多く効あり）——呉謙ら『医宗金鑑』正骨心法要旨・手法総論

　　正骨医は、必ず心を明らかに手を巧みにして、病情を理解した上で正骨の手法の運用に長じなければならない。そうすれば治療は当然ながら良い効果をあげられる。

[10]「乃（廼）」の用法

1　「そのうち」「やがて」と訳すことができる。

●汗出見湿、乃生痤痱、
　（汗出でて湿に見えば、乃ち痤痱を生ず）——『素問』生気通天論篇

　　汗が出た後に湿邪に侵されると、やがて小さい腫れ物やあせもができる。

●飲食自倍、腸胃乃傷、
　（飲食自し倍せば、腸胃乃ち傷る）——『素問』痺論篇[17]

　　飲食が倍加すれば、腸胃はそのうちそこなわれる。

2　「やっと」と訳すことができる。

●二十余日稍作強糜食之、百日後乃可進飲耳、
　（二十余日稍く強き糜を作り之を食せしめ、百日の後乃ち飲を進むべきのみ）——巣元方『諸病源候論』巻36金瘡腸断候

　　腸の縫合手術の後は、20日たったらやや濃いめの粥を病人に食べさせてもよい。100日後、やっと一般の飲食物を口にすることができる。

●永楽初、以年老乞骸骨、奏四上、乃許、
　（永楽の初め、年老ゆるを以て骸骨を乞い、奏すること四たび上りて、乃ち許さる）
　——『明史』戴思恭伝

　　永楽の初めの頃、戴思恭は高齢を理由に辞職を願ったが、奏上が四度に及んで、やっと許可された。封建時代、役人が老齢のため自ら辞職を請うことを「骸骨を乞う」と称した。

---

[17] 原書は「李杲『蘭室秘蔵』」に作り、確かにその「飲食所傷論」に見えるが、もとより『素問』からの引用文なので書名を差し替えた。

③ 「あろうことか」「意外にも」と訳すことができる。

◉凡医咸言背及匈蔵之間不可妄鍼、鍼之不過四分、而阿鍼背一二寸、巨闕匈蔵乃五六寸、而病皆癒、

（凡そ医は咸く言う、背 及び匈蔵の間は妄りに鍼すべからず、之に鍼するとも四分を過ぎず、と。而るに阿は背に鍼すること一二寸、巨闕・匈蔵は乃ち五六寸、而して病皆な癒ゆ）——『後漢書』華佗伝

医者は誰もが言う、「背中や胸はむやみに鍼してはならない、もし刺したとしても4分を超えてはいけない」と。しかし、樊阿（華佗の弟子）が背中を刺す時は1、2寸、胸部と巨闕を刺す時はなんと5、6寸に達し、それで病はみな癒える。「癒」は病が癒えること。

◉医者不致詳慎、或乃虚者下之、実者益之、

（医者 詳慎を致さず、或いは乃ち虚する者之を下し、実する者之を益す）——董汲『小児斑疹備急方』自序

診断が詳細・慎重でなく、なんと虚証に下法を施したり、実証に補法を施したりする医者がいる。

④ 「かえって」と訳すことができる。

◉既已受病、而為父母者、不思所以得病之由、却病之理、乃反疑鬼疑神、師巫祈祷、

（既已に病を受くるに、而ら父母為る者は、病を得るの由と病を却くるの理の所以を思わず。乃ち反って鬼を疑い神を疑い、巫に師いて祈祷す）——熊応雄『小児推拿広意』総論

子どもが病気になっているのに、あなた方は父母として病気の原因や病気を除く方法を考えようともせず、かえって鬼神の祟りだと思い、祈祷師を探してお祓いをしようとする。

◉不死於病、乃死於医、

（病に死せず、乃ち医に死す）——呉有性『温疫論』自序

病人が病気で死ぬのではなく、かえって医者の誤治によって死ぬ。

⑤ 「ただ」「わずかに」と訳すことができる。

◉所服者、乃雲母膏為丸爾、

（服する所の者は、乃ち雲母膏を丸と為すのみ）——張杲『医説』巻6雲母膏愈腸癰

服用した薬はただ雲母膏を丸薬にしただけのものです。

◉今乃集前人已効之方、応今人無限之病、何異刻舟求剣、

（今乃ち前人の已に効あるの方を集め、今人の無限の病に応ぜんとするは、何ぞ舟に刻

み剣を求むるに異ならんや）──朱震亨『局方発揮』

　もしもただ昔の人に効果があったという処方を集めただけで、今の人の変化極まりない疾病に対処しようとするなら、これは舟べりに印をつけて落とした剣をさがそうとした人と異なるところがないではないか（「刻舟求剣」は古法に拘泥して融通がきかない喩え）。

6　判断文に用いて、兼ねて繋詞「是」の働きをする。「つまりは」「～である」「～なのだ」と訳すことができる。

●君知脈大為熱、不知大而無力、廼虚寒也、
（君 脈大は熱と為すを知るも、大にして力無きは廼ち虚寒なるを知らざるなり）
──孫一奎『孫氏医案』新都治験

　あなたは脈状が大なのが熱証であることを知っているだけで、脈状が大で力がないのが虚寒証であることは知らない。

●五倍子、宋開宝本草収入草部、雖知生於膚木之上、而不知其乃虫所造也、
（五倍子、宋の開宝本草は草部に収入す。膚木(ふぼく)の上に生ずるを知ると雖も、而れども其れ乃ち虫の造る所を知らざるなり）──李時珍『本草綱目』巻39五倍子

　五倍子を、宋代の『開宝本草』は草部に収めている。膚木（ぬるで）の木に生じることは知っていたが、それが虫の造った巣であることは知らなかった。

「無乃」「毋乃」

　「無乃」「毋乃」と連用して婉曲の語気を表し、「おそらくは～だろう」「おおむね」「いささか～だ」という意味に相当する。

●今吾子致疑於局方、無乃失之謬妄乎、
（今 吾子の疑いを局方に致すは、乃ち之を謬妄に失すること無からんや）──朱震亨『局方発揮』

　今、あなたは『太平恵民和剤局方』に対して疑問を投げかけているが、いささか傲慢にすぎるのではなかろうか。

●毋乃太無分別乎、
（乃ち太(はなは)だ分別無きこと毋(な)からんや）──王士雄『温熱経緯』葉　香岩外感温熱篇(しょうきょうがん)

　あまりにも区別がなさすぎると言わざるを得ないだろう。

[11]「庶」の用法

「庶」は希望を表し、あるいは上の文の目的を表すことができる。「もしかしたら～かもしれない」「幸いにも」「あるいは」「およそ」「ひょっとしたら」と訳すことができる。時には「庶幾」「庶乎」のように連用される。

●問者不覚煩、病者不知厭、庶可悉其本末之因而治無誤也、
（問う者は煩を覚えず、病む者は厭を知らざれば、その本末の因を悉(つ)くして治に誤り無かるべきに庶(ちか)からん）――張介賓『類経』論治類17

医者が問診を面倒がらず、患者が回答するのを鬱陶しく思わなければ、病因、病状の過程を了解できて治療に誤りが生じないかもしれない。

●今余著此汗下吐三法之詮、庶幾来者有所憑藉耳、
（今 余は此の汗下吐の三法の詮を著す。来者の憑藉(ひょうしゃ)する所有るを庶幾(こいねが)うのみ）――張従正『儒門事親』汗下吐三法該尽治病詮

今、私はこの汗下吐の3法の論を著したが、もしかしたらこれから後の医学を学ぼうとする人の臨床の憑藉（拠りどころ）となるかもしれない。

[12]「誠」の用法

1 「じつに」「たしかに」「まことに」と訳すことができる。

●子之獲是薬幾神乎、誠難遭已、
（子の是の薬を獲たるは幾(ほとん)ど神なるかな、誠に遭い難きのみ）――劉禹錫「鑑薬」

あなたが手に入れたこの薬はなんとすばらしいのだろう。本当に、めぐり合うのは難しいものです。

●是則手法者、誠正骨之首務哉、
（是れ則ち手法なる者は、誠に正骨の首務なるかな）――呉謙ら『医宗金鑑』正骨心法要旨・手法総論

これによって見れば、正骨の手法というものは確かに正骨の第一に大事なことだなあ。

2 「もし～なら」「本当に～ならば」と訳すことができる。

●誠能窮原療疾、各得其法、万挙万全之功、
（誠に能く原を窮めて疾を療すれば、各おの其の法を得て、万挙して万全するの功あらん）――朱震亨『丹渓心法』治病必求於本

本当に病源を突きとめて症状の治療をするならば、それぞれの適切な治療法で、万全の治療効果を得ることができる。

●医誠芸也、方誠善也、用之中節也、而薬或非良、奈何哉、
　（医 誠に芸ならば、方 誠に善ならば、之を用いて節に中るなり。而るに薬 或いは良に非ざれば、奈何せん）——沈括『良方』自序
　医者の技術がかりに非常に高く、処方もかりに周到であるならば、用法は適切である。しかし、薬物の品質が悪かったら、どうすればよいのだろうか。

[13]「信」の用法

　「誠」と用法がほぼ同じ副詞に「信」があり、真実を表す。「確実に」と訳すことができる。仮定文で用いられる場合は、仮定の語気を含み、「本当に〜ならば」と訳すことができる。

●以子治難産、催生下胎、則信有之、
　（子〔車前子〕を以て難産を治し、生を催し胎を下すは、則ち信に之有り）——汪昂『医林纂要探源』車前子
　車前子を用いて難産を治療し、出産をうながすこと、これは確かに有効である。

●若妻信病、賜小豆四十斛、寛仮限日、
　（若し妻 信に病まば、小豆四十斛を賜い、仮の限日を寛めよ）——『三国志』華佗伝
　もしも華佗の妻が本当に病気であったなら、彼に40斛の小豆を下賜して、仮（休暇）の期限を延ばしてやれ。

[14]「良」の用法

1　「たしかに」「本当に」と訳すことができる。

●良有以也、
　（良に以有るなり）——王叔和『脈経』自序
　確かにわけのあることである。「以」は原因・理由。

●以次第餌之、半月良愈、
　（次第を以て之に餌すれば、半月にして良に愈ゆ）——唐慎微『経史証類備急本草』宇文虚中跋
　唐慎微が書いた3つの処方の順に服用すると、半月後には本当に病気が治った。

2　程度を表す。「とても」「非常に」と訳すことができる。

●以生烏頭末傅瘡口、良久有黄水出、立愈、
　（生烏頭末を以て瘡口に傅せば、良久しくして黄水の出づること有り、立に愈えん）
　——沈括『霊苑方』[18]
　生烏頭の粉末をできものの傷口の上に塗ると、相当に時間がたってから黄色い水が流れ出て、できものはすぐに治癒する。

●愈寒其腎、益速其斃、良可悲哉、
　（愈いよ其の腎を寒やし、益ます其の斃を速くは、良に悲しむべきかな）——趙献可『医貫』巻1五行論
　寒薬を用いて腎寒をさらにひどい状態にして、病人の死亡をますます速めるとは、なんともはや悲しむべきことである。

[15]「非」の用法

「非」は通常は否定副詞として用いられる。

1　「～ではない」「～しない」と訳すことができる。

●如此而責薬之不効者、非薬之罪也、
　（此の如くにして薬の効かざるを責むるは、薬の罪に非ざるなり）——沈括『良方』自序
　こうであるのに、ひたすら薬が効かないことを責めるが、実際には薬の過ちではないのである。

●若犯食復、為害非浅、
　（若し食を犯せば復し、害を為すこと浅きに非ず）——張介賓『類経』疾病類42
　もし飲食の不摂生により病がぶり返すと、その害は浅からぬものだ。

2　「非」と他の字との連用。「非徒」「非獨」「非維」「非直」は、いずれも「ただ～ばかりではなく」「～にとどまらない」と訳すことができる。

●投湯不当、非徒無益、而又害之也、
　（湯を投ずること当たらざれば、徒だ益無きのみに非ずして、而して又た之を害するなり）——王好古『湯液本草』
　薬の用い方が不適当であれば、ただ無益なだけでなく、かえって害がある。

18）佚書。李時珍『本草綱目』に引用文が見える。

●太陽、太陰、厥陰亦主多血、非独陽明、

　（太陽、太陰、厥陰も亦た多血を主る。独り陽明のみに非ず）――張志聡『侶山堂類弁』弁血

　太陽経も太陰経も厥陰経もみな多血を主る。単に陽明経だけが多血を主るわけではない。

●服之不得其法、則非特無功、而反有害、

　（之を服するに其の法を得ざれば、則ち特に功無きのみに非ず、而も反って害有り）
　――徐大椿『医学源流論』服薬法論

　薬の服用法を間違えると、効果がないだけでなく、かえって害がある。

[16]「弗・未・母・勿」の用法

　古代漢語における否定副詞は現代漢語の場合より複雑で数が多く、「非」の他にも「弗」「未」「母」「勿」「莫」「無」がしばしば用いられる。

1　「弗」は「不」と同じ意味であるが、上古漢語では「弗」が他動詞の前に用いられると、目的語は省略される。「不～之」に相当する。

●弗治、肺即伝而行之肝、

　（治せざれば、肺は即ち伝えて之を肝に行る）――『素問』玉機真蔵論篇

　すぐ治療しないと、病気は肺から肝に伝わる。「弗治」は即ち「弗治之」であり、「之」は疾病を指す。

2　「未」は「ない」「かつて～したことがない」「まだない」「～しない」と訳すことができる。

●凡病後脾胃気虚、未能消化飲食、

　（凡そ病後は脾胃の気虚し、未だ飲食を消化する能わず）――張介賓『類経』疾病類42

　およそ病後には脾胃が往々にして虚弱になるから、まだ十分に飲食物を消化できないものである。

3　「未」は「未嘗」と連用すれば「ない」ことが強調され、「今まで～したことがない」「これまで～したことがない」と訳すことができる。。

●然予亦未嘗以此三法、遂棄衆法、

　（然れども予も亦た未だ嘗て此の三法を以て遂に衆法を棄てず）――張従正『儒門事親』汗下吐三法該尽治病詮

　しかし私も、この汗・吐・下の3法を用いるからといって、これまでその他の治療法

を放棄したことはない。

4　「毋」「勿」は一般に命令、禁止あるいは願望を表すのに用いられる。「〜してはいけない」「〜するな」と訳すことができる。

●覧者幸毋訝云、
　（覧る者は　幸くは訝かる毋かれと云う）──胡文煥『霊枢経心得』自序
　　読者には驚かないでいただきたい[19]。

●但令静、勿妄動也、
　（但だ静ならしむのみ。妄りに動かす勿れ）──呉瑭『温病条弁』下焦篇第19条
　　ただ患者を安静にするべきで、むやみに彼を動かしてはいけない。

「無」と「莫」は前述したので省略する。

[17]「相」の用法

副詞

1　「かれこれ」「互いに」の意味で、現代漢語と同じである。

●両虚相得、乃客其形、
　（両虚相い得て、乃ち其の形に客す）──『霊枢』百病始生篇
　　天の虚邪と人体の正気の虚弱という2つの虚が互いに結合して、病邪は外部から侵入する。

●養正去邪相兼済而治之、
　（正を養い邪を去り、相い兼ねて済いて之を治す）──王好古『此事難知』三法五治論
　　正気を養い助けることと病邪を取り除くことの両者を相互に配合して治療する。

2　次々と続いて起こることを表す。

●復慮後世業医受禍相沿、又不知幾千百年、
　（復た後世の業医の禍を受け相い沿い、又た知らざること幾千百年なるを慮る）
　　──王清任『医林改錯』医林改錯臓腑記叙
　　また後の医学を学ぶものが、臓腑を知らないために害を受け、それを代々踏襲し、ま

---

19)「云」は文を結ぶ語気助詞で、「〜という」と訓読するが、「言った」という意味はない。

たどれほど続くことかと考えた。

代称用法

□ 「相」が他動詞の前にある場合は、一人称・二人称・三人称の目的語の代わりをする。「わたし」「あなた」「かれ」と訳すことができる。

◉相成之徳、謂孰非後進之吾師云、
　（相い成すの徳、孰か後進の吾が師に非ずと謂わんと云う）──張介賓『類経』自序
　　私が成功するのを補助してくれた恩徳あるというのに、だれが後進だからといって私の先生ではないなどと言えようか。「相成」は即ち「成我」。

◉二百味花草膏世上方書所未有、豈易遽弁、君直相戯爾、
　（二百味花草膏は世上の方書に未だ有ざる所、豈遽に弁じ易からんや、君直に相い戯むるのみか）──張杲『医説』巻4治眼二百味花草膏
　　二百味花草膏などというものは、あらゆる処方書をみても載っていない。いったいどこを捜せばあるというのか。あなたは私をからかっているだけだろう。「相戯」は「私を玩弄する」の意。

◉李防禦語之曰、儻以伝我、此諸物為銀百両、皆以相贈不吝、
　（李防禦 之に語りて曰く、儻し以て我に伝えれば、此の諸物を銀百両と為し、皆以て相い贈りても吝しまず、と）──張杲『医説』巻4治痰嗽
　　李医官は薬売りに言う、「もしこの処方を私に伝授してくれたら、これらのものに銀100両の値をつけて少しも惜しまずあなたに贈ろう」と。

◉数謂余言、従我当相授、
　（数しば余に謂いて言わく、我に従え、当に相い授くべし、と）──劉跂『銭仲陽伝』
　　銭乙は何度となく私に言った、「私について学べ。気象観察の知識をあなたに伝えよう」と。

◉以患難相告者、傾橐拯之、
　（患難を以て相い告ぐる者には、橐を傾けて之を拯う）──沈徳潜『葉香岩伝』
　　患難（苦しみ）を彼に訴える人がいると、葉桂（字は天士）は全力を傾注してその人を助けた。

◉或強弁相欺、或危言相恐、
　（或るひとは強弁して相い欺き、或るひとは危言して相い恐す）──李中梓『医宗必読』不失人情論

ある医者はへりくつを並べて患者を欺き、ある医者はおおげさに危険だと言って患者をおどかす。「相欺」「相恐」の「相」は患者で、彼をだまし、彼をおどすこと。

古代漢語では副詞は虚詞の中でも最大の部類である。また、副詞が表す意味も多方面にわたっていて、1つの副詞が1つの意味を表すにとどまらない。したがって、中国医学古典を読むにあたっては注意して弁別しなければならない。

3．前置詞

前置詞には仲介する働きがあり、一般に名詞・代名詞を動詞・形容詞に仲介し、その場所・時間・原因・方式などを表す。古代漢語の前置詞は現代漢語よりも普遍的で、用法も融通性に富んでいる。ここでは最も常用される「以」「於」「為」「与」の用法を紹介する。

［1］「以」の用法

「以」の用法は割合に複雑で、主として前置詞として用いられるが、接続詞としても用いられる。

前置詞

1　用いる工具あるいは対象を表す。「～を用いて」「～によって」「～で」「～を」と訳すことができる。これが最も基本的な用法であり、これ以外の用法も概ねこれと何らかの関連がある。

●以此参伍、決死生之分、
　　（此を以て参伍し、死生の分を決す）──『素問』脈要精微論篇
　　　これらの情況を互いに照らし合わせて、死と生の別を判断する。

●病在陽、応以汗解之、
　　（病 陽に在れば、応に汗を以て之を解くべし）──『傷寒論』弁太陽病脈症并治下
　　　太陽の表証は発汗法を用いて治療すべきである。

2　動作の発生の原因を表す。「～のために」「～なので」と訳すことができる。

●君侯之疾以憂得之、
　　（君侯〔諸侯の尊称〕の疾は憂いを以て之を得たり）──方孝孺『遜志斎集』原医

　　　　あなたの病気は心配事が原因で引き起こされたものです。

●又不得以彼富貴、処以珍貴之薬、令彼難求、
　（又た彼の富貴を以て、処するに珍貴の薬を以てし、彼をして求め難(かた)からしむるを得ざれ）——孫思邈(そんしばく)『千金方』序例・大医精誠
　　医者がもう１つ注意すべきことは、病人に金持ちだからといって、珍貴な薬物を処方して、入手を困難にしてはならないことである。

[3] 動作発生の拠り所を表す。「〜に照らして」「〜に基づいて」と訳すことができる。

●以脈言之、肝経受邪、非心病也、
　（脈を以て之を言えば、肝経 邪を受く、心病に非ざるなり）——許叔微『普済本事方』巻1
　　脈状に照らしてみれば、これは肝経に病があって、心の病ではない。

●百病根源、各以類例相従、
　（百病の根源は、各おの類例を以て相い従う）——王叔和『脈経』自序
　　各種の疾病の根源は、すべて類例によって配列される。

[4] ことを論じる標準を表す。「〜に照らして論ずる」「〜によって論ずる」と訳すことができる。

●以律天時、則春夏刺浅、秋冬刺深也、以取諸人、肥則刺深、瘠則刺浅也、
　（以て天時に律(のっと)れば、即ち春夏は浅きを刺し、秋冬は深きを刺すなり。以て諸(これ)を人に取れば、肥なれば則ち深きを刺し、瘠(せき)なれば則ち浅きを刺すなり）——楊継洲『鍼灸大成』巻3 諸家得失策
　　鍼刺の深浅は、天の時に照らして論ずれば、春夏は浅く刺し、秋冬は深く刺す。もし人体の肥痩を根拠にして論ずれば、太ったものは深く刺し、痩せたものは浅く刺す。

●気分、血分之病、以積塊言之、腹中或上或下、是気分也、一定不移、是血分也、以病風言之、移動不常者、気分也、著而不走者、血分也、
　（気分、血分の病、積塊を以て之を言えば、腹中に或いは上り或いは下るは、是れ気分なり。一定して移らざるは、是れ血分なり。病風を以て之を言えば、移動して常ならざる者は、気分なり。著(ちゃく)して走らざる者は、血分なり）——徐春甫『古今医統大全』巻7附録
　　気分の病、血分の病の区別は、積塊の面から論ずれば、腹中にあって時に上下するものは、気分の病である。積塊が一定の位置にあって移動しないものは、血分の病である。風邪による病の面からみれば、症状が移動して定まった位置にないのは、気分の病である。もし一定の部位に停留して動かなければ、血分の病である。

5　動作が発生する時間を表し、「於」に相当する。「〜のときに」と訳すことができる。

●診法如何、診法常以平旦、

　（診法は如何。診法は常に平旦を以てす）――『素問』脈要精微論篇

　　脈を診る方法はどのようにするのか。脈を診るのに最も適するのは早朝の時間である。

●〔癱瘓〕以春夏得之難治、

　（春夏を以て之を得れば治し難し）――張鋭『鶏峰普済方』癱瘓

　　癱瘓(たんたん)の病（両側の手足が麻痺する疾患）は、春夏の時期に得たものは難治である。

接続詞

1　2つの並列された形容詞あるいは形容詞性フレーズをつなぐ。「そのうえ」「また」と訳すことができる。

●色沢以浮、謂之易已、

　（色沢(うるわ)しく以て浮(あで)かなれば、之を已(い)え易しと謂う）――『素問』玉機真蔵論篇

　　顔色に潤いがあり鮮やかであれば、病は容易に治癒する。「已」は病が癒えること。

●内経其言深而要、其旨邃以宏、

　（内経、其の言は深にして要、その旨は邃(すい)以て宏なり）――龔廷賢(きょうていけん)『寿世保元』巻1医説

　　『内経』は、その論述は本質をついてまた要領を得ており、その意義は深遠でまた宏大である。

2　2つの動詞あるいは動詞性フレーズをつなぎ、動作の目的あるいは結果を表す。「〜するために」「使用して〜する」「〜という結果となる」にあたるが、訳出しなくともよい。

●宜一味黄芩湯、以瀉肺経気分之火、

　（一味黄芩湯に宜(よろ)し、以て肺経気分の火を瀉す）――李時珍『本草綱目』巻13黄芩

　　気分の熱病には、黄芩湯を用いるのがよい。それによって肺経の気分の熱を瀉す。

●是故兵之設也以除暴、薬之設也以攻疾、

　（是の故に兵を之設くるや以て暴を除き、薬を之設くるや以て疾を攻む）――徐大椿『医学源流論』用薬如用兵論

　　したがって、兵力を設置して暴力を一掃し、薬物を備え置いて疾病を治療する。

　　以上の2例の「以」は目的を表している。

●欲与衆商権、恐転生掣肘、以誤其病、
　（衆と商権（しょうかく）せんと欲するも、転（かえ）って掣肘を生じて、以て其の病を誤るを恐る）——周鑨（こう）『王氏医案』巻2
　　私はいろんな医者と治法を相談したいとは思うが、また彼らにはばまれて病の治療を誤ることになるのではないかと恐れる。「掣肘」は、肘をしっかり引っ張ることで、他人の仕事を妨害することの比喩である。

●不量其人、不量其証、以誤人者、
　（其の人を量らず、其の証を量らざれば、以て人を誤る者なり）——程国彭（ていこくほう）『医学心悟』医門八法・論清法
　　病を治療するのに病人の体質と病症の情況に拠らなければ、結果としていずれにせよ人を傷つけることになる。

　以上の2例の「以」は結果を表している。

3　2つの動詞あるいは動詞性フレーズをつなぎ、時間上の前後を表す。「～するとすぐに」「すなわち」と訳すことができる。

●予受薬以餌、
　（予は薬を受けて以て餌（の）む）——劉禹錫「鑑薬」
　　私は薬を受け取ってすぐに服用した。

●歳月既淹、襲以成弊、
　（歳月既に淹（ひさ）しく、襲（おそ）いて以て弊を成す）——王冰『素問』序
　　『内経』は長い年月を経ているので、転々と受け継がれて多くの誤りを生じている。

4　文と文をつなぎ、原因を表す。「～なので」と訳すことができる。

●腸胃為市、以其無物不有、
　（腸胃を市と為すは、其の物として有ざる無きを以てなり）——朱震亨『丹渓心法』論倒倉法
　　腸胃は市場であるというのは、そこにはどんな物でもあるからである。

●小児之病、古人謂之唖科、以其言語不能通、
　（小児の病、古人之を唖科と謂う。其の言語通ずる能わざるを以てなり）——張介賓『景岳全書』小児則総論
　　小児科の疾病を、昔の人が「唖科」と称したのは、小児は言葉で病情を表現できないからである。

「以」と他の字の連用

1 「以為」「以〜為〜」。「以」を動詞とすれば、「〜と考える」と訳すことができる。「以」を前置詞、「為」を動詞とすれば、「〜を〜とみなす」「〜を〜とする」と訳すことができる。

●有一郡守病、佗以為其人盛怒則差、

（一郡守有り、病む。佗 以為(おも)えらく其の人 盛怒すれば則ち差(い)ゆ、と）——『三国志』華佗伝

ある郡守が病気になった。華佗は彼がひとしきり激怒すれば病が治ると判断した。「差」は病が癒えること。

●故天下尽以扁鵲為能生死人、

（故に天下は尽(ことごと)く扁鵲を以て能く死人を生かすと為す）——『史記』扁鵲倉公列伝

それゆえ天下の人はみな扁鵲の医術は死人を生き返らすことができると考えた。

●豈可以薬石為補哉、

（豈に薬石を以て補と為すべけんや）——張従正『儒門事親』汗下吐三法該尽治病詮

どうして薬物が体を補益するものとみなせようか。

●石膏大寒、寒能勝熱、故以為君、

（石膏は大寒、寒は能く熱に勝つ、故に以て君と為す）——柯韻伯(かいんはく)『傷寒論注』巻3白虎湯証

石膏は大寒であり、寒は熱を退けることができるから、白虎湯ではそれを主薬とする。「以為君」は「以之為君」であって、「以」の後に目的語が略されて、「以為」の構文となっている。

2 「有以」と「無以」「〜を用いてできる何かがある・ない」という意味で、「〜できる方法がある・ない」「〜の方法がある・ない」と訳すことができる。

●非有以治其外、疾未易為也、

（其の外を治する以(すべ)有るに非ざれば、疾(やまい)は未だ為(おさ)め易からざるなり）——方孝孺『遜志斎集』指喩

外治の方法でない限り、この病は容易には治療できないだろう。

●故治病不求其本、無以去深蔵之大患、

（故に病を治するに其の本を求めざれば、以て深く蔵(かく)るるの大患を去ること無し）
——劉完素『素問病機気宜保命集』病機論

よって病を治療するのにその根源を探求しなければ、奥に潜んでいる大病を除くことはできない。

●無陽則陰無以生、無陰則陽無以化、

（陽 無くんば則ち陰 生ずる以無く、陰 無くんば則ち陽は化する以無し）——李中梓『医宗必読』水火陰陽論

　　陽気がなければ陰血には生成しようがなく、同様に、陰血がなければ陽気にも化生する手だてがない。

［２］「於（于）」の用法

　「於」は純粋な前置詞であり、その用例はきわめて広汎である。

1　動作の場所・時間・対象を引き出す。これが最もよく見られる用法である。

1－1　動作が発生した地点・時間・位置を示す。「～に」「～で」と訳すことができる。

●青黏生於豊、沛、彭城及朝歌間、
　　（青黏は豊・沛・彭城 及び朝歌の間に生ず）——『後漢書』華佗伝

　　青黏は豊県（陝西省）、沛県（安徽省）、彭城（江蘇省）および朝歌（河南省）などに産する。「於」は地点を表している。

●東風生於春、南風生於夏、
　　（東風は春に生じ、南風は夏に生ず）——『素問』金匱真言論篇

　　東の風は春に発生し、南の風は夏に発生する。「於」は時間を表している。

●気色之現於面者、未嘗不可望而知也、
　　（気色の面に現るる者は、未だ嘗て望みて知るべからざるにあらざるなり）——李文栄『知医必弁』論診病須知四診

　　顔に現れた気色はこれまで望診によって把握できなかったわけではない。「於」は位置を表している。

1－2　動作の始まりを示す。「～より」「～から」と訳すことができる。

●瘧之始発也、先起於毫毛、
　　（瘧の始めて発こるや、先ず毫毛より起こる）——『素問』瘧論篇

　　瘧病の発作は、まず毫毛の証候から始まる。

●方之有解、始於陳無択、
　　（方の解有るは、陳無択より始まる）——汪昂『医方集解』自序

　　医方に注解があるのは、宋代の陳無択の時から始まった。

1－3　おもむく先を示す。「～に」「～まで」と訳すことができる。

●五蔵六府、寒熱相移者何、腎移寒於脾、脾移寒於肝、

（五蔵六府、寒熱相い移る者は何ぞや。腎は寒を脾に移し、脾は寒を肝に移す）
——『素問』気厥論篇

五臓六腑の寒熱が相互に転移するのはどのようであるか。腎は寒を脾に移し、脾は寒を肝に移す。

●既長遊於四方、

（既に長じて四方に遊ぶ）——繆希雍『神農本草経疏』論五運六気之謬

私は大きくなった後に各地に遊学した。

1－4　動作の対象を示す。「～に向かって」「～に対して」「～へ」と訳すことができる。

●昔欧陽子暴利幾絶、乞薬於牛医、

（昔 欧陽子は暴利して幾ど絶せんとし、薬を牛医に乞う）——趙学敏『串雅』自序

むかし欧陽修は急激な下痢を患い危険な状態に陥り、牛医に薬を求めた。牛医はもともと獣医を指すが、ここでは広く走方医を指す[20]。

●各為一篇、独於太陽、分而為三、

（おのおの一篇と為すも、独り太陽に於いては、分かちて三と為す）——方有執『傷寒論条弁』後序

王叔和は『傷寒論』を整理・編纂するにあたって、その他の各経はそれぞれ1篇としたが、ただ太陽経の病証治療だけは3篇に分けた。

●尽啓其秘、而公之於人、

（尽く其の秘を啓き、而して之を人に公にす）——張介賓『類経』自序

わたしは『内経』の深奥で難解なところをすべて明らかにし、これを人々に公開する。

2　比較の対象を導く。「～と比べて」と訳すことができる。

●人之欲酸者、無過於醋矣、

（人の酸を欲する者は、醋より過ぎたるは無し）——沈括『良方』自序

人が食べたいと思う酸味のもので、醋（酢）よりもさらに酸っぱいものはない。

20）走方医は、走方郎中、草沢医ともいう。各地を遍歴し、売薬や医療で生活の糧を得ていたひと。杖につけた串鈴を鳴らして歩いたので鈴医ともいう。走方医の医術や経験を集めたので『串雅』と名付けられた。

●実不知雑気為病、更多於六気、

（実に雑気の病を為すこと、更に六気より多きを知らず）——呉有性『温疫論』雑気論

　　実は雑気で引き起こされる病の方が、六気が原因の病よりさらに多いことを知らないのである。

3　行為の主動者を示す（受身の文において）。「～される」と訳すことができる。

●春傷於風、邪気留連、乃為洞泄。夏傷於暑、秋為痎瘧、

（春に風に傷（やぶ）らるれば、邪気留連して、乃ち洞泄と為る。夏に暑に傷らるれば、秋に痎瘧と為る）——『素問』生気通天論篇

　　春に風邪に侵されると、邪気が留まって去らず、やがて変じて洞泄の病となる。夏に暑邪に侵されると、秋に痎瘧の病となる。

●未有久苦於病而元気不傷者、

（未だ久しく病に苦しみて元気の傷（そこ）なわれざる者有らず）——何夢瑶『医碥』虚実寒熱説

　　長期の病に苦しめられながらも元気がそこなわれない人など誰もいない。

4　動作の発生の原因を示す。「～によって」「～のために」と訳すことができる。

●余知百病生於気也、

（余は百病の気より生ずるを知るなり）——『素問』挙痛論篇

　　私は多くの病が気の影響により引き起こされることを知っている。

●其咎在於無定見、

（其の咎（とが）は定見無きに在り）——張介賓『景岳全書』伝忠録・論治篇

　　彼の誤りは治療に定見がないところから来ている。

[３]「為」の用法

　「為」はもともと動詞であるが、古代漢語にあってはしばしば前置詞として用いられる。

前置詞

1　動作の対象を示す。「～のために」「～に～してあげる」と訳すことができる。これが前置詞としての最もよく見られる用法である。

●為人治病、決死生、多験、

（人の為に病を治し、死生を決して、験 しるし多し）──『史記』扁鵲倉公列伝

淳于意（倉公）は、人のために診療し、死生を判断したが、いずれもとても効果があった。

◉吾為医家計、不可不備此外治一法、

（吾 医家の為に計るに、此の外治の一法を備えざるべからず）──呉師機『理瀹駢文』略言

私が医者のために考えるに、この外治の一法を学ばないわけにはいかないだろう。

2　動作発生の原因を示す。「～のために」と訳すことができる。

◉心肺有病、而鼻為之不利也、

（心肺に病有れば、而ち鼻は之が為に利せざるなり）──『素問』五蔵別論篇

心肺に病があると、鼻は往々にしてこれが原因で通じなくなる。

◉君以為未妥者、為石膏之性寒耳、

（君の以て未だ妥とせざると為す者は、石膏の性 寒なるが為のみ）──周鑣『王氏医案』巻2

あなたがこの処方を妥当でないと考えるのは、石膏の性が寒であるからにすぎない。

3　動作の目的を示す。「～のために」「～するように」と訳すことができる。

◉今余刻此図、……為願医林中人、……臨証有所遵循、

（今 余の此の図を刻するは、……医林中の人の……証に臨みて遵循する所有るを願わんが為にす）──王清任『医林改錯』医林改錯臓腑記叙

私がこの図を印刷しようとするのは、医療に従事する人が、治療に拠りどころがあるようにしたいからである。

◉我為朱先生来、豈責爾報耶、

（我は朱先生の為に来たる。豈に爾に報を責めんや）──『古今図書集成医部全録』巻510医術名流列伝・葛乾孫

私は朱震亨先生の為にやって来たのだ。どうしてあなた達に報酬を求めたりするものか。

4　動作の向かう先を示す。「～に向かって」「～に対して」と訳すことができる。常に「言」「道」などの動詞を伴う。

◉人或得異薬問之、必為言出生本末、物色、名貌、

（人 或いは異薬を得て之を問えば、必ず為に出生本末・物色・名貌を言う）──劉跂『銭仲陽伝』

誰かが珍しい薬物を手に入れて銭乙に問えば、彼は必ずその人に、その来歴・色・形・

生長などの各種の情況を詳細に説明する。「為言」は「為之言」の略で、「之」は異薬を得た人。

●況予所論之三法、識練日久、至精至熟、有得無失、所以敢為来者言也、
（況（いわん）や予の論ずる所の三法は、識練〔知識と訓練〕日に久しく、至って精（くわ）しく、至って熟（つまび）らかなり。得有りて失無し。所以（ゆえ）に敢えて来者の為に言うなり）——張従正『儒門事親』汗下吐三法該尽治病詮

なおさら私が論述する汗下吐の3法は、長期の実践を通して、既に完璧の域に達していて万全である。だからあえて後学のために言おうとするのである。

5　動作の主動者を示す。「〜に〜される」と訳すことができる。時には「為……所」の形式となる（受身を表す）。

●於是鋭意学医、既起亡妹於垂死、漸為人知、
（是に於いて鋭意　医を学び、既に亡妹を垂死（すいし）より起（た）たせ、漸く人に知らる）——王肯堂『証治準縄』自序

こうして私は一心に医学を学び、瀕死（垂死）の状態から今は亡き妹を救って以来、私の医術はしだいに人に知られるようになった。

●涪翁、甚為当代所重、
（涪翁（ふうおう）は、甚だ当代の重ずる所と為る）——『後漢書』方技略[21]

涪翁は、当時の人から大いに重んじられた。

動詞

　動詞「為」の基本的な意味は「なす（物事を実行する・ある状態を形成する）」であるが、用途が非常に広いので上下の文に沿ってふさわしい他の動詞に訳してよい。

●此無主之為害也、
（此れ主無きの害を為すなり）——李中梓『医宗必読』不失人情論

これは主体的な意見がないことから生じた害である。

●此証不可為矣、

---

21) 原書は『後漢書』方技略を出典とするが、おそらく張杲の『医説』から引用したものと思われる。涪翁の名は『後漢書』「郭玉伝」に見える。涪水（川の名）のほとりで釣りをしていたので涪翁と呼ばれ、姓名は不明。

（此の証は為すべからざるなり）——呉瑭『呉鞠通医案』腫脹

　　この病は治せない。

判断詞

▢　判断詞で、「〜である」と訳すことができる。

●目為肝竅、鼻為肺竅、耳為腎竅、

　（目は肝竅為り、鼻は肺竅為り、耳は腎竅為り）——李文栄『知医必弁』論診病須知四診

　　眼は肝臓の孔竅であり、鼻は肺臓の孔竅であり、耳は腎臓の孔竅である。

［4］「与」の用法

前置詞

▢　動作の対象を示す。「〜とともに」「〜と一緒に」と訳すことができる。「与」の後の目的語はしばしば省略される。

●暴厥者、不知与人言、

　（暴厥する者は、人と言うを知らず）——『素問』大奇論篇

　　暴厥の患者は、人事不省におちいって人と会話することができない。

●拘於鬼神者、不可与言至徳、

　（鬼神に拘わるる者は、与に至徳を言うべからず）——『素問』五蔵別論篇

　　鬼神を盲信している人、その人と医学の道理を話すことはできない。「与言至徳」は「与之言至徳」である。「之」は「拘於鬼神者」の代わりの目的語であり、ここでは省略されている。

接続詞

1　並列の関係を表す。「と」と訳すことができる。

●暑与湿原是二気、

　（暑と湿とは原 是れ二気なり）——王士雄『温熱経緯』葉香岩外感温熱篇

　　暑と湿とはもともと2種の気である。

●体質強盛与柔弱者有異也、

（体質に強盛と柔弱なる者の異有るなり）――張介賓『景岳全書』小児則総論

小児の体質には、頑丈なものと弱々しいものという区別がある。

> 動詞

□ 現代漢語と同じで「あたえる」と訳すことができる。

●随得随注、随以与人、
（随で得、随で注し、随で以て人に与う）――沈括『良方』自序

私はいかなる時も良方を得ればすぐに注釈し、随時それを人に使用した[22]。

4．接続詞

接続詞は単語・句あるいは文を連接するものであり、連接する各部分の間の並列・逆接・因果・仮定などの関係を表す。ここではよく使われる接続詞――「而」「則」「然」「雖」「且」「因」「苟」「若」の基本的な用法を紹介する。

［1］「而」の用法

> 接続詞

「而」は古代漢語においては主として接続詞となり、きわめて広汎に用いられる。単語（原注：動詞・形容詞）、フレーズ、節、さらには上下の文をも連接して、以下のようなさまざまな関係を表す。

1 順接を表す。「而」の前後両部分の意味は相い承けて接する関係にある。「～してはじめて」「～ならば」「すなわち」と訳すことができる。

●譬猶渇而穿井、闘而鋳錐、不亦晩乎、
（譬うるに、猶お渇して井を穿ち、闘いて錐〔鋭利な兵器〕を鋳るがごとし。亦た晩からずや）――『素問』四気調神大論篇

これは譬えてみれば、口が渇いてからやっと井戸を掘り、戦端を開いてからやっと武器を製造するようなもので、あまりにも遅すぎるのではないか。

---

[22]「随」は、たびごと、その機会ごとに。「随A随B」は「次から次へとAしBする」「Aしたかと思えばもうBする」という意味。

●吾故重其科、而独立為篇、
(吾 故に其の科を重んじ、而して独立して篇と為す)──沈金鰲『雑病源流犀燭』跌撲閃挫源流

　私はそれゆえ傷科（打撲・捻挫・骨折・切り傷などを診療する科）の診法を重視し、そこでこれを独立させて１篇とした。

2　逆接を表す。「而」の前後の２つの句の意味は相対したり相反したりして、逆接の意味をもつ。「かえって」「しかし」「けれども」と訳すことができる。

●何以知懐子之且生也、身有病而無邪脈也、
(何を以て懐子の且に生まれんとするを知るや。身に病 有れども邪脈 無ければなり)
──『素問』腹中論篇

　どのようにして婦人の懐妊して出産するを知るのか。彼女に生理停止という病の症状があるのに、病の脈状でないことから判断する。

●連進而病益甚、
(連進すれども病 益ます甚だし)──兪震『古今医案按』嘔吐

　ずっと服薬を続けたが、病気はさらに悪化した。

3　並列を表し、「而」は２つの意味が互いに近い並列の単語・句を連接する。「また〜もあれば〜もある」「かつ、その上」と訳すことができる。

●少陽中風、胸中満而煩者、不可吐下、吐下則悸而驚、
(少陽の中風、胸中満ちて煩する者は、吐下すべからず。吐下すれば則ち悸して驚す)
──『傷寒論』弁少陽病脈証并治

　少陽経が風邪を感受し、胸部が脹満し、かつまた煩を発するものには、吐下法を用いてはいけない。もし誤って吐下法を用いれば動悸と驚恐不安の病証を発生させてしまう。

●修而肥者飲剤豊、羸而弱者受薬減、
(修くして肥ゆる者は飲剤 豊かにし、羸て弱き者は受薬 減ず)──褚澄『褚氏遺書』除疾

　背が高くて太った患者には薬量を多くし、小柄でやせ衰えた患者には薬量を減らさなければならない。「而」は並列の関係も表すが、必ずしも訳出しなくてもよい。

④ 偏正関係を表し、「而」は連用修飾語と述語の間に用いられ、「而」の前の部分は「而」の後にある行為の目的・原因・方式・情態・時間などを表す。この「而」は「～して」と訳す時もあるが、一般的には訳しようがない。

●医門法律六巻、大旨為鍼砭庸医而作、

（医門法律六巻、大旨は庸医を鍼砭〔誤りや過失を指摘〕する為に作る）——黄凱鈞『友漁斎医話』古今医書大意

『医門法律』6巻は、その主旨としては凡庸な医者の誤りを指摘するために書かれた。「而」は目的を表している。

●挟宿食而病者、先除其食、

（宿食を挟みて病む者は、先ずその食を除く）——徐大椿『医学源流』用薬如用兵論

宿食の害による病人は、まず彼の食の滞りを取り除かなければならない。「而」は原因を表している。

●中庶子聞扁鵲言、目眩然而不瞬、舌撟然而不下、

（中庶子は扁鵲の言を聞き、目は眩然として瞬(まばた)かず、舌は撟然(きょうぜん)として下らず）——『史記』扁鵲倉公列伝

中庶子は扁鵲の話を聞き終わると、茫然としてまばたきもせず、舌は反り返り開いた口がふさがらなかった。「而」は情態を表している。中庶子が扁鵲の話を聞き、驚いて目を見開き口をぽかんと開けている様子を形容している。

●麻痺不仁及四肢腫痒拘攣、可汗而出之、風痰宿食、在膈或上脘、可涌而出之、……熱客下焦、可泄而出之、

（麻痺不仁 及び四肢の腫痒・拘攣は、汗して之を出だすべし。風痰・宿食の、膈 或いは上脘に在れば、涌(よう)〔上へ出〕して之を出だすべし。……熱 下焦に客すれば、泄して之を出だすべし）——張従正『儒門事親』汗下吐三法該尽治病詮

麻痺・不仁および四肢の腫れ・痒みや拘攣は、汗法を用いて邪を除くことができる。風痰・宿食が胸膈あるいは胃の上口にあるものは、吐法を用いて邪を除くことができる。……湿熱が下焦に停滞しているものは、下法を用いてこれを除くことができる。「而」は方式を表している。

⑤ 仮定を表し、「如」に通じる。「もし～なら」と訳すことができる。これは比較的特殊な用法である。

●病不能自言、受薬而死者、無所控訴、諺有之曰、蔵府而能言、医師色如土、

（病は自ら言う能わず、薬を受けて死する者は、控訴する所無し。諺に之有りて曰く、

蔵府 而し能く言わば、医師の色 土の如し、と）——方孝孺『遜志斎集』原医

病気は口が利けないので、誤治によって死んでも、訴えようがない。そこで諺にいう、「臓腑がもし口が利けたなら、医者は恐れて顔色が土のようになってしまうだろう」と。

●人而知乎此焉、則執簡可以御繁、

（人 而し此を知らば、則ち簡を執り以て繁を御すべし）——楊継洲『鍼灸大成』巻3頭不多灸策

人々がもしこの点を了解したら、要点をとらえて繁雑になるのを避けることができる。

「而」と他の字の連用

1　「而後」は「そのうえで」「そのあとではじめて」と訳すことができる。

●或傷腎臓之原、而後成虚脱、

（或るものは腎臓の原を傷り、而る後に虚脱と成る）——張志聡『侶山堂類弁』弁血

あるものは腎臓の根本が傷害をうけて、そのあとはじめて虚脱を生じる。

2　「而已」は「〜にすぎない」と訳すことができる。

●観此可知其軟堅之功、不但治血治瘡而已、

（此を観るに、其の堅を軟らぐるの功あり、但に血を治し瘡を治する而已にあらざるを知るべし）——李時珍『本草綱目』貫衆

これから貫衆という薬には、堅いものを軟らかくする働きがあって、単に血を治し瘡を治すの効果があるだけではないことがわかる。

3　「而今」は「今」「現在」と訳すことができる。

●香附子、陶氏不識、而今則盛行、

（香附子、陶氏は識らず。而今は則ち盛んに行わる）——李時珍『本草綱目』凡例

香附子は、陶弘景の時にはまだその効用が知られていなかったが、現在では広く用いられている。

その他、たとえば「已而・既而（まもなく・やがて）」「俄而（にわかに）」「始而（はじめに）」「継而（つづいて）」などと連用される。

人称代名詞

□　「爾」と同じで、二人称代名詞として用いられる。「あなた」「あなた方」と訳すことができる。

●而為父母者……師巫祈祷、此義理之甚謬者也、

（而（なんじ）ら父母為（た）る者……巫に師（したが）い祈祷す。此れ義理の甚だ謬る者なり）──熊応雄『小児推拿広意』総論

あなたがたは父母として、子供が病気になると祈祷師に懇願して祈祷させるが、これは大変でたらめなことである。

●血脈治也、而何怪、

（血脈　治まれり。而（なんじ）ら何をか怪む）──『史記』扁鵲倉公列伝

血脈は正常です。あなた方は何をそんなに騒ぎたてるのですか。

［２］「則」の用法

「則」は接続詞として、以下のようなさまざまな関係を表す。

１　順接し、２つの事柄の時間的な関係を表す。「～ならば」「～するとすぐ」と訳すことができる。これが「則」の基本的な用法である。

●嘔則逆、逆則面赤、

（嘔すれば則ち逆し、逆すれば則ち面赤し）──『素問』診要経終論篇

嘔吐すればすぐ気が上逆し、気が上逆すればすぐ顔色が赤くなる。

●漆之於人有触之則瘡爛者、

（漆の人に於いて、之に触れれば則ち瘡爛する者有り）──沈括『良方』自序

ひとによっては、漆に過敏で、ちょっと触れただけでたちまち瘡や爛れを生ずる。

２　文意を転じて逆接の関係を表す。「～だけれども」「かえって」と訳すことができる。

●過剤則反傷腸胃、

（剤を過ぐれば、則ち反って腸胃を傷（やぶ）る）──李杲（りこう）『蘭室秘蔵』飲食所傷論

服薬の量を過ごせば却って腸胃を損傷する。

●平地三月花者、深山中則四月花、

（平地に三月花さく者は、深山中には則ち四月花さく）――沈括『夢渓筆談』巻26薬議
　　　平原では三月に開花するものが、深山では四月になってやっと開花する。

3　仮定の関係を表す。上の文で条件を提出し、下の文で結果を表す。「もし〜ならば」「それなら」と訳すことができる。通常「如」「若」「使」などと呼応して用いられる。

●以長為短、以白為黒、如是則精衰矣、
　　（長を以て短と為し、白を以て黒と為す。是の如くんば則ち精衰えん）――『素問』脈要精微論篇
　　　長いものを短いとみなし、白いものを黒いとみなす。もしこのような情況が出現したら、精神はまさに衰退するでしょう。

●設手法再誤、則万難挽回矣、
　　（設し手法　再び誤らば、則ち万に挽回し難きなり）――呉謙ら『医宗金鑑』正骨要旨・手法総論
　　　もしも正骨の手法に再び誤りが生じたならば、危急の病勢を立て直すのはきわめて困難である。

4　時間を遡らせて、上文の情況が成立したときには、下文の情況は既に発生していたのであって、今になって気づいたにすぎないことを表す。この場合の「則」は「なんと〜だった」「もう〜になっていた」「とっくに」と訳すことができる。この用法は比較的特殊なものである。

●因往視之、則形勢倶劇、
　　（因りて往きて之を視るに、則ち形勢は倶に劇し）――張介賓『景岳全書』雑証謨・吐血下血新按
　　　そこで、行って病人を診察したが、すでに患者の病情・脈状はいずれも非常に危険な状態になっていた。

●慕容彦逢母病、召鋭於鄭、至則死矣、
　　（慕容彦逢の母病み、鋭を鄭に召すも、至るときは則ち死せり）――張杲『医説』巻2以医知名
　　　慕容彦逢の母親が病気になり、鄭州から張鋭を呼び寄せて治療させようとしたが、到着したときには病人は既に死亡していた。

●取所封開視之、則所録三方、
　　（封する所を取り開きて之を視れば、則ち録する所の三方あり）――唐慎微『経史証類備急本草』宇文虚中跋
　　　唐慎微が残した封（手紙）を開けてみると、なんと彼が記した風毒を治療する３つの処方であった。

［3］「然」の用法

> 接続詞

1 逆接を表す。「しかし」「けれども」と訳することができる。

● 若可按也、然按之則痛甚、

（按ずべきが若きなり。然れども之を按ずれば則ち痛み甚だし）——『聖済総録』治法・按摩
このような病情は按摩してもよいようだ。しかし按摩するとひどく痛む。

● 雑気為病最多、然挙世皆誤認為六気、

（雑気の病を為すこと最も多し。然れども世を挙げて皆な誤り認めて六気と為す）
——呉有性『温疫論』雑気論
雑気が病を引き起こすことが最も多い。しかし皆は誤って六気が原因であると考えている。

2 「然」と「而」の連用の「然而」は逆接を表す。古代漢語で「然而」と連用されるときは、「然」は上文をそのまま受けて「このように」の意味を表し、「而」が逆接の意を表すので、「このようであるが、しかし」の意となる。

● 升麻、世人慮其散気、不敢多用是也、然而亦有多用之時、如発斑之症也、

（升麻、世人は其の散気を慮（おもんぱか）りて、敢えて是を多用せざるなり。然り而（しこ）うして亦た多用の時有り、発斑の症の如きなり）——陳士鐸『本草新編』升麻
升麻は、一般には、その気を散ずる性質を心配して、あえて多用することはない。とはいうものの、また多用する場合もあり、発斑の病症のようなものがそれである。

● 王氏医道雖未及孫思邈、然而採取諸家之方、頗得其要者、

（王氏 医道は未だ孫思邈に及ばずと雖も、然り而うして諸家の方を採取して、頗（すこぶ）る其の要を得る者なり）——王燾『外台秘要方』孫兆序
王燾は医術の面では孫思邈に及ばないけれども、彼は各家の方書を採用してきわめてその要領を得ている。

3 「然」と「則」の連用の「然則」は、「然」で上文を緊密に承けて、「このようである」の意味になる。「則」で「それなら」「ならば」と示して、下文を引き出す。「そうである、それで」に相当する。「そうだとすれば」「これからわかることは」と訳すことができる。

● 然則声音不惟知所苦、而且可知生死矣、

（然らば則ち声音は惟（ただ）に苦しむ所を知るのみにあらず、而して且つ生死を知るべし）

――張介賓『類経』論治類8

これからわかることは、患者の声音を弁別すればどの臓に病があるかを知ることができるばかりでなく、その上彼の生死を判断することができるということである。

●下痢白者、必多有之、然則為熱明矣、
（下痢白き者は、必ず多く之有り。然らば則ち熱為（た）ること明らかなり）――劉完素『素問玄機原病式』吐下霍乱

下痢の色が白いものには、ほぼすべてこれらの症状がある。そうである以上、熱邪が白痢の原因であることは明らかである。

代名詞

1 「このようであること」「そのようであること」と訳すことができる。

●夫熱気慓悍、薬気亦然、二者相遇、恐内傷脾、
（夫れ熱気は慓悍（ひょうかん）にして、薬気も亦た然り。二者相い遇わば、恐らくは内に脾を傷らん）
――『素問』腹中論篇

熱気はそれ自身が慓悍であり、薬物の気味もまたそのようであるので、両者がぶつかりあったら、おそらくは脾気を損傷するであろう。

●喉痺、升麻剉含之、喉塞亦然、
（喉痺は、升麻剉（きざ）みて之を含む。喉塞も亦た然り）――葛洪『肘後方』

喉痺には、升麻を切片にして口に含んで治療する。喉塞の治療法もまたそのようにする。

2 他の人の話に同意することを表す。「正しい」「その通り」と訳すことができる。否定副詞「不」を加えれば、同意しないことを表す。

●呉子以為然、
（呉子 以為（おも）えらく、然り、と）――呉瑭『温病条弁』汪廷珍叙

呉君は私の話を正しいと判断した。

●将軍以為不然、
（将軍 以為えらく、然らず、と）――『三国志』華佗伝

将軍は華佗の言うことは間違っていると考えた。

> 接尾語

☐ 形容詞・動詞の後に用いて、ある種の様子を表す。必ずしも訳出しない。

●腎脹者、央央然腰髀痛、
　（腎脹なる者は、央央然として腰髀痛む）──『霊枢』脹論篇
　　腎脹の患者がひどく苦しむのは、腰と髀の痛みである。「央央然」は非常に倦み疲れ痛み苦しむさま。

●衮嘗念人之有疾苦、若己父母有之、汲汲然欲其瘥也、
　（衮　嘗に人の疾苦有れば、己が父母に之有るが若く念い、汲汲然として其の瘥を欲するなり）──王衮『博済方』自序
　　私（王衮）は人々に病があれば、それを私の父母に病があるのと同じように考え、切実に彼らの病ができるだけ早く全快することを望む。「汲汲然」とは、心情が切実で、努力して追い求めようとするさま。

　このほか「如〜然」「若〜然」は、「〜に似ている」「〜のようである」と訳すことができる。

●嘗聞人身之有府者、若府庫然、能盛貯諸物之名也、
　（嘗て聞く、人身の府有る者は、府庫の若く然り、能く諸物を盛貯するの名なり、と）──虞摶『医学正伝』医学或問
　　私はかつて聞いた、人体の腑は倉庫に似たようなもので、各種の物品を貯えるから名付けられたのだ、と。

●如服薬然、有一、二剤病愈、有服四、五十剤而愈者、
　（薬を服するが如く然り、一二剤にて病愈ゆる有り、四五十剤を服して愈ゆる者有り）──徐春甫『古今医統大全』巻7附録
　　薬の治療に、1、2剤ですぐ治ってしまう場合や、4、50剤服用してやっと治る場合があるが、〔鍼も〕これと同じである。

［4］「雖」の用法

　「雖」は主として逆接の接続詞として用いられる。

1　「〜とはいうものの」「〜ではあるけれども」と訳すことができる。現代漢語の「雖然」と同じ用法である。

●問其腹之痛否、雖痛喜按、属虚、

（其の腹の痛むや否やを問い、痛むと雖も按ずるを喜ぶは、虚に属す）——李文栄『知医必弁』論診病須知四診

　　病人に腹が痛むかどうかを問い、痛むけれども押さえると気持ちのよいのは、虚証に属す。

●後瘧雖退、而積火燔熾、

（後に瘧は退くと雖も、而れども積火は燔熾たり）——兪震『古今医案按』巻8瘧

　　薬を用いた後は瘧病は好転したけれども、しかし鬱積した火気はなお旺盛なままである。

2　「たとえ〜であったとしても」「よしんば〜としても」と訳すことができる。ひとまずある仮定を認めておいて、それから本来の意図を述べる。

●雖甘草、人参、誤用致害、

（甘草・人参と雖も、誤用すれば害を致さん）——徐大椿『医学源流論』用薬如用兵論

　　たとえ、甘草・人参といった類の（害のなさそうな）薬でも、誤用すればやはり弊害を生じるだろう。

●若正気既虚、則邪気雖盛、亦可不攻、

（若し正気既に虚せば、則ち邪気盛んと雖も、亦た攻めざるべし）——虞摶『医学正伝』

　　もしも正気がすでに衰えていたならば、邪気がたとえ旺盛であったとしても、攻法を用いない方がよい。

3　古代漢語の「雖然」は現代漢語の「雖然（〜ではあるが）」とは異なる。「雖」は「〜ではあるが」、「然」は「そのようである」の意味であり、全体で「そうではあるが、しかし」に相当する。文意の重点は後文にある。「雖然」は句として独立させることもできる。

●是以為人父子者、不可以不知医、雖然、医豈易知乎哉、

（是を以て人の父子為る者は、以て医を知らざるべからず。然りと雖も、医は豈に知り易からんや）——程国彭『医学心悟』自序

　　だから親であり子であるからには、誰しも医術を知っていなければならない。そうはいうけれども、医術はどうしてそんなに容易に理解できようか。

●雖然、血虚補気、固為有害、気虚補血、亦不可謂無害、

（然りと雖も、血虚して気を補うは、固より有害と為す。気虚して血を補うも、亦た無害と謂うべからずや）——汪機『石山医案』巻1栄衛論

　　このように、血虚に気を補うことはもちろん有害である。しかし、気虚に血を補うこともまた害がないといえようか。

［5］「且」の用法

「且」は主に接続詞と副詞として用いられる。

接続詞

①　累加関係・添加関係を表す。「その上」「まして」と訳すことができる。

●天下有同此一病、而治此則効、治彼則不効、且不惟無効、而反有大害者、何也、

（天下に此と同じ一病有り。而して此を治せば則ち効あるも、彼を治せば則ち効あらず。且つ唯(ただ)無効のみならず、而(しか)も反って大害有る者は、何ぞや）——徐大椿『医学源流論』病同人異論

同様の病に対するのに、この患者には治療が有効であるのに、別の患者には治療が無効である。そのうえ無効なだけでなく、かえって大いに害があるというのは、なぜなのか。

●畢竟従脈者少、従証者衆、且証亦不易弁也、

（畢竟 脈に従う者少(こと)なく、証に従う者衆(ことおお)し。且つ証も亦た弁じ易からざるなり）
——陳士鐸『弁証録』自序

臨床における弁証では、結局、脈に従うことは少なく、病証に従うことの方が多い。しかもその上病証も容易に見分けられるものではない。

②　「且〜且〜」「且〜又〜」と連用して、並列の関係を表す。「〜もあれば〜もある」「〜する一方で〜する」「〜したり〜したりする」と訳すことができる。

●病在中而不実不堅、且聚且散、奈何、

（病 中に在りて実ならず堅ならず、且つ聚まり且つ散ずるは、奈何）——『素問』五常政大論篇

病塊が腹中にあって実でもなく堅くもなく、ときに集まりときに分散するものは、どうするのか。

●云、神丹、甘遂合而服之、且解其外、又除其内、言巧似是、於理実違、

（神丹・甘遂 合して之を服せば、且つ其の外を解き、又た其の内を除く、と云う。言は巧みにして是に似たれども、理に於いて実に違(たが)う）——王燾『外台秘要方』巻1諸論傷寒八家合一十六首

ある人は、神丹と甘遂を一緒に服用すれば、外邪を取り除ける上に、内疾も治療できるという。言葉は極めて巧みだが、実際は医学の理論に符号しない。

副詞

1　「まもなく」「もうじき～になる」と訳すことができる。数詞の前に用いるときは「ほぼ近い」ことを表す。

● 〔華佗〕年且百歳而貌有壮容、

（年　百歳に且(ちか)くして貌に壮容有り）――『三国志』華佗伝

　華佗の年は100歳に近かったが、壮年のような容貌であった。

● 孕婦病、医言胎且堕、

（孕婦(ようふ)　病む。医は胎　且(まさ)に堕ちんとすと言う）――『宋史』銭乙伝

　ある妊娠中の婦人が病気になった。医者は「胎児はじきに流産する」と言った。

2　「そのうえ」「なおかつ」と訳すことができる。

● 〔李東垣〕有元化滌胃之神功、得盧扁起人之手段、猶且謙以接物、

（元化の胃を滌(あら)うの神功有り、盧扁(ろへん)の人を起こすの手段を得。猶お且つ謙(へりくだ)り以て物に接す）――羅天益『衛生宝鑑』自啓

　李東垣先生には、華佗（元化）が腹を開いて胃を洗滌するような神功があり、盧医の扁鵲（盧扁）の起死回生の医術がある。それでも、なおかつ謙虚で謹み深く人や物に接した。

3　「しばらく」「ひとまず」と訳すことができる。

● 夫内経十八巻、素問外九巻不経見且勿論、

（夫れ内経十八巻、素問の外の九巻は経には見えず(つね)、且(しばら)く論ずるなし）――羅天益『素問類編』劉駰(りゅういん)序

　『内経』18巻のうち、『素問』以外の9巻は通常見ることができないので、ひとまず論じない。

● 安伯云、且勿服也、

（安伯云わく、且(しばら)く服するなかれ、と）――王士雄『随息居霍乱論』医案篇・夢影

　王安伯は、「しばらくこの薬を服用しないでください」と言った。

[6]「因」の用法

> 接続詞

1　「それで」「そこで」「よって」と訳すことができる。

●既酔無所覚、因刳破腹背、
（既に酔いて覚する所無し、因りて腹背を刳破す）——『後漢書』華佗伝
　病人が酔って知覚を失ったので、腹腔を切り開いて手術した。

●但甘草味極甘、少用則毒気不解、因以甘草一斤、蒸露飲之、
（但し甘草の味は極めて甘、少しく用いれば則ち毒気解さず。因りて甘草一斤を以て、蒸露して之を飲む）——鄒澍『本経疏証』甘草
　ただし甘草の味は非常に甘いので、少量用いたのでは解毒できない。そこで一斤の甘草を蒸留して、その汁を服用する。

2　「それによって」と訳すことができる。

●後因念及古人所以錯論臓腑、皆由未嘗親見、
（後に因りて古人の臓腑を錯論する所以は、皆未だ嘗て親しく見ざるに由るに念い及べり）
　——王清任『医林改錯』医林改錯臓腑記叙
　後に、それで古人が臓腑を誤って論じている原因がいずれもみな自分の目で臓腑を見ていないためだと思いついた。

　上古では「因」を現代漢語の「因為（〜なので）」の意味に用いることはなかった。後にはそうした用法も現れたが、やはり多くはないので注意が必要である。

> 前置詞

1　経由を表す。「〜を通して」「〜のつてで」と訳すことができる。

●蔵気者、不能自致於手太陰、必因於胃気、乃至於手太陰也、
（蔵気なる者は、自ら手の太陰に致すこと能わず。必ず胃気に因りて、乃ち手の太陰に至るなり）——『素問』玉機真蔵論篇
　五臓の脈気は、自分自身では手の太陰の寸口に到達することはできない。必ず胃気のひろがりによって、やっと手の太陰に到達するのである。

●凡善診者、必比類相求、故能因表察裏、因正察邪、
（凡そ善く診る者は、必ず類を比して相い求む。故に能く表に因りて裏を察し、正に因りて邪を察す）——張介賓『類経』論治類18

　およそすぐれた医者は、必ず類例を比較して探求するので、外表の観察を通して内裏の情況を把握し、正気の分析を通して邪気の盛衰を察知することができる。

2　利用を表す。「～に従って」「～に基づいて」「～に沿って」と訳すことができる。

●一撥見病之応、因五臓之輸、乃割皮、解肌、
（一たび撥すれば病の応を見り、五臓の輸に因りて、乃ち皮を割き、肌を解く）
——『史記』扁鵲倉公列伝

　診察すればすぐ病の所在がわかり、五臓の輸穴を拠り所として、皮膚を割き、肌肉を切開するなどの各種の治療を施した。

●仲景因証立方、豈随時定剤哉、
（仲景は証に因りて方を立つ、豈に時に随いて剤を定めんや）——柯琴『傷寒論翼』巻上・全論大法

　張仲景は病証に従って方を立てたのであって、季節に従って薬剤を決めるはずがない。

3　原因を表す。「～のために」と訳すことができる。

●因於湿、首如裹、
（湿に因りては、首は裹まるるが如し）——『素問』生気通天論篇

　湿邪に冒されると、その症状は頭が重くなり、もので頭が包まれたような感じになる。

●因食而噯酸悪食、六君子加神麴麦芽為良、
（食に因りて噯酸・悪食するは、六君子加神麴麦芽もて良と為す）——傅山『傅青主女科』産後編上・産後総論

　飲食の不適によって噯酸（酸っぱいおくび）し、悪食（食べ物をみるのもいやなこと）する病には、六君子に神麴と麦芽を加えたもので治療するのがかなりよい。

［7］「苟」の用法

接続詞

　　「もしも～なら」「かりに～であれば」と訳すことができる。

●苟正気実、邪無自入之理、
　（苟（いやし）くも正気　実せば、邪は自ら（おのずか）入るの理無し）――朱震亨『格致余論』張子和攻撃注論
　　もし人体の正気が充実していれば、病邪は独自で侵入して病を引き起こすことはできない。

●医苟難弁、何以已疾、
　（医　苟くも弁じ難からば、何を以てか疾を已やさん）――銭乙『小児薬証直訣』閻季忠序
　　医者がもし病機（発病機序）を正確に弁証しかねるなら、どうして治すことなどできようか。

副詞

1　「いいかげんに」「きままに」「ぞんざいに」と訳すことができる。

●予観其書、皆先生手自繕写、筆画端楷、無一字潦草、歎其為書之不苟也、
　（予　其の書を観るに、皆　先生　手自ら（てずか）繕写（ぜんしゃ）し、筆画は端楷にして、一字として潦草（りょうそう）〔なげやりな字〕無く、其の書を為すの苟（かりそめ）にせざるを歎ずるなり）――周恭（しゅうきょう）『続医説会編』帰有光序
　　私が拝見した『続医説会編』は、すべて周恭先生がみずから筆を執られたものであり、筆跡は端正で、乱れた文字がひとつもなく、その書写がかくも心のこもった真剣なものであることに感服した。

●古人書篇名義、非可苟称、
　（古人の書篇の名義、苟（かりそめ）に称すべきに非ず）――徐大椿『難経経釈』自叙
　　古人がつけた書名や篇名は、いいかげんに命名されたものではない。

2　「しばらく」「とりあえず」と訳すことができる。

●苟延残喘、
　（苟（かりそめ）に残喘（ざんぜん）を延ばす）
　　しばらく余命（残喘）を保つ。

●苟安、
　（苟（かりそめ）に安んず）
　　一時の安楽をたのしむ。

[8]「若」の用法

> 接続詞

1　「かりに」「もしも」と訳すことができる。仮定を表す。

●大率用根者、若有宿根、須乗無茎葉時採、
　（大率根を用いる者は、若し宿根有らば、須く茎葉無き時に乗じて採るべし）——沈括『夢溪筆談』巻26薬議

　おおかた、根を用いる薬は、もし宿根草であれば、茎や葉がない時期を見計らって採るべきである。

●若素稟肥盛、尤易壅閉、
　（若し素より稟 肥盛ならば、尤も壅閉し易し）——呉有性『瘟疫論』体厥

　もし日頃から肥満した体質であれば、さらに一層、壅閉症を患いやすい（「稟」は稟賦・稟質のことで、天からさずかった性質。ここでは体質をいう）。

2　「あるいは」と訳すことができる。選択を表す。

●某為某経之虚若実、可補瀉也、
　（某、某経の虚若しくは実為らば、補瀉すべきなり）——滑寿『十四経発揮』自序

　ある病症がどの経の虚証あるいは実証であるかを判定して、補法あるいは瀉法を用いて治療すべきである。

●欬出青黄涕、其状如膿、大如弾丸、従口中若鼻中出、
　（欬して青黄の涕を出だし、其の状 膿の如く、大いさ 弾丸の如きは、口中若しくは鼻中従り出ださしむ）——『素問』評熱病論篇

　このような病人が、咳とともに出す痰と涕（鼻汁）は青黄色であり、形状は膿のようであり、大きさは弾丸（弾弓の玉）ほどであるが、これは口中あるいは鼻中から排出させるべきである。

3　「〜に至っては」「〜に関しては」と訳すことができる。話題を別の側面に転ずる場合に用いる。しばしば「夫」と連用される。

●若宋元以来、毎総製一剤、方下必注云、
　（宋元以来の若きは、一剤を総製する毎に、方の下に必ず注して云う）——陳其元『庸閒斎筆記』人参誤服殺人

　宋・元より後はというと、1つの方剤を製するごとに、方の下に必ず服薬の量を注記

している。

● 若夫性寒之薬、始終咸当禁服、
（夫れ性寒の薬の若きは、始終 咸な当に服するを禁ずべし）——王維德『外科証治全生集』
癧疽総論

寒冷の薬に関しては、癧疽の治療のどの過程においても服用を禁ずべきである。

代名詞

▢ 二人称代名詞として用いる。「あなた」「あなたたち」と訳すことができる。

● 若毒之乎、
（若は之を毒とするか）——柳宗元『捕蛇者説』

お前はこの（毒蛇を捕らえる）仕事を苦しいと思うのか。

動詞

▢ 動詞として用いられ、「〜のようだ」「〜に似る」と訳すことができる。

● 若華元化、若許智蔵、其治証皆入神、初不聞其父子相伝也、
（華元化の若きも、許智蔵の若きも、其の治証は皆 神に入るに、初めより其の父子相伝なるを聞かざるなり）——宋濂『宋文憲全集』巻44贈医師葛某序

たとえば、華佗のように、許智蔵のように、彼らの治療の手並みは神妙の域にあるが、今まで彼らの医術が父子相伝のものであったとは聞いたことがない。

5．語気詞

　語気詞は文の語気を表す。文の表現する各種の語気に古今の違いはないが、用いられる語気詞はまったく異なる。語気詞は虚詞中の虚詞であると称する人もいるほどなので、よく学んで会得しなければならない。
　ここでは陳述の語気詞「也」「矣」「焉」「耳」「爾」、疑問の語気詞「乎」「耶・邪」「歟」、感嘆の語気詞「哉」の基本的な用法を紹介する。

[1]「也」の用法

　「也」は古代漢語中で最も常用される語気詞である。その基本用法としてなんらかの情

況に対して肯定・否定あるいは確認を表す。通常は文末に用いられるが、文中に用いられることもある。

1 判断の語気を表す。一般に判断文の末尾に用いられ、ときに「者」と併用される。これが「也」の最もよく見られる用法であり、訳出しないことが多い。

●胃者、五蔵六府之海也、
　（胃なる者は、五蔵六府の海なり）――『霊枢』五味篇
　　胃は五臓六腑の精気の発源地である。

●所謂六気、風、寒、暑、湿、燥、火也、
　（所謂(いわゆる)六気は、風・寒・暑・湿・燥・火なり）――王士雄『温熱経緯』外感温熱篇
　　いわゆる六気とは、つまり風・寒・暑・湿・燥・火のことである。

2 肯定あるいは否定の語気を強め、事実を確認するのを助ける。平叙文[23]の末尾に用いられる。「～だ」と訳すことができるが、訳出しなくてもよい。

●佗之絶技、皆此類也、
　（佗の絶技は、皆 此の類なり）――『後漢書』華佗伝
　　華佗の卓越した医術は、みなこうした類であった。

●疾不可為也、
　（疾(やまい)は為(おさ)むべからざるなり）――『春秋左氏伝』成公十年
　　この病は治すことはできない。

3 解釈の語気を示す。因果関係や仮定を表す文の中に用いて、原因と結果を説明する。

●下利譫語者、有燥屎也、宜小承気湯、
　（下利し譫語(せんご)する者は、燥屎(そうし)有ればなり。小承気湯に宜し）――『傷寒論』厥陰篇
　　下痢と譫語する（精神混濁してうわごとを言う）のは、腸中に燥屎（乾燥し固くなった大便）があるからである。小承気湯で治療するのがよい。この「也」は原因を表している。

●有発表者、有以巴豆推之者、有以承気湯下之者、無不死也、
　（表を発する者有り、巴豆(はず)を以て之を推す者有り、承気湯を以て之を下す者有り、死せ

---

[23] 感嘆・命令・疑問以外の普通の表現の文。人または事物の行動や変化を叙述する。現代漢語では陳述句という。

ざる無きなり）——李杲『内外傷弁惑論』論陰証陽証

　　内傷証に対して、あるものは発表法を用い、あるものは巴豆を用いて泄瀉させ、あるものは承気湯を用いて下法を行った。その結果、1人として死なないものはなかった。この「也」は結果を表している。

4　願望あるいは命令の語気を示す。「～しましょう」「～しなさい」と訳すことができる。

●有識者遇此方、即須焚之、勿久留也、
　　（識有る者　此の方に遇わば、即ち須く之を焚くべし。久しく留むこと勿かれ）
　　——孫思邈『千金要方』巻24解五石毒
　　寒食散の処方を知っているものは、これに類した処方に出合ったら、すぐに焼き捨てるべきで、世間に長く留めておいてはいけない。

●幸勿以予言為妄也、
　　（幸わくは予が言を以て妄と為す勿かれ）——羅国綱『羅氏会約医鏡』巻3論治傷寒勿拘古方
　　私の言うことをでたらめだと思わないでいただきたい。

5　感嘆の語気を表す。感嘆文（強い感情を表す文）の末尾に用いられる。「なんて」「本当に」と訳すことができる。

●太祖歎曰、吾悔殺華佗、令此児彊死也、
　　（太祖　歎きて曰く、吾　華佗を殺せしを悔ゆ。此の児をして彊死せしむるかな、と）
　　——『三国志』華佗伝
　　曹操は嘆いて言った、「私は華佗を殺すべきではなかったと後悔している。今この子がむざむざ死んでいくのを見ることになろうとは」と。

●嘗見世間医者、毎有妙方秘而不伝、誠可悪也、
　　（嘗て世間の医者の、毎に妙方を有ち秘して伝えざるを見る。誠に悪むべきかな）
　　——陳自明『外科精要』論医者更易良方
　　以前、良方を手に入れると秘密にして他人に伝授しない医者を何人か見てきたが、実に嫌悪すべきことではないか。

6　疑問文に用い、疑問代名詞と組み合わせ、疑問の語気を強める。「～か」「～なのか」と訳すことができる。

●経脈十二、絡脈十五、何始何窮也、
　　（経脈十二、絡脈十五、何くに始まり何くに窮まるや）——『難経』二十三難

人体の十二経脈と十五絡脈は、どこから始まりどこに終わるのか。

◉或曰、内経治痿之法、独取陽明何也、

　（或るひと曰く、内経の痿を治するの法、独り陽明を取るは何ぞや、と）――孫一奎『医旨緒余』痿論

　ある人が言う、「『内経』の痿を治療する方法では、ただ陽明経を取るだけだが、これは何故か」と。

7　文中に用いて、語気の緩慢あるいは停頓を示す。一般に訳さない。

◉今夫五蔵之有疾也、譬猶刺也、猶汚也、猶結也、

　（今　夫れ五蔵の疾有るや、譬(たと)うれば猶お刺の如きなり、猶お汚の如きなり、猶お結の如きなり）――『霊枢』九鍼十二原篇

　五臓に病があるというのは、ちょうど皮膚にものが刺さっているようなものであり、衣服に汚れがついているようなものであり、縄が結ぼれているようなものである。

◉原礼乃其高弟、其用心也篤、

　（原礼は乃ち其の高弟にして、其の用心や篤し）――李濂(りれん)『医史』戴原礼補伝

　戴原礼は朱丹渓の優秀な弟子であり、一心に勉強した。

［２］「矣」の用法

　「矣」は動態を示す語気詞であって、主として陳述の語気を表して、述べるところの情況が、既に発生したか、もしくはまさに発生しようとしていることを明らかにする。古代漢語には時態助詞[24]はないので、「矣」は兼ねて時態をも表す。同時にまた感嘆・願望・命令などの語気を表すこともできる。

1　平叙文に用いて、既に実現した情況、つまり完了、あるいはこれから発生しようとする情況、つまり将来を表す。「～した」「～になる」と訳すことができる。

◉子之論則詳矣、

　（子の論　則ち詳し）――趙献可『医貫』陰虚発熱論

　あなたの論述はすでに大変詳細である。

---

[24] 現代漢語の助詞は、構造助詞・時態助詞（動態助詞ともいう。着・了・過など）・語気助詞の３つに分けられる。古代漢語は、構造助詞と語気助詞の２つに分けられる。時態とは、過去・現在・未来・完了などを指す。

●素問八十一篇、原遺闕二篇、今已捜補矣、
　（素問八十一篇、原二篇を遺闕するも、今已に捜し補えり）——高世栻『素問直解』凡例
　　『素問』は全部で81篇で、元来2篇が失われていたが、現在すでに探し出して補完した。以上の2例の「矣」は完了を表している。

●嘱云服二十帖全愈矣、
　（嘱して云わく、二十帖を服せば、全く愈えん、と）——兪震『古今医案按』虚損
　　葉天士は、「20帖の薬を服用してください。そうすれば病は全快するでしょう」と言いきかせた[25]。「矣」は将来のことを表している。

●元素曰、子誤矣、今脈如此、当服某薬、則効矣、
　（元素曰く、子は誤れり、今 脈は此の如し、当に某薬を服すべし、則ち効あらん、と）
　——『金史』張元素伝
　　張元素が言った、「あなたは薬を飲み間違えました。脈状がこのようであれば、あの薬を飲むべきで、そうすれば効めがあるだろう」と。前の「矣」は完了を表し、後の「矣」は将来を表している。

2　感嘆文に用いて、感嘆の語気を表す。「なんと」と訳すことができる。

●六朝以下貪生者服食、致成廃篤而喪厥軀、不知若干人矣、
　（六朝以下、生を貪る者は服食し、廃篤を成して厥の軀を喪うを致すは、若干の人なるかを知らず）——李時珍『本草綱目』巻9水銀
　　六朝以来、かの長生不死を追い求めて寒石散を服用して、重い障害を招き、甚だしくは命を落とした人の、なんと多かったことか。

●居中躍然、甚矣、子之善学也、
　（居中 躍然たり。甚だしきかな、子の学を善くするや）——『明史』滑寿伝
　　王居中は興奮して言った、「あなたは本当に学問が好きだなあ」と。王居中は、滑寿の先生。「躍然」とは興奮した様子。「甚矣、子之善学也」は「子之善学甚矣」と同じで、ここでは述語「甚矣」を前に出して強調している。

3　願望や命令を表す文に用いる。「〜してほしい（しなさい）」と訳すことができる。

●〔聴声察病〕書不尽言、学者当自求無尽之蔵矣、

---

25)「帖」は調合してできた煎じ薬の包みを数える量詞。

（書は尽くは言わず、学ぶ者は当に自ら無尽の蔵を求むべし）──喩昌『医門法律』一明聞声之法

　　声を聴いて病情を観察することの詳細は、医書にはすべては書かれてないから、医学を学ぶものは自ら臨床の中にこの無尽蔵の証候を探求すべきである。

4　疑問文に用いる。「〜か」「〜なのか」と訳することができる。

　「矣」そのものは疑問を表す語気詞ではないが、疑問詞疑問文（疑問詞を用い、問題を出し回答を求める疑問文）と選択疑問文（複数の諾否疑問文を用い、どれかを選択させる疑問文）の末に用いられて、疑問の語気を補助する働きがある。なおあわせて時態を表す。

●余謂公曰、書則完矣、当如之何矣、

　（余は公に謂いて曰く、書は則ち完し、当に之を如何せん、と）──不著撰人『校附産育保慶集』冀致君序

　　私は医者の李寧先生に言った、「書はすでに増編・校訂を終えました。これをどうしたらよいでしょうか」と。「則」は「すでに」の意。前の「矣」は完了を表し、後の「矣」は疑問の語気を補助し、あわせて将来を表している。

[3]「焉」の用法

語気詞

1　陳述の語気を表す。これが「焉」の主たる用法で、陳述の中で指し示し人の注意を促すという意味を帯びる。一般に訳出しないが、「〜である」と訳せるときもある。

●若湿気太甚、則穀亦不化、痰飲泄瀉、腫脹腹痛之証作焉、

　（若し湿気太甚ならば、則ち穀も亦た化さず、痰飲・泄瀉・腫脹・腹痛の証作る）
　──唐容川『血証論』蔵府病機論

　　もしも脾胃の湿気があまりひどいと、食物は消化されず、痰飲・泄瀉、腹部の腫脹・疼痛といった症状が発生するのである。

●今以古之方書言之、有素問難経焉、有霊枢銅人図焉、有千金方、有外台秘要、

　（今、古の方書を以て之を言えば、素問・難経有り、霊枢・銅人図有り、千金方有り、外台秘要有り）──楊継洲『鍼灸大成』巻3諸家得失策

　　古い時代の方書をいうならば、『素問』『難経』があり、『霊枢』『銅人図』があり、『千金方』があり、『外台秘要方』がある。「焉」は訳さなくてもよい。

2 疑問文に用いる。一般に疑問代名詞のある文だけに用いられ、疑問代名詞と呼応して、疑問の語気を強める。「～であろうか」と訳すことができる。

●以此養生則殀、何疑之有焉、

　（此の養生を以(もち)いれば則ち殀(と)なう、何の疑いか之(こ)有らん）――朱震亨『丹渓心法』

　　この養生法によって健康を害することに、もはやどんな疑問があろうか。

●然而執方医病、而病不能瘳、甚或反以殺人者、又何以説焉、

　（然り而うして方に執(と)らわれ病を医し、而して病瘳(い)ゆること能わず、甚だしきは或いは反って以て人を殺す者は、又た何を以てか説かん）――汪昂『医方集解』自序

　　そうであるにもかかわらず、既成の処方に拘泥して病を治療し、それで病を治すことができず、ときにはさらに治すどころか死に至らしめる、これはいったいどう言えばよいのか。

兼詞

　兼詞とは1つの単語が2つの単語の意味と働きを兼ねるものである。「焉」の兼詞としての用法には次の2種類がある。

1 前置詞「於・于」と代名詞「之・是」の意義と働きを兼ねる。「於之」は人あるいは物の代わりをし、「於是」は場所の代わりをする。

●取児視之、右手虎口鍼痕存焉、

　（児を取りて之を視るに、右手の虎口に鍼痕、焉(ここ)に存せり）――『宋史』龐安時(ほうあんじ)伝

　　嬰児を抱き取って看てみると、右手の虎口（合谷穴）に鍼刺の痕がまだそこにあった。「存焉」は「存於是」で、「そこにある」と訳すことができる。

●蓋東南窊下之地、水多聚焉、

　（蓋(けだ)し東南の窊(わ)下の地は、水多く焉(ここ)に聚(あつ)む）――葉桂『医効秘伝』十六種治法・湿

　　東南の低く陥没（窊下）した土地には、水が多くそこに集まる。「聚焉」は「聚於是」で、「そこに集まる」と訳すことができる。

●愛其二毛、則如服焉、

　（其の二毛を愛せば、則ち焉(これ)に服するに如(し)かん）――『春秋左氏伝』僖公二十二年

　　その老人たちを哀れむくらいなら、彼らに屈服するほうがましだ。「二毛」は白髪まじりの老人で、ここでは敵陣の兵士を指す。「服焉」は「服於之」で、「彼らに降伏する」と訳すことができる。

2 前置詞「於」と疑問代名詞「何」の意味と働きを兼ねる。場所の代わりをすることが多い。一般に動詞の前に用いる。

●人焉受気、陰陽焉会、
（人は焉（いず）くにか気を受く。陰陽は焉くにか会う）──『霊枢』営衛生会篇
　人はどこから営衛の気を得るのか。陰陽の気はどこで会合するのか。この2つの「焉」は「於何」に等しい。

●懼傷我、焉逃之、
（我を傷（そこな）うを懼る。焉（いず）くにか之を逃（のが）れん）──『春秋左氏伝』成公十年
　医者が我々を害するのがおそろしい。どこへ逃げたらよいだろうか。

代名詞

1 「之」に相当する。他動詞の後ろに用いて、語気を表し、また目的語の役割をする。人あるいは事物の代わりとなる。

●旧説本草経神農所作、而不経見、漢書芸文志亦無録焉、
（旧（ふる）くは本草経は神農の作る所と説くも、而（しか）るに経て見えず、漢書芸文志（かんじょげいもんし）も亦（ま）た焉（これ）を録すること無し）──掌禹錫（しょうういしゃく）『嘉祐補注本草』序
　過去の伝説では、『本草経』は神農の著したものと言うが、あまり目にしないし、『漢書』芸文志もこれを記載していない。

●翁往謁焉、
（翁　往きて焉（これ）に謁（まみ）ゆ）──戴良『丹渓翁伝』
　朱丹渓は出かけていって彼に面会した。「焉」は朱丹渓の先生である羅知悌のこと。

2 疑問代名詞。通常は動詞の前に用いて連用修飾語となる。「どうして～なものか」「どこに～があろうか」と訳すことができる。

●即一味麻黄、用不得当、貽害無窮、然焉能吐而出之乎、
（即（たと）い一味の麻黄たりとも、用いて当を得ざれば、害を貽（のこ）すこと窮まり無し。然れども焉（いずく）んぞ能く吐きて之を出ださんや）──呉師機『理瀹駢文』略言
　たとえ用いたのが一味の麻黄であっても、用法が不適当であればその害は浅からぬものである。だからといってどうして吐き出すことなどできようか。

●治脾焉得不兼治胃、

（脾を治するに烏んぞ兼ねて胃を治せざるを得んや）──周岩『本草思弁録』巻2大麻仁

脾の病を治療するのにどうして胃も一緒に治療しないですむだろうか。

[4]「耳」の用法

1 限定の語気を表す。これは「而已」の合音であり、語気詞「耳」の最もよく見られる用法である[26]。「ただこのようである」「〜にすぎない」と訳すことができる。

●外治之理、即内治之理、外治之薬、亦即内治之薬、所異者法耳、

（外治の理は、即ち内治の理、外治の薬は、亦た即ち内治の薬、異なる所の者は法のみ）
──呉師機『理瀹駢文』略言

外治の医理は内治の医理であり、外治の薬もまたつまり内治の薬である。異なっているのはただ方法にすぎない。

●已上諸疑、特挙其顕者耳、

（已上の諸もろの疑いは、特に其の顕かなる者を挙ぐるのみ）──朱震亨『局方発揮』

以上の各種の疑問は、ただその中の比較的明瞭な疑問点をあげただけである。

2 ある情況を肯定あるいは否定する判断の語気を表す。用法は「也」に近い。「やはり〜だ」「きっと〜だ」と訳すことができる。

●〔天麻〕気血両虚之人、断不可軽用之耳、

（気血両虚の人、断じて軽しく之を用いるべからざるのみ）──陳士鐸『本草新編』天麻

天麻は、気血両虚の人には絶対に軽々しく用いてはならない。

●若但以潤治燥、猶未免渉於粗疏耳、

（若し但だ潤を以て燥を治せば、猶お未だ粗疏に渉るを免れざるがごときのみ）──喩昌『医門法律』巻4秋燥論

もしもただ甘潤の薬物を用いて燥邪が原因の病を治療するのでは、やはりまだ大雑把で注意力が足りないとのそしりを免れない。

---

26)「而」と「已」を合わせて早く発音すると「耳」となり、「耳」1字は「而已」2字に相当する意味を表す。これを合音という。他に、「之」と「於」の合音で「諸」、「何」と「不」の合音で「盍」、「如」と「是」の合音で「爾」などがある。

[5]「爾」の用法

> 語気詞

⑴ 「耳」と同じく限定の語気を表す。「〜だけ」と訳すことができる。

●水銀但不可服食爾、而其治病之功、不可掩也、
　（水銀は但だに服食すべからざるのみ。而るに其の治病の功は、掩うべからざるなり）
　――『本草綱目』巻9水銀
　　水銀は単に服食（不老長寿を目的とした服用）が不可なだけであり、その治病の効能は抹殺できない。

●今之奉行、惟八巻爾、
　（今の奉行するは、惟八巻のみ）――『素問』王冰序
　　現在流布しているのは、ただ8巻あるだけである。

⑵ 「也」と同じく陳述の語気を表す。「〜だ」「〜である」と訳すことができる。

●比及遥見三人、一人閲書、一人搗薬、一人臥爾、
　（及ぶ比おい遥かに三人を見る。一人は書を閲し、一人は薬を搗き、一人は臥すのみ）
　――『劉涓子鬼遺方』原序
　　そこへ着くと遥か遠くに3人が見え、1人は書物を読んでおり、1人は薬を搗いており、1人は寝ていた。

●医家曰、臨煎加錫一塊、此古方爾、殊不知古方乃餳字、
　（医家曰く、煎ずるに臨みて錫一塊を加えよ、此れ古方のみ、と。殊に古方乃ち餳字なるを知らず）――陸以湉『冷廬医話』補編・錫
　　医者は丁寧に患者にいいつけた、「薬を煎じるときには錫をひと塊り入れなさい。これは古方にいわれていることです」と。その実、彼はまったくわかっていない。古方に書かれているのは餳という字だったのである。

> 代名詞

⑴ 人称代名詞で、「あなた」「あなたたち」と訳すことができる。

●爾問寒邪在表、如何有作嘔之裏症、
　（爾は寒邪の表に在るに、嘔を作すの裏症有るは如何と問う）――王清任『医林改錯』弁方効

経錯之源論血化為汗之誤

あなたは、寒邪を受けた表証なのにどうして嘔吐という裏証の症状があるのかと質問した。

⦿**授爾程式、便爾検閲、**
　（爾に程式を授け、爾の検閲を便にす）――唐椿とうちん『原病集』自引
　　この書により、あなた達に程式（診療の方式）を伝授し、あわせて査閲を便利にする。

2　指示代名詞で、「このようであること」「そのようにすること」と訳すことができる。

⦿**凡服麻黄薬、須避風一日、不爾、病復作也、**
　（凡そ麻黄薬を服せば、須く風を一日避くべし。爾しからずんば、病 復おこた作らん）――李時珍『本草綱目』巻15麻黄
　　一般に麻黄薬を飲んだ時は、必ず1日は風を避けるようにしなければならない。さもないと、病は再発する。

⦿**何其相似乃爾、**
　（何ぞ其れ相い似ること 乃かくのごと爾きか）
　　なんとまあ、これほどよく似ることか。

　このほかにも「爾」には接尾語として、「然」と同じ働きがある。「〜の様子」という意味を表すが、一般に訳出しない。

⦿**不得於性命之上、率爾自逞俊快、邀射名誉、**
　（性命の上において、率爾そつじ〔軽々しいさま〕として自ら俊快を逞たくましくし、名誉を邀射ようしゃ〔求めること〕するを得ざれ）――孫思邈『千金要方』序例・大医精誠
　　医者は病人の性命に関わる診断において、いいかげんに仕事をして、診断・治療の速さを自慢し、名誉を追求してはいけない。

［6］「乎」の用法

　「乎」は真正の疑問を表す語気詞として主に用いられ、古医書では問答形式の文に多く見られる。

　　語気詞

1　疑問の語気を表す。

第3章◆語法

1 －1　真正の疑問文（反語の意を含まず、純粋に回答を求める疑問文）に用いる。「〜か？」
　　と訳すことができる。

●有毒無毒、服有約乎、
　　（有毒と無毒と、服するに約有りや）──『素問』五常政大論篇
　　　有毒の薬物と無毒の薬物には、服用するのに一定の規則というようなものはあるのか。

●其説亦有拠乎、
　　（其の説　亦た拠有りや）──徐春甫『古今医統大全』巻7附録・或問
　　　その説明にも根拠があるのか。

1 －2　選択文に用いる。「〜であるか、あるいは〜であるか」と訳すことができる。

●労証之火、虚乎、実乎、
　　（労証の火は、虚か、実か）──羅国綱『羅氏会約医鏡』巻9論失血
　　　労証の火は、虚証に属するのか、それとも実証に属するのか。

●正已奪而邪方盛者、将顧其正而補之乎、抑先其邪而攻之乎、
　　（正　已に奪われて、邪　方に盛んなる者は、将た其の正を顧みて之を補わんか、抑も其
　　の邪を先んじて之を攻めんか）──張介賓『類経』巻12論治類4
　　　病人の正気がすでに衰えて邪気が旺盛になっている時には、補法を用いて彼の正気に
　　留意するのか、それともまず攻法を用いて彼の病邪を除くのか。

2 　反語の語気を表す。反語文（話者に疑問の気持ちがないのに疑問文の形で肯定あるいは
　　否定を強調する文）は疑問文の形式で肯定あるいは否定の意志を表す。語気を強め、話
　　をさらに効果的にすることが目的であって、回答を必要としない。「乎」が反語の語気
　　を表すときには、つねに語気副詞「豈」「寧」、あるいは疑問代名詞「焉」「安」を伴う。
　　「〜ではないか」「〜のはずがない」と訳すことができる。

●由此言之、焉可忽乎、
　　（此に由りて之を言えば、焉くんぞ忽せにすべけんや）──皇甫謐『鍼灸甲乙経』自序
　　　こうしたことから見れば、医学をどうしておろそかにできようか。

●薬鋪中人豈能尽識草書乎、
　　（薬鋪中の人　豈に能く尽く草書を識らんや）──唐大烈『呉医彙講』巻1顧銘照「書方宜人共識説」
　　　薬屋の薬を調合する人が、どうして皆が皆、草書体を知っているなんてことがあろうか。

3 推測の語気を表す。「乎」を用いて推測の語気を表す時は、通常「其」「得無」「無乃」などの語気詞を伴う。「～であろう」と訳すことができる。

◉汝輩其嘗学素問乎、

（汝（なんじ）輩（ら） 其れ嘗て素問を学びたるか）——丁瓚（ていさん）『素問鈔補正』自序

　あなたがたは、以前に『素問』を学んだことがあるのだろうか。

◉無乃不可乎、

（乃ち不可なること無からんや）——『春秋左氏伝』僖公（きこう）三十二年

　おそらくは、だめなのではあるまいか。

4 感嘆の語気を表す。「なんと」「ああ」と訳すことができる。

◉惜乎、此書在世希有、

（惜しいかな、此の書の世に在ること希有（けう）なるは）——不著撰人『校附産育保慶方』龔致君序

　ああ惜しいことだ、この書『産育保慶方』が今ではもう稀にしか見られないとは。

◉彼数人者既往不咎矣、後人当以此為亀鑑乎、

（彼の数人の者の既往は咎（とが）めず、後人は当に此を以て亀鑑と為すべきかな）——羅天益『衛生宝鑑』無病服薬弁

　あの服餌（ふくじ）（丹薬の服用）が原因で亡くなった人たちの過去（既往）のあやまちはとがめだてしないが、後世の人はこれを戒めとすべきではないか。

前置詞

　用法は「於・干」と同じで、文中に用いる。

◉是以医者貴乎認病真耳、

（是（ここ）を以て医者は病を認むるの真を貴ぶのみ）——汪昂『石山医案』巻1栄衛論

　ゆえに、医者にとって最も大事なことは、疾病の弁証の確かさである。

◉外感者、風寒暑湿燥火六淫之邪、感乎一身、

（外感なる者は、風寒暑湿燥火の六淫（りくいん）の邪、一身に感ずるなり）——沈金鰲『雑病源流犀燭』内傷外感源流

　外感病とは、風・寒・暑・湿・燥・火の六淫の邪気が、人体に侵入して引き起こすものである。

［7］「耶・邪」の用法

「耶・邪」は語気詞として用いられるだけで、用法は「乎」に近い。

1　反語の語気を表す。これが主な用法である。「〜ではないか」「〜だろうか」と訳すことができる。

●医其可以世論否耶、
　（医は其れ世を以て論ずべきや否や）――宋濂『贈医師葛某序』
　　医者は世襲であるかどうかで優劣を論ずることなどできようか。

●此豈非所謂聚而散之者耶、
　（此れ豈に所謂　聚は而ち之を散ずる者に非ざるか）――滑寿『十四経発揮』
　　これこそがいわゆる邪が聚れば発散の治法を用いるということではあるまいか。

●中風温病何得与之合論邪、
　（中風・温病、何ぞ之と与に合して論ずるを得んや）――柯琴『傷寒論翼』巻上・全論大法
　　中風と温病を同一視してどうして論ずることができようか。

2　疑問詞疑問文や選択疑問文に用いる。「〜なのか」と訳すことができる。

疑問詞疑問文にあっては、疑問詞が疑問の重点を表し、語気詞が補助の働きをする。

●世襲相因、屢用不効、何耶、
　（世襲して相い因ぬるも、屢しば用いて効かざるは、何ぞや）――趙献可『医貫』陰虚発熱論
　　代々受け継がれてきた治法が、しばしば用いて効果がない。これはなぜなのか。

●天命耶、薬之過耶、
　（天命か、薬の過ちか）――羅天益『衛生宝鑑』妄投薬戒
　　この患者が死亡したのは、天命なのか、それとも薬のあやまちなのか。

●夫気之令人脹也、在于血脈之中耶、蔵府之内乎、
　（夫れ気の人をして脹せしむるや、血脈の中に在るか、蔵府の内か）――『霊枢』脹論篇
　　脹の原因となる気は、血脈の中にあるのか、それとも臓腑の内にあるのか。

3 推測疑問文（半信半疑を表す疑問文）に用いる。「～であろうか」と訳すことができる。

●莫非以人参和入薬中耶、
　（人参を以て薬中に和ぜ入るに非ざるは莫きか）──徐大椿『迴渓医案』痰喘亡陰
　　人参を薬の中に加えて一緒に煮たんじゃないだろうね。

●得無以投白虎耶、
　（以て白虎を投ずる無きを得んや）──李杲『傷寒会要』元好問序
　　おそらくは白虎湯を用いたのであろうか。

[8]「歟・与」の用法

「歟・与」は、「耶」の用法と近いが、意味がやや軽い。「～なのか」「～ではないか」「～であろうか」と訳すことができる。

●不言雑気、豈能包括天下之病歟、
　（雑気を言わずして、豈に能く天下の病を包括せんや）──呉有性『温疫論』雑気論
　　雑気が病を引き起こすことに言及しないで、どうしてあらゆる病の原因を総括できようか。

●其何神之与有、
　（其れ何の神か之有らんや）──張介賓『類経』自序
　　近代の『内経』の注釈にどんな好いところ（神）があろうか。

以上は反語の語気を表している。

●嗚呼、天道歟、抑人道歟、
　（嗚呼、天道か、抑も人道か）──呉瑭『温病条弁』汗論
　　ああ、これは自然なのか、それとも人為なのか。選択の語気を表している。

●其即比類之謂歟、
　（其れ即ち比類の謂か）──張介賓『類経』論治類18
　　それがつまりいわゆる比類であろうか。推測の語気を表している。

[9]「哉」の用法

「哉」の語気は強烈であって、感嘆と反語の語気を表すのに常用される。

1　感嘆の語気を表す。文末や主語述語倒置文の文中に用い、語気を強めることもできる。「ああ」「なんと」と訳すことができる。

●臨証之工、更宜詳弁、毫厘之差、枉人性命、慎哉、慎哉、
　（証に臨むの工は、更に宜しく詳しく弁ずべし。毫厘の差も、人の性命を枉ぐ。慎まんかな、慎まんかな）——趙献可『医貫』陰虚発熱論
　臨床の医者たるものは、さらに詳細に弁証すべきである。往々にしてごく些細な誤りが、むざむざと人の命を失わせることになる。是非とも慎重に、慎重に。

●善哉医乎、
　（善きかな、医よ）——劉禹錫「鑑薬」
　なんともすぐれたものだ、この医者は。述語「善哉」を主語「医」の前面に引き出して、感嘆の語気を強めている。

2　反語の語気を表す。「〜ではないか」「〜か」と訳すことができる。

●豈可一切拘以定月哉、
　（豈に一切　定月を以て拘するべけんや）——沈括『夢渓筆談』巻26薬議
　どうしてあらゆる採薬の時期をすべてみな一定の月に固定してよかろうか。

●授薬遂去、而希其十全、不其難哉、
　（薬を授くること遂し去らしめ、而るに其の十全を希（ねが）うは、其れ難からずや）——沈括『良方』自序
　診察していい加減（遂）に薬を与え病人を帰らせながら、そのくせ全快するのを望むのは、難しくはなかろうか。

6．兼詞

　古代漢語の中には数はきわめて少ないが、単音節語であって2つの単語の意義と働きを兼ねるものがある。これを兼詞という。その発音は一般にこの2つの単語の合音であるが、「焉」は例外である。常用されるものには「焉」「諸」「盍・曷」などがある。

[１]「諸」の用法

> 兼詞

1 文中に用い、代名詞「之」と前置詞「於」の働きと意義を兼ねる。その位置は必ず前に動詞があり、後ろに名詞あるいは名詞性フレーズがある。

●偶述斯言、不敢示諸明達者焉、庶幾乎童蒙之心啓、
（偶 斯の言を述ぶ。敢えて諸を明達なる者に示さず。童蒙の心を啓くに庶幾からん）
——竇漢卿『標幽賦』

　私は偶然にもこの賦を書いた。明達の人（道理に通じたすぐれた人）にこれを読んでもらう勇気はないが、初学者はあるいは啓発できるかもしれない。「示諸明達者」は「示之於明達者」である。

●既不明白、何不帰而謀諸婦、訪問収生婆、
（既に明白ならざれば、何ぞ帰りて諸を婦に謀り、収生婆を訪問せざるや）——王清任『医林改錯』懐胎説

　懐妊などの問題がわからないのなら、どうして産婦に教えを請うとか、あるいは産婆を訪ねたりしないのか。「謀諸婦」は「謀之於婦」である。

2 文末に用いて、代名詞「之」と疑問の語気詞「乎」の働きと意義を兼ね、疑問あるいは反語を表す。

●知附子可以補虚、而不知其遺毒、子能一一救諸、
（附子の以て虚を補うべきを知るも、而るに其の毒を遺すを知らず。子は能く一一諸を救さんや）——李梴『医学入門』引

　一般の人は、附子に虚を補う働きがあることを知っているが、それに毒性があることを知らない。このような流弊を１つ１つ糾正することがどうしてあなたにできるだろうか。「救諸」は「救之乎」であり、「救」は「糾」に通じる。

●将子詣諸、
（将わくは子 諸に詣らんや）——劉禹錫「鑑薬」

　どうか先生、彼（名医）のところへ行ってみませんか。「詣諸」は「詣之乎」と同じである。

> 代名詞

人あるいは事物に代わり、「之」に相当するが、目的語としてしか用いられない。

●余臨証数十年、乃始獲之、其母忽諸、

　（余は証に臨むこと数十年、乃ち始めて之を獲。其れ諸を忽せにする母かれ）――魏之琇『柳洲医話』

　私は数十年の臨床で、やっとこの経験を得た。どうかこれを軽視しないでほしい。

●儻蒙改而正諸、実為医道之幸、

　（儻し改めて諸を正すを蒙らば、実に医道の幸いと為らん）――朱震亨『局方発揮』

　もしも各位がこの誤りを正すことを引き受けていただけたら、本当に医道の幸運というものである。

[2]「盍（闔）」「曷」「盇」の用法

　　「盍」は疑問代名詞「何」と否定副詞「不」の意義と働きを兼ねている。「何不」に等しい。「闔」とも書く。

●子盍事医乎、

　（子　盍ぞ医に事えざるや）――呉崑『脈語』自序

　あなたはどうして医学に従事しないのか。

●盍重求之、所至益深矣、

　（盍ぞ重ねて之を求めざる。至る所　益ます深まらん）――劉禹錫「鑑薬」

　あなたはなぜこの薬をさらに求めようとしないのか。そうすれば得られる効果はさらに深くなるのに。

●留心救世者、曷慎勉盇、

　（心を救世に留むる者は、曷ぞ慎みて盇に勉めざる）――熊応雄『小児推拿広意』総論

　医学に留意する人が、どうして慎んでこれに勉めないのか。「盇」は代名詞「之」と語気詞「焉」の兼詞。

疑問代名詞

　　「盍」の後に「不」がある場合は、「盍」は疑問代名詞「何」と等しい。

●闔不起為寡人寿乎、

　（闔ぞ起ちて寡人の寿〔長寿を祝うこと〕を為さざるや）――『管子』小称

　どうして立ち上がって私（寡人）のために祝杯をあげないのか。

第3節──文

1．文成分（文の構成要素）

［1］文の定義と文成分

　1個の完結した意味を独立して表現しうる言語の単位を文という。古代漢語であれ現代漢語であれ、文はいくつかの構成要素に分けられ、通常は、主語・述語・目的語・連用修飾語・補語・連体修飾語[27]の6つの成分に分けられる。1つの文には一般に主語と述語が必要であり、それによって意思をはっきりと表すことができる。よって、語法書では主語と述語を文の主要成分とする。

●簡子疾、
　（簡子疾む）──『史記』扁鵲倉公列伝

●虢太子死、
　（虢の太子死す）──『史記』扁鵲倉公列伝

　この2つの文の「簡子」と「虢太子」は主語であり、「疾」と「死」は述語である。いずれの成分を欠いてもまとまった意味を伝えることはできない。
　文の6つの成分は、文の中に同時に出現するとは限らない。通常は主語と述語は必須であるが、その他の成分はその表す内容の如何によって決定される。

●余（連体修飾語）宗族（主語）素（連用修飾語）多（述語）、
　（余が宗族は素より多し）──『傷寒論』張仲景序

●〔樊〕阿（主語）善（述語）鍼（連体修飾語）術（目的語）、
　（阿は鍼の術を善くす）──『後漢書』華佗伝

●君（主語）有（述語）疾（目的語）在腠理（補語）、
　（君は疾を腠理に有す）──『史記』扁鵲倉公列伝

---

[27] 連体修飾語は、形容詞性修飾語ともいい、主語や目的語を修飾する。連用修飾語は、副詞性修飾語ともいい、述語の前にあって述語を修飾する。修飾される語を被修飾語という。

漢語の言語構造は長い歴史をへて次第に形成されてきたものであり、きわめて安定したものである。古代漢語であれ現代漢語であれ、主として語順と虚詞によって語句が構成され、文が作られ、語法上の意味が表される。そのため、古代の文語文を読むにしても、知らない漢字や特殊な文の形式に出合わない限り、普通は容易に理解できる。よって、古今の漢語の語法で共通する部分については紹介せず、ただ古代漢語の特殊な構文について説明する。

［2］主語と述語の間の「之」の作用

上述したように、1つの文に主語と述語がありさえすれば、一般には1つのまとまった文を構成することができる。しかし、主語と述語の間に「之」が加わると、この文の完結性は取り消される。このときの「之」は、文の独立性を取り消す作用があるといえる。

●病之始起也、可刺而已、
　（病の始めて起こるや、刺して已ゆべし）──『素問』陰陽応象大論篇

●邪風之至、疾如風雨、
　（邪風の至ること、疾きこと風雨の如し）──『素問』陰陽応象大論篇
　「之」がなければ、「邪風」は主語であり、「至」は述語である。「之」が加わると、「邪風至」は1つの文から変じて1つの主述フレーズとなる。つまり「之」は文の独立性を取り消す作用を果たしている。

●医之治病也、一病而治各不同、皆愈何也、
　（医の病を治するや、一病にして治は各おの同じからざるに、皆な愈ゆるは何ぞや）
　──『素問』異法方宜論篇

●今汰其繁、而検其要若干種、如三光之麗乎天、五味之益於口、誠不可一日廃焉、
　（今其の繁を汰し、而して其の要の若干種を検するは、三光の天に麗しく、五味の口に益するが如く、誠に一日として廃すべからず）──黄凱鈞『友漁斎医話』古今医書大意

4つの例文の「之」字を取りはずせばそれぞれが完結した文となるが、「之」字を用いて主語と述語を連接するとそれぞれは主述フレーズになる。このときの「之」字は、語法上の作用があるだけで語彙としての意味はないので訳出しなくてよい。

2．判断文

［１］判断文の特徴

　主語が何であるかを判断する文を判断文と言う。たとえば『史記』扁鵲倉公列伝の「扁鵲者勃海郡鄭人也」を現代漢語に直せば「扁鵲是勃海郡鄭州人」（扁鵲は勃海郡の鄭州の人である）となり、述語は主語にたいして判断の作用を果たしている。現代漢語では判断文の述語の部分には「是」が必要だが、古代漢語では判断文の主語と述語の間に「是」を必要とせず、直接に名詞あるいは名詞性フレーズを述語とする。そのため、語法書によってはこうした文を名詞述語文と呼んでいる。

●臣、斉勃海秦越人也、
　　（臣は、斉の勃海の秦越人なり）──『史記』扁鵲倉公列伝

●時珍、荊楚鄙人也、
　　（時珍は、荊楚の鄙の人なり）──李時珍『本草綱目』王世貞序

●衛、陽也、栄、陰也、
　　（衛は、陽なり。栄は、陰なり）──呉謙ら『医宗金鑑』巻１
　判断文の述語部分の語気詞「也」には、判断を助ける作用がある。時には主語の後ろに語気詞「者」を加えて、提示と停頓を表示することがある。すなわち語気はここで少しく間をおき、同時に下文を引き出す役目をする。この「者」を用いて提示・停頓し、「也」字を用いて締めくくる文は、古代漢語の判断文の典型である。

●風者、百病之始也、
　　（風なる者は、百病の始めなり）──『素問』生気通天論篇

●熱病者、皆傷寒之類也、
　　（熱病なる者は、皆な傷寒の類なり）──『素問』熱論篇

［２］古代漢語の判断文の中の「是」の意義

　古代漢語の判断文においても、ときには「是」が出現するが、その大多数は代名詞であって、判断を表示する繋詞（繋辞）ではない。

●五蔵者、中之守也、中盛蔵満、気勝傷恐者、声如従室中言、是中気之湿也、言而微、終日

乃復言者、此奪気也、倉廩不蔵者、是門戸不要也、水泉不止者、是膀胱不蔵也、

（五蔵なる者は、中の守なり。中盛んにして蔵満ち、気勝りて恐に傷らるる者、声 室中従り言うが如き、是れ中気の湿なり。言いて微、終日乃ち復た言う者は、此れ気を奪するなり。倉廩（そうりん）蔵（ぞう）せざる者は、是れ門戸要せざるなり。水泉止まざる者は、是れ膀胱蔵せざるなり）——『素問』脈要精微論篇

●狂言者、是失志也、

（狂言する者は、是れ志を失うなり）——『素問』評熱病論篇

　以上の「是」はいずれも代名詞であって、上に述べた情況の代わりを果たしている。ゆえに、ときには指示代名詞「此」を用いることができる。現代漢語に訳す際には、主語と述語の間に繋詞の「是」が必要であるが、これは判断文全体についての翻訳であって、代名詞の「是」を翻訳したものではない。古代漢語の判断文中の代名詞「是」は「これ・この」と訳せるが、訳出しなくともよいこともある。

　先秦の文語文では、「是」はほとんどが指示代名詞である。後代の作者が古典を模倣する場合は、先秦の文のように判断文には「是」を用いていないが、おおよそ秦漢以後、「是」は次第に繋詞としての性質を獲得し、その語法上の作用は現代漢語の「是」と変わらなくなった。

●食頃、吐出三升許虫、赤頭皆動、半身是生魚膾也、

（食頃にして、三升許（ばか）りの虫を吐き出だす。赤頭皆な動く。半身 是れ生魚の膾（なます）なり）
　　——『三国志』華佗伝

●有若蛇者従創中出、便以鉄椎横貫蛇頭、蛇在皮中揺動良久、須臾不動、牽出長三尺許、純是蛇、

（蛇の若き者有り、創中（よ）り出づ。便ち鉄椎を以て横に蛇頭を貫く。蛇は皮中に在って揺動すること良（やや）久しく、須臾（しゅゆ）にして動かず。牽き出だせば長さ三尺許り、純なる是れ蛇なり）——『後漢書』華佗伝の注に引く「華佗別伝」

●九巻是原本経脈、其義深奥、不易覧也、

（九巻 是れ経脈を原本（げんぽん）し〔たずね〕、其の義は深奥にして、覧（み）ること易からざるなり）
　　——『甲乙経』皇甫謐序

［3］「非」と「乃」の述語に対する修飾

　判断文において、もし否定の判断を表現する必要があれば、述語の前に否定副詞「非」を加える。述語は副詞の修飾を受けられるので、判断文の述語がたとえ名詞あるいは名詞

性フレーズからなっていたとしても、その文中における述語の性質に何らかわりはなく、当然ながら副詞「非」の修飾を受けられる。否定の判断文の中の「非」を、現代漢語に訳せば「不是」となるが、だからといってそれが否定性の繋詞であるという訳ではない。

●扁鵲、非常人也、

（扁鵲は、常人には非ざるなり）——『史記』扁鵲倉公列伝

　　現代漢語になおせば「扁鵲、不是一个普普通通的人」となる。「常人也」は名詞性の述語であり、否定副詞「非」はその述語部分全体を修飾しているのである。

●如此而責薬之不効者、非薬之罪也、

（此の如くにして薬の効かざるを責むるは、薬の罪に非らざるなり）——沈括『良方』自序

　　「非薬之罪也」とは薬物のあやまちでないということ。「薬之罪也」は文中の述語であり、「非」字は述語全体を修飾している。

　副詞「乃」が判断文の述語部分を修飾するときには、判断を強める作用がある。

●麻黄、乃肺経専薬、

（麻黄は、乃ち肺経の専薬なり）——李時珍『本草綱目』巻15麻黄

　　述語の前に「乃」を用いると、判断を強調し、弁別するといった意味合いとなる。つまり麻黄は、肝経の薬でも、心経の薬でもなく、「これこそ肺経の専薬だ」ということを示している。

●華元化曰、肺者、生気之原、乃五蔵之華蓋、

（華元化曰く、肺なる者は、生気の原、乃ち五蔵の華蓋なり、と）——李中梓『医宗必読』改正内景蔵府図説

　　「五蔵之華蓋」は文中の述語であり、副詞「乃」はその述語全体を修飾している。

3．受身文

　一般的な文では、主語は動作を行うものである。たとえば「扁鵲言」では、「扁鵲」は文の主語であり、「言」という動作を行っている。ところが受け身を表示する文においては、主語は動作を行うものではなくて、逆に動作を受け止めるものである。このような文を受身文と呼ぶ。現代漢語では、受け身を表す文は「被」で表現されるが、古代漢語ではおおむね以下の３つの表現方式を用いる。

第3章◆語法

[1] 動詞の前に受け身の意味を表示する「見」「見〜於」や「被」を用いる。

●明堂闕庭、尽不見察、
　（明堂と闕庭は、尽く察せられず）──張仲景『傷寒論』自序
　　明堂と闕庭は、いずれも医者に仔細に観察されていない。

●是編者倘亦有千慮之一得、将見択於聖人矣、何幸如之、
　（是の編する者に倘し亦た千慮の一得有り、将に聖人に択ばれんとすれば、何ぞ幸いなること之に如かん）──張介賓『類経』自序
　　この著作に仮に「千慮の一得」があり、さらにそれが賢哲の人に受け入れられたとしたら、どうして他にもっと幸せなことなぞあろう。

●医者与其逆病人之心而不見用、不若順病人之心而獲利也、豈復計病者之死生乎、
　（医者は其の病人の心に逆らいて用いられざるよりは、病人の心に順いて利を獲るに若かざるなり。豈に復た病者の死生を計らんや）──張従正『儒門事親』汗下吐三法該尽治病詮

●病在陽、応以汗解之、反以冷水潠之、若灌之、其熱被劫不得去、弥更益煩、肉上粟起、意欲飲水、反不渴者、服文蛤散、
　（病 陽に在れば、応に汗を以て之を解くべきに、反って冷水を以て之を潠き、若しくは之に灌げば、其の熱は劫かされて去るを得ず、弥いよ更に益ます煩し、肉上粟起し、意は水を飲まんと欲するも、反って渴せざる者は、文蛤散を服す）──『傷寒論』太陽病第141条

[2] 動詞の後ろに前置詞「于（あるいは「於」）」を置いて、動作の主動者を仲介する。「于」の後の名詞あるいは名詞性フレーズこそが、動作の主体である。

●冬傷於寒、春必温病、
　（冬 寒に傷らるれば、春 必ず温病す）──『素問』陰陽応象大論篇
　　冬に寒邪に傷なわれると、春になって必ず温病を引き起こす。

●拘於鬼神者、不可与言至徳、
　（鬼神に拘わるる者は、与に至徳を言うべからず）──『素問』五蔵別論篇
　　鬼神などの迷信に束縛された人とは、この深遠な道理を論ずることはできない。

●〔患者〕更惑於群医之議陰証者居多、乃進附子湯、
　（更に群医の陰証を議する者多きに居るに惑わされ、乃ち附子湯を進む）──呉又可『温疫論』体厥の医案

157

患者はさらにこれを陰証と考える多くの医者に惑わされ、こうして附子湯を飲んだ。

3 「為A所B」（AのBする所と為る）の文型を用いて受け身を表示する。

● 使後之習是術者、不致為庸俗所詆毀、
（後の是の術を習う者をして、庸俗の詆毀(ていき)する所と為るを致さざらしむ）――趙学敏『串雅』序

● 室中床榻卓椅、漆気薫人、忽大悟曰、余得之矣、亟命別遷一室、以螃蟹数斤生搗、遍敷其身、不一二日腫消痘現、則極順之症也。蓋其人為漆所咬、他医皆不識云、
（室中の床榻卓椅、漆の気 人を薫ず、忽ち大いに悟りて曰く、余は之を得たり、と。亟(すみ)やかに別に一室に遷(うつ)るを命じ、螃蟹(ほうかい)数斤を以て生にて搗(とう)き、遍く其の身に敷す。一二日ならずして腫消え痘現る。則ち極めて順の症なり。蓋し其の人は漆の咬する所と為るに、他医は皆な識らずと云う）――陸以湉(りくいてん)『冷廬医話』今書

4．語順

　文中の単語の順序を語順という。古代漢語と現代漢語とを問わず、語順の問題は非常に重視される。単語がどのような順序で並ぶかは、意思の伝達ときわめて密接に関係しているからである。同じ単語でも、語順の違いによって、表現する内容に違いが生ずる。
　古今の漢語の語順は、時の流れに従って多少は変化したが、総体的にみれば変わらない点がほとんどで、変わった点は副次的なものである。古今の漢語における文の主要成分である主語と述語の順序は主語が前で述語が後ろである。述語が目的語を必要とする場合は、目的語は通常は述語の後ろに置かれる。連体修飾語を用いて主語や目的語を修飾する時には、それは被修飾語の前に置かれる。連用修飾語と補語の位置は、いずれも述語を中心として、述語を前から修飾するものを連用修飾語といい、述語を後ろから補充説明するものを補語という。文成分の順序は、古今の漢語に共通したものである。このことは古今の漢語における語法上の継承性と安定性を十分に示している。したがって、中国人が古代の著作を読むには語順の問題は大きな妨げにならない。
　古今の漢語の語順はおおむね同じであると指摘したが、まったく変化がないわけではない。変化はあるがただ大きくはないというだけである。そこでここでは主として古今の漢語における語順の相違点をいくつか紹介する。

[1] 目的語の前置

　古代漢語では、目的語は述語の後ろに置かれるが、特定の条件のもとでは動詞の前に置かれる。

1　疑問を表す文を疑問文と呼ぶ。疑問文の中で、疑問代名詞が目的語になるときには、動詞の前に置く。よく使われる疑問代名詞には「何」「誰」「安」などがあるが、こうした代名詞が動詞の目的語となるときには、必ず動詞の前に置かなければならない。

●血脈治也、而何怪、

　　（血脈治まるなり。而（なんじ）何をか怪しむ）——『史記』扁鵲倉公列伝

　　病人の血脈は正常です。あなたは何を怪しむのですか。これは疑問文である。「何」は疑問代名詞であり、「怪」の目的語となって、動詞の前に置かれた。

●捨甘草其何従、

　　（甘草を捨（す）てて其れ何に従う）——鄒澍『本経疏証』甘草

　　甘草を捨てて何を用いることができるか。「何」は疑問代名詞であり、疑問文においては動詞「従」の前に置かなければならない。

●咎将誰帰、

　　（咎は将に誰に帰せん）——汪機『鍼灸問答』巻上

　　過ちは誰のせいにするのか。

●皮之不存、毛将安附焉、

　　（皮の存せずんば、毛は将に安（いず）くに附かんとするや）——『傷寒論』張仲景序

　　皮がまったくなかったら、毛はどこに付着できるというのか。「安」は疑問代名詞であるから動詞「附」の前に置かれる。

疑問代名詞が前置詞の目的語となるときにも、やはり前置詞の前に置かれる。

●何以言太子可生也、

　　（何を以て太子は生くべしと言うや）——『史記』扁鵲倉公列伝

　　何を根拠に太子が生き返るというのか。これは疑問文である。「何以」は前目（前置詞＋目的語）フレーズで、述語「言」の連用修飾語をなす。「何」は前置詞「以」の目的語であるので前置詞の前に置かれる。

●脈病欲知愈未愈者、何以別之、

　　（病を脈して愈ゆると未だ愈えざるとを知らんと欲する者は、何を以てか之を別（わか）つ）
　　——『傷寒論』弁脈法

　　「何以別之」とは、何を根拠にそれを分別するのかという意味。

●恬淡虚無、真気従之、精神内守、病安従来、

（恬淡虚無なれば、真気 之に従い、精神 内に守る、病 安く従り来らん）──『素問』上古天真論篇

「病安従来」とは病がどこから来るかという意味。「安」は疑問代名詞で前置詞「従」の目的語であるから、「従」の前に置かれる。

2　否定の意味を表す文を否定文とよぶ。古代漢語では否定文は「不」「未」「莫」などの否定副詞を含む。また、目的語が代名詞である場合は、その代名詞目的語は動詞の前に置かれる。

●下此以往、未之聞也、

（此れを下って以往〔このかた〕、未だ之を聞かざるなり）──『傷寒論』序

これは否定文である。「未之聞也」とは、このことについては聞いたことがないという意味。この文の否定副詞は「未」であり、「之」は動詞「聞」の目的語になっているから、動詞の前に置く必要がある。

●或曰、内経言火不一、往往於六気見之、言臓腑者未之見也、

（或るひと曰く、内経の火を言うこと一ならず、往々にして六気において之を見るも、臓腑を言う者は未だ之を見ざるなり、と）──朱震亨『格致余論』相火論

●予向日従軍于江淮之上、一舟子病、予診之、乃五実也、予自幼読医経、嘗記此五実之証、竟未之遇也、

（予は向日〔過日〕、江淮の上に従軍す。一舟子病み、予 之を診るに、乃ち五実なり。予は幼きより医経を読み、嘗に此の五実の証を記す〔憶えている〕も、竟に未だ之に遇わざるなり）──張従正『儒門事親』五虚五実攻補懸絶法

●子和所療多貧賎、故任受攻、立斎所療多富貴、故任受補、子和一生豈無補剤成功、立斎一生寧無攻剤獲効、但著書立言則不之及耳、

（子和〔張従正〕の療する所は貧賎多し。故に攻を任受す。立斎〔薛己〕の療する所は富貴多し。故に補を任受す。子和は一生 豈に補剤して功を成せしこと無からんや、立斎は一生 寧ぞ攻剤して効を獲しこと無からんや。但だ書を著し言を立てるに、則ち之に及ばざるのみ）──李中梓『医宗必読』富貴貧賎治病有別論

「不之及」とはつまり「不及之（之に及ばず）」の意味である。否定文の中に否定副詞「不」があるので、目的語である代名詞「之」を動詞述語「及」の前に置いた。

●甘草解百薬毒、如湯沃雪、不我欺也、

（甘草の百薬の毒を解くこと、湯を雪に沃ぐが如く、我を欺かざるなり）──鄒澍『本経疏証』甘草

「我」は代名詞であり、否定副詞「不」のある否定文の中では、動詞「欺」の前に置かねばならない。

●予恐人之惑於補而莫之解、故続補説於先生汗下吐三論之後、

（予は人の補に惑いて之を解すること莫きを恐る。故に補を続けて先生の汗下吐三論の後に説く）――張従正『儒門事親』巻3補論[28]

「莫之解」とは、それを理解しないという意味。目的語「之」は動詞述語「解」の前に引き出される。

3 「是」「之」で目的語を前置する

古代漢語では、目的語の意味を強調するために、しばしば目的語を動詞の前に置く。目的語を強調したいのに、疑問文でも否定文でもない場合は、どのようにして目的語を前置させるのか。その方法は代名詞の「之」や「是」を目的語と動詞の間に置き、目的語を動詞の前に置くのである。

●競逐栄勢、企踵権豪、孜孜汲汲、惟名利是務、

（栄勢を競逐し、権豪を企踵し、孜孜汲汲として、惟だ名利のみ是れ務（もと）む）――『傷寒論』張仲景序

「名利」は「務」の目的語であり、代名詞「是」を通して再帰し、動詞の前に引き出される。「唯（惟）…是～」（唯だ…のみ是れ～す）は、古代漢語では固定的で習慣的な言い回しになっている。目的語の前に範囲を表示する副詞「唯（惟）」を加えることによって、目的語を強調するばかりでなく、目的語に単一性と排他性を持たせている。この種の「唯…是～」は、現在でもいくつかの成語にみられる。たとえば「唯命是聴（絶対服従する）」、「唯命是従（絶対服従する）」「唯利是図（ただ利益だけを目的とする）」「唯你是問（他の人ではなく君に質問している）」などである。

［2］前置詞「以」による目的語前置

上に述べたように、疑問文の前置詞の目的語がもし疑問代名詞であれば、その代名詞は必ず前置詞の前に出される。

●何以見之、

（何を以てか之を見る）――張介賓『景岳全書』小児則総論

---

28)『儒門事親』は張従正の死後に編纂されたもので、その門人の著作も含む。この補論もその1つであり、「先生」とは張従正のことである。

しかし、その前置詞は「以」のみには限定されない。

●病安従来、

　（病　安く従り来らん）――『素問』上古天真論篇

　ここでは、疑問文に限らず、どのような場合でも、前置詞「以」の目的語を強調するために、目的語を「以」の前に置くことができることを取りあげる。この用法は、古代漢語では大量に存在するので、とくに項を立てて説明する。

●第以人心積習既久、訛以伝訛、即決長波猶虞難滌、
　（第だ人心の積習既に久しきを以て、訛を以て訛を伝え、即ち長波を決するも猶お滌い難きを虞る）――張介賓『類経』自序
　「訛以伝訛」は、「以訛伝訛（正しくないことをさらに誤って伝える）」の意味で、目的語「訛」を強調するために、前置詞「以」の前に置いた。

●喩昌曰、天、積気耳、地、積形耳、人、気以成形耳、
　（喩昌曰く、天は、積気のみ、地は、積形のみ、人は気を以て形を成すのみ、と）
　――喩昌『医門法律』一明胸中大気之法
　「気以成形」は、「以気成形」と同じ。「気」は前置詞「以」の目的語であり、強調するために前置詞の前に置かれる。

●予是以知其為後世所撰、
　（予は是を以て其の後世の撰する所と為すを知る）――繆希雍『神農本草経疏』論五運六気之謬
　「是以」の「是」は、前置詞「以」の目的語であり、「是」の指す事物を強調するために、前置詞の前に置かれる[29]。

●一以当十、
　（一を以て十に当たる）――『史記』項羽本紀

●夜以継日、
　（夜を以て日に継ぐ）――『荘子』至楽
　これらも目的語を前置詞「以」の前に置いた例である。

---

29) 訓読では「是以」は「ここを以て」、「以是」は「これを以て」と読み分ける。

［3］述語の前置

古代漢語では、述語は通常は主語の後ろに置かれるが、述語を強調したい場合は、述語を主語の前に置く。述語の部分には往々にして感嘆を表す語気詞がつく。

◉悉乎哉、問也、
　（悉(つ)くせるかな、問いや）——『素問』霊蘭秘典論篇
　　なんと詳細なのだろう、あなたの提出した問題は。「悉」は述語であり、「乎哉」は語気詞である。「問」が主語である。述語を強調するために、主語の前に置かれている。

◉睟然貌也、臞然身也、津津然談議也、
　（睟然(すいぜん)〔艶のあるさま〕たるかな貌や、臞然(くぜん)〔痩せたさま〕たるかな身や、津津然(しんしんぜん)〔味わい深いさま〕たるかな談議や）——李時珍『本草綱目』王世貞序
　　これは形容詞を述語とした描写文であり、「睟然」「臞然」「津津然」は3つの文の述語となり、これを強調するために、主語の前に置かれている。

◉善哉、医乎、
　（善きかな、医や）——劉禹錫『鑑薬』

［4］連体修飾語の位置

現代漢語では、たとえば「高大的楼房」のように、連体修飾語「高大的」は被修飾語「楼房」の前に置かれる。しかし、古代漢語では連体修飾語が被修飾語の後ろに置かれることがある。これを連体修飾語の後置という。当然、古代漢語でも、すべての連体修飾語が後置されるというわけではない。所有を表す連体修飾語は、一般に被修飾語の前に置かれる。

◉佗之絶技、凡此類也、
　（佗の絶技は、凡そ此の類なり）——『三国志』華佗伝

◉此医人之膏肓也、
　（此れ医人の膏肓なり）——孫思邈『千金要方』序例・大医精誠

　修飾、限定を表す連体修飾語は、通常は被修飾語の後に置かれる。これによって被修飾語を強調できるだけでなく、文を流暢にして修辞の効果を高められる。
　古代漢語の連体修飾語の後置では、通常は被修飾語と連体修飾語の間に「之」を加え、連体修飾語の後に「者」を用いて連体修飾語の後置の目印とする。

●予治方最久、有方之良者、輒為疏之、
　（予は方を治むること最も久し。方の良き者有れば、輒ち為に之を疏す）――沈括『良方』自序
　　「有方之良者」は「有良方（良い処方が有る）」という意味である。古代漢語の行文（文章の作り方）の習慣に照らせば、こうした性質の連体修飾語は被修飾語の後に置いて、連体修飾語の後を「者」で切り、被修飾語の後に「之」字を加えねばならない。

●採漢唐書録古医経之存於世者、得数十家、
　（漢唐の書録、古医経の世に存する者を採り、数十家を得たり）――『素問』林億序
　　「古医経之存於世者」とは、つまり「世の中に存在する古代の医経」という意味である。

●以本草考之、吐薬之苦寒者、有豆豉、瓜蔕、茶末、梔子、黄連、苦参、大黄、黄芩、
　（本草を以て之を考うるに、吐薬の苦寒なる者には、豆豉、瓜蔕、茶末、梔子、黄連、苦参、大黄、黄芩有り）――張従正『儒門事親』巻2凡在上者皆可吐式
　　「吐薬之苦寒者」とは、苦寒の（性質を持つ）吐薬という意味である。

　被修飾語の後の「之」は用いなくてもよいときがあるが、連体修飾語の後の「者」は不可欠である。

●阿従佗求方可服食益於人者、
　（阿は佗従り方の服食して人に益すべき者を求む）――『後漢書』華佗伝

●扁鵲至虢宮門下、問中庶子喜方者、
　（扁鵲は虢の宮門の下に至り、中庶子の方を喜む者に問う）――『史記』扁鵲倉公列伝
　　「中庶子喜方者」は、方術を喜む中庶子という意味である。

5．省略

　文成分の省略は、古今の漢語のいずれにも見られる。正確な意味の伝達にさしつかえなければ、どのような文成分でも省略できるし、そのほうがむしろ文章が簡潔になる。
　文成分の省略は古代漢語に多く見られるが、1つには古文が簡潔を尊ぶことと関係し、1つには古代漢語には主語の三人称代名詞がないことと関係する。古代漢語の三人称代名詞「之」と「其」は、一般に主語にはなれない。主語を示す必要がある時には、何度も前の話を繰り返すしかなく、文章はしたがって散漫なものとなる。くり返しを避けるために主語は省略される。
　文成分の省略には、主として以下のいくつかの情況がある。

第3章◆語法

[1] 主語の省略

主語は文の主要な成分の1つであり、一般的に文にはすべて主語がある。ただし以下のような条件のもとでは、主語は省略できる。

1 対話のとき

古代漢語で対話を表すときに、文脈から主語が明らかな場合は主語は省略できる。

● 扁鵲至虢宮門下、問中庶子喜方者曰、太子何病、国中治穣過於衆事、中庶子曰、太子病気血不時、交錯而不得泄、暴発於外、則為中害、精神不能止邪気、邪気蓄積而不得泄、是以陽緩而陰急、故暴蹶而死、扁鵲曰、其死何如時、(中庶子)曰、鶏鳴至今、(扁鵲)曰、収乎、(中庶子)曰、未也、其死未能半日也、(扁鵲)言臣斉勃海秦越人也、家在於鄭、未嘗得望精光、侍謁於前也、聞太子不幸而死、臣能生之、

(扁鵲 虢の宮門の下に至る。中庶子の方を喜む者に問いて曰く、太子は何の病ぞ、国中の穣を治すること衆事に過ぎたり、と。中庶子曰く、太子の病、気血時ならず、交錯して泄するを得ず、暴かに外に発して、則ち中害を為し、精神は邪気を止むる能わず、邪気は蓄積して泄するを得ず、是を以て陽緩みて陰急す、故に暴かに蹶して死す、と。扁鵲曰く、其の死するは何如の時か、と。曰く、鶏鳴より今に至れり、と。曰く、収めたるか、と。曰く、未だしなり、其の死は未だ半日なること能わざるなり、と。言げよ、臣は斉の勃海の秦越人なり、家は鄭に在り、未だ嘗て精光を望み、前に侍謁するを得ざるなり、太子 不幸にして死すと聞く、臣は能く之を生かさん、と)——『史記』扁鵲倉公列伝

この例は甚だ啓発性に富んでいる。例文の前半は扁鵲と中庶子の対話で、話し手が交互になっていることははっきりしている。よって、文章を簡潔にするために主語の「扁鵲」と「中庶子」を省略したが、読者に誤解されることはない。

2 話し手が1人のとき

自ら語るとか、あるいは他者に向かって自己の事情を述べる場合は、当然主語は話している本人である。このことは、他者にも明白であるから主語はやはり省略できる。

● (余)感往昔之淪喪、(余)傷横夭之莫救、(余)乃勤求古訓、(余)博采衆方、(余)撰用素問九巻八十一難陰陽大論胎臚薬録、(余)并平脈弁証、(余)為傷寒雑病論合十六巻、

(往昔の淪喪に感じ、横夭の救い莫きを傷み、乃ち勤めて古訓を求め、博く衆方を采り、素問・九巻・八十一難・陰陽大論・胎臚薬録を撰用し、平脈弁証と并せ、傷寒雑病論合せて十六巻を為る)——『傷寒論』張仲景序

3 前文中の語を主語とするとき

もし、主語が前の文にあり、内容が正確に表せるならば後の文の主語は省略できる。

●劉子間居、（劉子）有負薪之憂、（劉子）食精良弗知其旨、

（劉子 間居して、負薪の憂い有り、精良を食うも其の旨を知らず）——劉禹錫「鑑薬」

　３つの文とも「劉子」が主語なので、前の文を受けて後の２つの文の「劉子」が省略されている。

●佗嘗行道、見有病咽塞者、（佗）因語之曰、向来道隅有売餅人、萍齏甚酸、可取三升飲之、病自当去、（咽塞者）即如佗言、（咽塞者）立吐一蛇、（咽塞者）乃懸於車而候佗、

（佗 嘗て道を行き、病みて咽塞する者有るを見、因りて之に語りて曰く、向来に道の隅に餅を売る人有り、萍齏甚だ酸、三升を取りて之を飲むべし、病自ら当に去るべし、と。即ち佗の言の如くすれば、立ちどころに一蛇を吐く。乃ち車に懸けて佗を候う）——『後漢書』華佗伝

　この例文は主語は単一ではない。１つは「華佗」であり、１つは「咽塞者」である。どれを省略したのか詳しく分析しなければならない。文脈を根拠にすれば、最初の（　）は「華佗」を省いたのであり、後の３つの（　）は「咽塞者」を省いたのである。

●曹操聞而召佗、（佗）常在左右、

（曹操 聞きて佗を召し、常に左右に在り）——『後漢書』華陀伝

　後の文の主語「佗」は、前の文を承けて省略された。

［２］述語の省略

　述語は文の最も重要な部分であるから、一般には省くことはできない。ただし、一定の文脈においては省かれることがある。

●五蔵六府皆令人欬、非独肺（令人欬）也、

（五蔵六府皆な人をして欬せしむ、独り肺のみに非ざるなり）——『素問』欬論篇

●医和曰、上医医国、其次（医）疾人、

（医和曰く、上医は国を医し、其の次は疾人なり、と）——『国語』晋語

●弁之之法、（弁）陰陽、寒熱、蔵府、血気、表裏、標本先後、虚実緩急七者而已、

（之を弁ずるの法は、陰陽、寒熱、蔵府、血気、表裏、標本先後、虚実緩急の七者而已）
——鄒澍『本経疏証』甘草

[3] 目的語の省略

●沛相陳珪挙（華佗為）孝廉、太尉黄琬辟（之）、皆不就、
（沛の相の陳珪は孝廉に挙げ、太尉の黄琬は辟すも、皆な就かず）——『後漢書』華佗伝
　　沛の宰相である陳珪は華佗を孝廉として推挙し、太尉の黄琬もまた華佗を召して用いようとしたが、華佗はいずれも行かなかった。目的語の「華佗」は上の文で既に言及しているから、ここで省略しても誤解をまねくようなことはない。

●命僕俟前売薬人過、邀（之）入坐、飲（之以）巨鍾、語之曰、我見隣里服汝薬多効、意欲得方、儻以（之）伝我、此諸物為銀百両、皆以（之）相贈不吝、
（僕に命じて前の売薬人の過ぎるを俟ち、邀えて入りて坐さしめ、巨鍾（大きな酒器）もて飲ましめ、之に語りて曰く、我隣里に汝の薬を服して多く効あるを見、意は方を得んと欲す、儻し以て我に伝えれば、此の諸物は銀百両と為る、皆な以て相い贈りても吝まず、と）——張杲『医説』治痰嗽

●阿従佗求可服食益於人者、佗授（之）以漆葉青黏散、
（阿は佗従り服食して人に益すべき者を求む。佗授くるに漆葉青黏散を以てす）
——『三国志』華佗伝
　　省略された目的語「之」は、樊阿を指す。

[4] 前置詞およびその目的語の省略

　　古代漢語では前置詞を省くことがある。省略された前置詞には注意しなければならない。どの前置詞が省略されているか判断できれば、古書の読解力の向上に大いに役立つ。

1　前置詞「於（于）」の省略

　　「於」は古代漢語では幅広く用いられる前置詞であり、したがって省略される機会も多い。

●病入舎於肺、名曰肺痹、発欬上気、弗治、肺即伝而行之（於）肝、病名曰肝痹、……弗治、肝伝之（於）脾、病名曰脾風、
（病入りて肺に舎る、名づけて肺痹と曰う、欬を発し上気す。治せざれば、肺は即ち伝えて之を肝に行る、病名づけて肝痹と曰う、……治せざれば、肝之を脾に伝え、病名づけて脾風と曰う）——『素問』玉機真蔵論篇

●彭城婦人夜之廁、蠆螫其手、呻呼無頼、佗令温湯近熱、漬手（於）其中、卒可得寐、
（彭城の婦人夜廁に之く。蠆其の手を螫す、呻呼して頼無し。佗温湯をして熱に

近からしめ、手を其の中に漬さす。卒かに蘇るを得べし）――『三国志』華佗伝

● 扁鵲名聞（於）天下、
（扁鵲の名天下に聞こゆ）――『史記』扁鵲倉公列伝

● 肺脈起（於）中焦、
（肺脈は中焦に起こる）――呉師機『理瀹駢文』続増略言・与同人析外治之疑義

● 故清陽為天、濁陰為地、地気上為雲、天気下為雨、雨出（於）地気、雲出（於）天気、
（故に清陽は天と為り、濁陰は地と為る。地気は上りて雲と為り、天気は下りて雨と為る。雨は地気より出で、雲は天気より出づ）――『素問』陰陽応象大論篇

2 前置詞「以」の省略

● 中古之治、病至而治之（以）湯液、
（中古の治は、病至りて之を湯液もて治す）――『素問』移精変気論篇

● 上古神農始嘗草木而知百薬、黄帝諮訪岐伯、伯高、少兪之徒、内考五蔵六府、外綜経絡、血気、色候、参之（以）天地、験之（以）人物、
（上古の神農は始めて草木を嘗めて百薬を知り、黄帝は岐伯・伯高・少兪の徒に諮訪し〔といたずね〕、内に五蔵六府を考え、外に経絡・血気・色候を綜べ、之を天地もて参じ、之を人物もて験す）――『甲乙経』皇甫謐序

3 前置詞の目的語が「之」であるときは省かれることが多い。

● 拘於鬼神者、不可与（之）言至徳、
（鬼神に拘わるる者は、与に至徳を言うべからず）――『素問』五蔵別論篇

● 佗曰、脈理如前、是両胎、先生者去血多、故後児不得出也、胎既已死、血脈不復帰、必燥著母脊、乃為（之）下鍼、并令進湯、
（佗曰く、脈理 前の如し、是れ両胎にして、先に生るる者は血を去ること多し、故に後児 出づるを得ざるなり、胎 既已に死して、血脈 復帰せず、必ず燥して母の脊に著く、と。乃ち為に鍼を下し、并せて湯を進ましむ）――『後漢書』華佗伝
　　目的語「之」を省略している。「為之下鍼」とは、彼女（妊婦）に対し鍼を刺すという意味である。

● 軍吏李成苦欬、昼夜不寐、佗以為腸癰、与（之）散両銭、

（軍吏の李成 欬に苦しみ、昼夜寐ねず、佗は以て腸癰と為し、散 両銭を与う）
——『後漢書』華佗伝

● 乃出薬一丸、可兼方寸、以（之）授予、
　（乃ち薬一丸を出だすこと、兼方寸[30]可り、以て予に授く）——劉禹錫「鑑薬」

6．古代漢語によく見られる文型

　古代漢語にはよく使われる習慣的な文型があり、いずれも比較的固定した意味内容をもっているから、文型の意義と用法を把握すれば読解力を向上させるのに役立つ。

[1]「如～何」「若～何」「奈～何」（～をいかんせん）

|1| 「如何」は「何如」「若何」「奈何」とも書かれ、いずれも問いを表す[31]。この２字は連続していてもいいし、間をあけてもよい。連続しているときには、「どのような」「どうする」という意味である。

● 脈其四時動奈何、知病之所在奈何、知病之所変奈何、知病乍在内奈何、知病乍在外奈何、
　（脈 其の四時に動ずることいかん、病の在る所を知ることいかん、病の変ずる所を知ることいかん、病の乍ち内に在るを知ることいかん、病の乍ち外に在るを知ることいかん）
——『素問』脈要精微論篇

　四季（四時）の脈状はどのようなものか。脈を診て病症の所在はどのようにして知るのか。脈を診て病症が忽然として内部に在るのをどのようにして知るのか。脈を診て病症が忽然として外部に在るのをどのようにして知るのか。

● 為五穀湯液及醪醴奈何、
　（五穀の湯液 及び醪醴を為ることいかん）——『素問』湯液醪醴論篇
　五穀の湯液と醪醴を作るには、どのようにすべきなのか。

● 黄帝問曰、診法何如、
　（黄帝問いて曰く、診法はいかん、と）——『素問』脈要精微論篇
　黄帝が質問して言う、「診脈の方法とはいかなるものか」と。

---

30)「兼」は２倍。「方寸」は「方寸匕」の略。１方寸匕は約2.74ml。
31)「如何」は対処・処置などの手段・方法を問い、「何如」は方法・状態・是非を問うと基本的には違いがある。しかし、通用する場合もある。

◉若夫有疾病而保全之法何如、

　（若し夫れ疾病有りて保全するの法はいかん）――徐大椿『医学源流論』元気存亡論

　　もしも病気になったとしたら健康を保つ方法としてはどのようにするのか。

2　「如何」「若何」「奈何」の間があく場合は、2字の間にその目的語である名詞・代名詞・フレーズが挿入されて、「如〜何」「若〜何」「奈〜何」といった文型になり、「〜に対してどのような」「〜に対してどうする」という意味を表す。

◉疾之居腠理也、湯熨之所及也、在血脈、鍼石之所及也、其在腸胃、酒醪之所及也、其在骨髄、雖司命無奈之何、

　（疾の腠理に居るや、湯熨の及ぶ所なり。血脈に在るは、鍼石の及ぶ所なり。其の腸胃に在るは、酒醪の及ぶ所なり。其の骨髄に在るは、司命と雖も之をいかんともする無し）
　　――『史記』扁鵲倉公列伝

　　「其在骨髄、雖司命無奈之何」とは、疾病が深く骨髄にまで達したら、生命を司る神でもこれをどうすることもできない、ということである。「奈〜何」の間に代名詞「之」が挿入されている。

◉時因肩輿道遠、腹餓、即在病者榻前進食、見病者以手擘目観其飲啖、蓋目眶尽腫、不可開合也、問思食否、曰、甚思之、奈為医者戒余勿食何、

　（時に肩輿して道遠きに因りて、腹餓え、即ち病者の榻前に在りて食を進む。病者　手を以て目を擘き其の飲啖を観るを見る。蓋し目眶　尽く腫れ、開合すべからざるなり。食を思うや否やを問う。曰く、甚だしく之を思えども、医者　余を戒めて食する勿れと為うをいかんせん、と）――清・陸以湉『冷廬医話』巻2今書

　　医者は輿に乗ってはるばるやって来て、腹が減ったので、病人のベッドの前で食事をとった。その病人が手で瞼を押し開いて食事しているところを視ようとしているのがわかったが、病人の瞼は既に完全に腫れ上がって自由に開けることができない。医者が物を食べたいのかどうかと問うと、病人は「非常に食べたいと思う。しかし、私は（別の）医者からものを食べないようにと戒められている。どうしたらよかろうか」という。「奈〜何」の間に「為医者戒余勿食」というフレーズが挿入されている。

3　「奈〜何」は時に「若〜何」と書かれるが、意味は同じである。

◉〔晋景公〕疾病、求医於秦、秦伯使医緩為之、未至、公夢疾為二竪子、曰、彼、良医也、懼傷我、焉逃之、其一曰、居肓之上、膏之下、若我何、

　（疾　病く、医を秦に求む。秦伯は医緩をして之を為めしむ。未だ至らざるに、公は疾の二竪子と為るを夢む。曰く、彼は良医なり、懼らくは我を傷つけん、焉くにか之を逃れん、と。其の一曰く、肓の上、膏の下に居らば、我らをいかんせん、と）――『春秋左氏

伝』成公十年

　晋の景公が病気になり、秦に医者を求めた。秦伯（秦の桓公）は緩という名の医者を治療のために派遣した。緩がまだ到着する前に、景公は夢に病気が２人の子供に変ずるのをみた。その１人が、「緩は良い医者だ。私は彼がわたしたちを傷つけるのじゃないかと心配だ。どこへ逃げたらよかろうか」という。するともう１人が、「病人の肓の上、膏の下に身を隠せば、緩でも私たちをどうすることもできまい」と答えた。

［２］「何有於〜」（何ぞ〜において有らん）

　「何有於〜」は「於〜何有」と同じで、意味は「〜に対してどんな〜があるのか」である。「どんな〜があるのか」では意味が未完成なので、上下の文に基づいて適当な語句を付け加える必要がある。

●其為療也、有四難焉、自用意而不任臣、一難也、将身不謹、二難也、骨節不彊、不能使薬、三難也、好逸悪労、四難也、鍼有分寸、時有破漏、重以恐懼之心、加以裁慎之志、臣意且猶不尽、何有於病哉、此其所為不愈也、
　（其れ療を為すや、四難有り。自ら意を用いて臣に任せず、一の難なり。身を将う(やしな)を謹まず、二の難なり。骨節彊(つよ)からずして薬を使う能わず、三の難なり。逸を好みて労を悪(にく)む、四の難なり。鍼に分寸有るも、時に破漏有り、重ぬるに恐懼(きょうく)の心を以てし、加うるに裁慎の志を以てし、臣が意　且つ猶お尽せずんば、何ぞ病において有らんや。此れ其の愈えざるを為す所なり）――『後漢書』郭玉伝

　貴人の治療には４つの困難がある。第１は病人が自分の意見を押し立てて私の方法を採用しないこと。第２は病人が自分の身体の保養に注意しないこと。第３は病人の身体がもともと虚弱で、病情にあわせた薬が使用できないこと。第４は彼らが安楽を喜び苦労を嫌悪することである。たとえ鍼療法を採用するとしても、鍼にも一定の浅深の度があるが、時には突き破ることもある。それがさらに彼らを懼れさせて過度に用心深くさせ、私のほうでも精神的に重圧を受け、技術を思うように発揮できなくなる。このような状態で治療したのでは、疾病に対してどんな利点があるというのか。これがつまり彼らを治療して効果が思わしくない原因である。

［３］「何〜之有」（何の〜か之(これ)有らん）

　「何〜之有」は「どんな〜があるというのか」の意味である。

●夫如是則思患而預防之者、何患之有哉、
　（夫れ是の如く、則ち患いを思いて之を預防する者は、何の患いか之有らんや）
　――朱震亨『丹渓心法』不治已病治未病

　　　　このように疾病を預防すれば、その上さらにどんな疾病が生じるというのか。
●弁之之法、亦不過弁其表裏寒熱虚実、六者洞然、又何難治之有、
　　（之を弁ずるの法は、亦た其の表・裏・寒・熱・虚・実を弁ずるに過ぎず、六者洞然〔はっきり見通せるさま〕たらば、又た何の治し難きか之有らん）――張介賓『景岳全書』小児則総論
　　「何難治之有」とは、治療し難いことがあろうか、という意味である。

［４］「得無～乎」（～無きを得んや）

　　「得無～乎」は「おそらく～でないとは言い切れないだろう」の意味で、この文型は一種の推測と婉曲の語気を表すものである。

●扁鵲曰、其死何如時、曰、鶏鳴至今、曰、収乎、曰、未也、其死未能半日也、言臣斉勃海秦越人也、家在於鄭、未嘗得望精光、侍謁於前也、聞太子不幸而死、臣能生之、中庶子曰、先生得無誕之乎、
　　（扁鵲曰く、其の死するは何如（いずれ）の時か、と。曰く、鶏鳴より今に至れり、と。曰く、収めたるか、と。曰く、未だしなり、其の死は未だ半日なること能わざるなり、と。言げよ、臣は斉の勃海の秦越人なり、家は鄭に在り、未だ嘗て精光を望み、前に侍謁するを得ざるなり、太子不幸にして死すと聞く、臣能く之を生かす、と。中庶子曰く、先生之を誕（いつわ）ること無きを得んや、と）――『史記』扁鵲倉公列伝
　　「先生得無誕之乎」は、扁鵲が前に述べた話に対する中庶子の推測であり、語気は甚だ婉曲で、「先生は法螺を吹いて私をかついでいるんじゃないでしょうね」という意味である。

●今民生長於斉不盗、入楚則盗、得無楚之水土使民善盗邪、
　　（今 民の斉に生長するは盗まず、楚に入れば則ち盗む。楚の水土の民をして善く盗みをなさしめる無きを得んや）――『晏子春秋』内篇雑下
　　人々は斉の国に生長すると物を盗んだりしないが、いったん楚の国に入ると物を盗む。これはきっと楚の国の水土が人々に盗みをさせるわけではないとも言い切れないだろう。

［５］「不亦～乎」（また～ならずや）

　　「不亦～乎」は「どうして～でないということがあろうか」という意味である。反語の語気を通して、肯定の意味を表現する。

●夫病已成而後薬之、乱已成而後治之、譬猶渇而穿井、闘而鋳錐、不亦晩乎、
　　（夫れ病 已に成りて後に之を薬し、乱 已に成りて後に之を治するは、譬うれば猶お渇して井を穿ち、闘いて錐を鋳るがごとし、亦た晩（おそ）からずや）――『素問』四気調神大論篇

病気になってから治療し、戦乱が発生してから治めるのは、口が渇いてから慌てて井戸を掘り、戦争が起こってからやっと武器を鋳造するようなものである。どうして遅すぎないなどといえようか。

●**不終師術、惟妄是為、易古変常、自功循己、遺身之咎、不亦宜乎、**
　（師の術を終えず、惟だ妄のみ是れ為し、古を易え常を変じ、自ら功として己に循えば、身の咎を遺すも、亦た宜ならざるや）——『素問』徴四失論篇の王冰注
　師匠の医術を学び終えず、ひたすらでたらめを行い、古代の常法を改変し、自己の意志に照らして治療効果を追い求めるのであれば、過失を招くのは当然ではないか。

第4章

訓詁学

古い文献を読むとき、単語や文字によっては理解に苦しむこともあるが、これらは工具書や先人の注釈によって取り除くことができる。しかし、諸説が入り乱れて結論が出ないことがある。この時、訓詁学の知識がなければ、良い注釈を選べないし、挙げ句の果てには望文生義に陥いり、本来の意味は変わり果ててしまうだろう。

たとえば、『素問』四気調神大論篇に「道なる者は、聖人は之を行い、愚者は之を佩す」とあり、これに対し王冰は「聖人の心は道に合致しているので、つとめて道を行う。愚か者は往々にして判断ができずに固守するので、ただ佩服だけである」という。王冰は字面だけをみて解釈していて、本来の意味と異なっている。この「佩」は「倍」と解釈とすべきである。後漢の劉熙の『釈名』に「佩は、倍なり」とあり、古書では「倍」は「背」と通用し、「そむく」と解釈されている。『礼記』緇衣に「信 以て之を結べば、則ち民倍かず」とあり、民衆に信義をもって話せばけっして謀反が生じることはないという意味である。四気調神大論篇で言っていることは、聡明な人はよく客観的な法則にしたがって物事を処理するが、愚かな人は自然の法則に逆らいたがるということである。このように解釈してこそ、賢者と愚者を対比させた四気調神大論篇の意味が明白になる。

『傷寒論』太陽病篇に「遍身漐漐として、微しく似いて汗有る者は、益ます佳し」とあるが、この「似」は「嗣」と読むべきである。『爾雅』では「似」を「嗣」と解釈し、「続」という意味とする[1]。全身にたえることなく微汗をかくのは、解表剤の桂枝湯を服用した後の正常反応である。

『唐書』王珪伝には唐の医家の王燾の略伝があり、「燾の性、至孝にして、徐州の司馬と為る。母に疾有り。年を弥りて帯を廃せず、視して湯剤を絮す（視絮湯剤）」と書かれている。『四庫全書総目提要』（子部医家類・外台秘要）は「視絮の2字の意味はよくわからない。しかし、（南宋・王応麟の）『玉海』の引用文も同じなので、宋本で既にこのようになっていたことがわかる。しばらく、このままにしておく」という。「視絮」を解釈する鍵は「絮」にある。『礼記』曲礼に「羹を絮することなかれ」という句があり、後漢の鄭玄の注に「絮は調えることである」、唐の陸徳明の『経典釈文』には「絮、発音は勅慮の反、塩梅を加えること」とある。「羹を絮することなかれ」とは、よその家に招かれたら、主人に対して失礼になるのでスープに勝手に調味料を加えてはいけないという意味である。つまり、ここでは「絮」は「綿絮」ではなく「調理」と解釈すべきである。そうすれば「視して湯剤を絮す（視絮湯剤）」の意味がはっきりする。王燾は母親が病気になったときに衣帯をほどかずに、みずから看護し（視）、湯薬を調理した（絮湯剤）、という意味になる。こうすれば「燾の性、至孝」（王燾は人柄は極めて親孝行である）という評語とぴったり合う。しかし、『四庫全書総目提要』の著者はこの言葉の意味がわからなかったので、文章に誤りがあるのではないかと疑い、上述のような按語を加えたのである。

このように、語義をどのように分析し、そして解釈するかは、訓詁学の問題であり、そ

1）『爾雅』には「似」を「嗣」に解する箇所はなく、おそらく釈詁の「嗣、継也」に対する清の郝懿行の『爾雅義疏』にある「嗣、通じて似に作る。故に詩の『妣祖に似続す』の毛伝は『似は、嗣ぐなり』という」を参照したものと思われる。

れぞれに論争も多い。訓詁学とは何か。その内容・体例（記述形式）・方法はどのようなものか。そして、それらをどのように理解し運用すれば、古代の医学文献を読解するのに役立つのか。これらは真剣に学習すべき問題である。

第1節——訓詁学とは

　訓詁学は、中国の伝統言語学の1部門である。古くは言語学を「文字・訓詁・音韻の学」と呼び、「小学」ともいい、清代は「朴学」といった。
　文字学（漢字学）は、文字が作られ変化していく過程や字体を研究するもので、字形と字義との関係も含まれる。漢語学研究の基礎である。語音は、言語の外部形式[2]である。一般には古今の言語、方言・俗語の変化、文字の通用・仮借、語句の分化、とくに語音の分類法は、語音と深く関わっている。訓詁学は語義の研究が主である。語義の分析と組み合わせ、語義の体系、語義の解釈方法なども含む。訓詁学の研究対象は漢語であるが、古代漢語を研究するときにはとくに重要なはたらきをする。文字・音韻・訓詁は互いに連係している。訓詁学は語義研究をもっぱらとするが、語義の研究は文字・音韻の研究と不可分の関係にある。ゆえに訓詁学は文字学・音韻学と結合させる必要がある。
　訓詁学の起源は非常に古い。先秦の古典の本文そのものが言語の解釈の場合がある（これを正文訓詁という）。
　たとえば、『春秋左氏伝』宣公四年には「楚人は乳を穀と謂い、虎を於菟と謂う」とある。楚の国の人は、乳を穀と呼び、虎を於菟と呼ぶ。燕や斉などの国の人には理解できないので、それを説明するために左丘明が解釈を加えたのである。魯迅の『客の誚るに答う』にはこの呼び方が使われていて、「知るや否や、風を興し狂嘯する者、眸を回らして時に小於菟を看るを」とある。
　王朝によって学校の呼び方が異なる。『孟子』滕文公には「庠・序・学・校を設為りて以て之を教えよ。庠とは養なり、校とは教なり、序とは射なり。夏に校と曰い、殷に序と曰い、周に庠と曰う」というような解釈の文章がある。
　『礼記』曲礼には「人生まれて十年を幼と曰い、学ぶ。二十を弱と曰い、冠す。三十を壮と曰い、室有り」とある。20歳を「弱」と呼び、冠礼を挙行し、成年の帽子を頭に頂く。よって漢以後、20歳を弱冠と呼び、30歳は壮年と呼ばれ、結婚できる。これらはみな古代

2）口語では語音が言葉の外部形式であり、文語では字形が外部形式である。

社会の習俗と礼制の解釈である。

　以上のような正文訓詁の例は数少ない。ゆえにこれだけで詳細な訓詁学を確立することは不可能である。

　訓詁学の著作は、主に2つの類型に分類される。1つは、原文にもとづき、文字を追って具体的に語義を分析するもので、すなわち注釈である（これを伝注訓詁という）。もう1つは、原文の中から言語単位を抽出し、細かく分析して語義の体系を説明するもので、すなわち字典と辞典である（これを専書訓詁という）。

　注釈では、前漢の毛亨の『詩経詁訓伝』が『詩経』の最も古い注釈で、かつ「訓詁」を書名に採用したものである。『十三経注疏』、後漢の王逸の『楚辞章句』、唐の王冰の『黄帝内経素問注』などがこれに属す。語義の体系にしたがって分類・配列したものでは、『爾雅』が最古で、後漢の許慎の『説文解字』、魏の張揖の『広雅』、宋の陳彭年の『広韻』、清の『康熙字典』などがこれに属す。

　訓詁学は、古代の注釈書と工具書を総合してできた工具のような性格をもつ学術で、体系性を帯びた科学的言語学である。

　「訓詁」の2字は何を意味するのだろうか。唐の孔穎達は、『毛詩正義』「周南関雎詁訓伝疏」の中で、「詁訓伝」とは注釈の別名であり、『爾雅』にもとづいて『詩経』を解釈したものだと説明し、「伝とは、その意味を伝え通じるようにすること」「詁とは古いことである。古今の異なる言葉を通訳して現代人に理解できるようにすること」「訓とは道である。物の形貌を道き出して人に知らせること」といい、そして総合して「詁訓とは、古今の異なる言葉を通じさせ、物の形貌を分析することである。つまり物事の解釈はみな詁訓なのである」と定義する。この定義は非常に鋭い。清の陳澧は『東塾読書記』小学で「時間に現在と過去があるのは、空間に東西南北があるのと同じである。遠くの国とは言葉が通じない。遠く離れていれば翻訳があり、時間が距たっていれば訓詁がある。翻訳があれば異国でありながら隣り町と同じようにでき、訓詁があれば遠い昔のことでもつい昨日のようにすることができる」という。

　以上のことから、「詁」とは言葉を置き換えて、意味が理解できるようにすることだとわかる。

　時代や地域の違いによって呼び方が異なれば、解釈が必要となる。

　たとえば、『爾雅』釈天には、「夏は歳といい、商は祀といい、周は年といい、唐虞は載という」とある。1年という単位が王朝によって呼び方の異なることをいっている。

　同じ時代であっても、地区が違うことで、言語もそれぞれ異なる。

　たとえば、『詩経』の「釈文」[3]には「楚人は火を名づけを燥と曰い、斉人は㷇と曰い、呉人は烜と曰う」とある。

　以上のような時代と地域の違いにより形成された言葉は、「詁」の法を用いて意味を通じるようにしなければならない。

---

[3]『詩経』の「釈文」とは、『詩経』周南・汝墳の「王室 燬くが如し」に対する唐の陸徳明の『経典釈文』を指す。

「訓」とは「形を道(みちび)く」方法であり、換言すれば語彙の概念を具体的に描述することである。

たとえば、『詩経』大雅・皇矣に「馘(こうい)する攸(か)安安(ところ)たり」とあり、これに対して毛亨は「降伏しない者は殺し、その左耳を献上することを馘という」と注釈する。これはとりもなおさず「馘」の具体的な解釈である。

『爾雅』釈山に「大きくて高い山を崧(すう)と曰い、小さくて高い山を岑(しん)と曰う」とあるが、これも「崧」と「岑」を具体的に描写したものである。

「訓詁」はまた、字詞（文字・単語）の本義と引伸義も解説する。許慎の『説文』言部に「詁とは、故言を訓ずるなり」とある。「故」とは本源という意味であり、この説解は字詞の本義を探索するという意味である。『広雅』釈詁には「訓とは順(したが)うなり」とあり、「訓」とは筋道にしたがって字詞の引伸義を研究することである。

本義とは、字詞のもともとの意味、あるいは根本の意味ということができる。

たとえば、「陸」の本義は「高くて平らな場所」である。しかし、『荘子』馬蹄には「足を翹(あ)げて陸(と)ぶ」とあり、この「陸」はけっして高くて平らな場所を意味するのではなく、「跳躍」と解釈する必要がある。この跳躍という意味は「高い」という意味から引伸あるいは派生したものである。

「理」は『説文』玉部に「玉を治む」とあり、これが本義であるが、『孟子』にみえる「皐陶(こうよう)は理為(た)り」の「理」は裁判官を指しているし、『楚辞』離騒の「吾れ謇(けんしゅう)修をして以て理を為さしむ」の「理」は、使者の意味である。これら「理」の意味は、玉を治める意味から派生してできたものである。

『説文』は字形の構造あるいは字音から本義を分析することに重きを置いているが、引伸義についても軽視してはいない。

たとえば、穴部で「突」を「犬 穴中より暫(にわか)に出づるなり」と解釈しているが、これは字形から意味を分析したものである。「暫」は短い時間の意味で、「突」は犬がすばやく穴の中から出てくることだと説明している。「突出」はその本義であり、不意を突かれる意の「突然」はその引伸義である。

西部には「囟(あ) 鳥 巣上に在り、日 西方に在りて鳥棲む、故に因りて以て東西の西と為す」とあり、「西」は鳥が巣の中にいる形を象どったものであり、字音から棲息の意味であると説明している。「西」「栖(せい)」「棲(せい)」は実質上はもともと１つの字であり、停止という意味をもっている。西は太陽の停止するところと考えていたのである。「西」の本義は休止であり、方角の「西」は意外にもその引伸義なのである。

丸部に「鴉(い)」がある。これは「丸」から派生したものである。許慎の説解に「鷙鳥(しちょう)食い已(お)わり、其の皮毛を吐きて丸の如し、丸に从(したが)う、咼(か)の声」とある。これは古代の人が文字を造る際にいかに真剣に考え、調査・研究を重視したかを物語っている。鷲や鷹などの猛禽は、鳥や小動物を捕食するときに毛や皮も丸ごと飲み込み、食後に皮毛をこね合わせて丸い団子状にして吐き出す。これを名付けて「鴉」という。現代の観察によっても、フクロウがネズミを捕食するときに同様の行動をとることが明らかになっている。

以上により、『説文』が字詞の本義を把握するのに大いに役立ち、字詞の本義がわかれ

ば要点を押さえたのに等しく、その引伸義についても論理的に推論することができるということがわかる。

　訓詁学は前漢・後漢から清代まで、次第に発展して成立した学問である。清代は多くの言語文字学者を輩出した。たとえば、顧炎武、戴震、王念孫、王引之、郝懿行、兪樾、段玉裁、朱駿声、阮元などであり、彼らの貢献は非常に大きい。その中で王引之の『経伝釈詞』、兪樾の『古書疑義挙例』、阮元の『経籍纂詁』は、古今の訓詁学を大成したものである。清代の学者たちは文字の形・音・義の体系を完成させ、言語・文字の法則を運用して、古書の注釈を研究した。さらに漢・唐の注釈の漏れを補充し、誤りを修正した。現在でも彼らの業績はまったく価値を失っていない。

第2節──訓詁学の内容

　一般に、訓詁学はただ字音・語義を説明するものと考えられているが、この見方は全てを言い表してはいない。訓詁学の任務は、言語を解釈して意味が通じるようにし、読者にわかりやすく説明することである。近代の言語学者の黄侃の言を借りていえば、言語を用いて言語を解釈することである。

　訓詁学の内容は次の通りである。（1）字詞の解釈、（2）語法の説明、（3）句読の分析、（4）修辞の説明、（5）大意の解釈・中心となる思想の説明。

1．字詞（文字・単語）の解釈

　字詞を解釈するのは訓詁学の主要な内容である。その方法は多様で、互訓・推原・義界の確定という3つの形式がある。細分すれば、形訓・声訓・同訓・通訓[4]などもあるが、互訓・推原・義界の確定と組み合わせて説明することにし、個々には解説しない。

4）形訓は、字形の構造を分析して字詞（文字・単語）の本義を求めること。声訓は音訓ともいい、発音によって意味を求める訓詁方式の一種。また同音字、近似音の字で字義を解釈すること。近似音で意味が通じる語を用いて訓釈することで、語義の来源を探索する目的を達成することができる。同訓は若干の語を共用して訓釈すること。「如、適、之、嫁、徂、逝、往也」（『爾雅』釈詁）、「蜀、明也」「茅、明也」（『爾雅』釈言）。通訓とは、「端」を「始め・正しい」と解釈するように、通常用いている意味で多義語を訓釈すること。もし「端」を「玄衣（黒い服）」と解釈すれば通訓ではない。

[１] 互訓

　同義語あるいは類義語を用いて相互に解釈すること、これを互訓という。多くの言語資料を調査研究し、同じような文脈にあって用法が同じものを選択し、比較し、そうして互訓を行うべきであり、主観的判断で同義語・類義語を選んではいけない。

　たとえば、『爾雅』釈詁に「詢・度・咨・諏は、謀るなり」とある。これは『詩経』小雅・皇皇者華のいくつかの類似した句をもとに確定している。第２章の末句に「周く爰に咨い諏らん」、第３章の末句に「周く爰に咨い謀らん」、第４章の末句に「周く爰に咨い度らん」、第５章の末句に「周く爰に咨い詢らん」とあり、これらは文型が同じで、周王朝を強固にするために賢者を訪問するという意味でも共通しているので、互訓の基礎となった。

　『爾雅』釈詁に「黎・庶・烝・多・醜・師・旅は、衆なり」とある。これらの語も『詩経』を根拠としている。『詩経』大雅・雲漢の「周餘の黎民」、大雅・霊台の「庶民 子のごとく来る」、大雅・烝民の「天 烝民を生ず」、周頌・載見の「思に皇いなる多祜あり」、大雅・綿の「戎醜の行く攸」、大雅・棫樸の「六師 之と及にす」、小雅・采芑の「旅を振めるや闐闐」、これらの句の「黎」「庶」「烝」「多」「醜」「師」「旅」は、大衆あるいは軍隊を指しており、衆多（多数）の意味に関連するために「衆し」で通訓したのである。

　同義語や類義語で互訓するのは相対的なものである。

　たとえば、『爾雅』釈詁に「崩・薨・無禄・卒・徂・落・殪は、死なり」とあり、これらの語は死亡を表すことでは一致している。しかし、『礼記』曲礼に「天子の死するを崩と曰い、諸侯に薨と曰い、大夫に卒と曰い、士に不禄と曰い、庶人に死と曰う」とある。封建的な身分制度の厳格さを反映し、鄭玄は「死の呼び方を区別している」という。士大夫の死には「崩」や「薨」を使うことができず、庶民に至ってはなおのことである。

　互訓には他の意味もある。『爾雅』釈宮の「宮、之を室と謂い、室、之を宮と謂う」や『説文』頁部の「顛は頂なり」「頂は顛なり」というような、解釈する語と解釈される語の位置互換を互訓というが、その役割は小さい。とくに僻字（めったに使われない字）や難解語にこの互訓をすれば、注釈しないのに等しい。これは旧来の字典や辞書の一大欠点であり、断固として正すべきことである。

　一般に、語義が同じと思われる場合でも、微細な違いがある。「母親」と「媽媽」は同義語ということができるが、それでも違いがある。「母親」は多くは文語として用いられ、「媽媽」は口語として用いられる。「母親」は多くは大人が使うが、３歳の子どもが使うことはない。

　互訓の語を選ぶには確実さが求められ、語義には適確さがもとめられる。１つの語には多くの意味があるので、慎重に選択されなければならない。古典の注釈はこの問題に注意をはらっている。

　たとえば、『素問』生気通天論篇に「湿熱攘かざれば、大筋は緛短し、小筋は弛長す」とある。これに対し王冰は「攘とは除くことである。緛とは縮むことである。弛とは引る

ことである」という。ここで使われた互訓の語は正確で、意味も適切で、文脈にも適合していて、妥当な解釈である。

『傷寒論』弁脈法に「累累として長竿を循づるが如きは、名づけて陰結と曰うなり」とある。これに対して成無己(せいむき)は「累累として長竿を循(な)づるが如しとは、連連(つらなりつづく)として強直することをいう」という。「連連」と「累累」は互訓であり、どちらも副詞で、意味が近く、適切な注釈といえる。

［２］推原

字詞の発音を手がかりにして、その語の特徴を推しはかったり、その原義を捜すこと、これを推原(すいげん)と呼ぶ。この方法は声訓と切り離すことはできず、音韻学とも関係が深い。この方法は、語の本義を研究すること、文字の通用・仮借をはっきりさせるのに大きな力を持っている。

たとえば、『詩経』召南・行露には、結婚を無理強いする男に抵抗する女性が描かれている。その中に、なぜ私を法廷に召喚するのかという意味の「何を以て我を獄に速(まね)きしや」という文章がある。これに対し毛亨は「獄(ごく)は、确(かく)なり」という。ここで使っているのが声訓で、「獄」と「确(埆)」は発音が近く、「獄」とは善悪を確定するところ、また案件を審判するところだといっている。毛亨は「獄」の本義と命名は「确」と関係があると考えたのである。

前漢の楊惲(よううん)の「孫会宗(そんかいそう)に報ぜし書」に「田家(いなか家)に作苦(さくく)(労苦)し、歳時に伏臘(ふくろう)す」(『文選(もんぜん)』巻41)という文章がある。「伏」とは夏の三伏(暑い時期)を指し、「臘」は臘月、つまり12月を指す。なぜここに「伏日」と「臘月」が使われているのだろうか。その本源を調べると、古い歴史を有していることがわかる。もともと、古代の農村には「伏祭」と「臘祭」と呼ばれる２つの祭祀があった。「臘祭」は12月に行われ、臘肉(塩づけ肉の乾物)を祭ることが多いので、12月を臘月という。「伏祭」は夏至後の第３庚(かのえ)の日に行われ、儀式を挙行するときは必ず犬を殺す。つまり「伏」は犬を殺すことに由来している。なぜ犬を殺すことを「伏」というのか。これは声訓から手をつけなければならない。『周礼』では「伏祭」を「䩱辜(ふくこ)」と呼ぶ。「䩱」はすなわち「副」の異体字である。同音なので「伏」は「副」の仮借字となった。『説文』刀部に「副は、判(さ)くなり」とあり、すなわち刀で切り開くことであり、「殺」の意味でもある。今でも、湖北地方の方言で家畜を殺すことを「副」といい、「副鶏」「副猪」などと言う。こうした手続きによって「伏」の本源を探求できる。

唐の詩人の王維に「老将行(ろうしょうこう)」という七言古詩[5]があり、その中に「昔時(せきじ) 飛箭(ひせん) 全目無く、今日 垂楊(すいよう) 左肘に生ず」とある。前漢の名将の李広を描写したものであるが、垂楊(シダレヤナギ)が左の肘に生ずるとは難解である。なぜ腕にヤナギがはえるのか。これも声

---

5) 七言古詩：詩は古体詩と近体詩に分けられる。古体詩(近体詩以前に作られた詩、または近体詩の法則に従わずに作られた詩)は古詩と楽府(がふ)に分けられ、古詩には四言古詩・五言古詩・七言古詩・雑言古詩の別がある。近体詩とは唐代に成立し盛んに行われた絶句・律詩・排律の総称。

訓で源を探さねばならない。もともと「垂楊」の2字は同音仮借によって変化したものである。『荘子』外篇・至楽に「支離叔、滑介叔と溟伯の丘、崑崙の虚、黄帝の休せし所に観ぶ。俄にして柳其の左肘に生ず、其の意蹶蹶然として之を悪む」とある。清の王先謙は「瘤を柳に作るのは、声転の借字である」いい（『荘子集解』）、「瘤」と「柳」は発音が近いので「瘤」を「柳」と書くようになったという。「柳」には「楊柳（ヤナギ）」という意味もあるので、王維はヤナギだと思い込み「垂楊」と改めてしまったが、原義と大きく食い違ってしまった。もし源を探らなければ、牽強附会してしまって、（唐の成玄英のように）「柳は生長しやすい木である。木は棺槨をなぞらえている」という笑い話のような注釈をしてしまうだろう（原注：清の郭慶藩の『荘子集釈』に見える）。

　古医書では便所を「圊」とよぶ。なぜ「圊」とよぶのだろうか。『説文』广部に「廁は、清なり」とある。段玉裁は「清と圊は古今字である。……最も汚れる所は常に管理して清潔にしておくべきことをいう」というが、これは声訓によって推原したものである。

　『素問』生気通天論篇に「潰潰乎として壊都の如し」とある。王冰は「都」に対して注解していないが、清の于鬯の『香草続校書』（補注②）に詳細な考証がある。「都」は「陼」と通じ、「阝」が右にあるか左にあるかが違うだけで、発音は同じである（音符「者」が共通）。「陼」は「渚」と通じ、水中の高地を意味する。「都」は「渚」の同音の仮借字である。「渚」が壊れれば、下文に「汨汨乎（水流が速いさま）」とあるように水を制止できない状況となる。清の高世栻は『内経素問直解』で「国の首都が破壊されるようなものである」というのは、音韻と訓詁を理解していなかったために生じた望文生義である。

[3] 義界

　義界とは単語の概念の境界を確定することである。確定すれば解釈が分かれることはない。ゆえに「義界を明らかにする」ともいう。『荀子』正名篇には「名聞きて実喩る」とあり、1つの語音を聞けばその意味がわかると書かれている。また「名に固（固定）の宜（意味）無く、之を約して以て命づけしも、約定まりて俗成れば、之を宜と謂い、約に異なれば則ち之を不宜と謂う。名に固の実無く、之を約して以て実に命じ、約定まりて俗成れば、之を実名（真実の名称）と謂う」とあり、単語の概念はもとより固定的でなく、長く使用され、社会で認められて、その後に確定するものだという。

　たとえば、『爾雅』釈親に「父の晜弟（兄弟）、先に生れるを世父と為い、後に生れるを叔父と為う」「婦は夫の父を称して舅と曰い、夫の母を称して姑と曰う」とある。「世父」とは現在いうところの伯父であり、「舅」「姑」とはしゅうと・しゅうとめである。「叔父」のように今日でも語義が変わらないものもあるが、「舅」「姑」のように変ったものもある[6]。決定的な要因は言語の習慣であり、つまり「約定俗成（習わしが定まり広く一般に認められたものになること）」の問題である。

6）舅姑：現代中国語では、舅は母や妻の兄弟を指し、姑は父や夫の姉妹を指す。

『春秋左氏伝』昭公二十年には、衛の霊公の兄の孟縶が殺害された記載がある。孟縶は足が悪かったので「縶」と呼ばれた。『公羊伝』昭公二十年は「悪疾なり」といい、『左氏伝』昭公七年は「孟縶の足　不良なれども能く行く」というが、どちらも具体性に欠ける。『穀梁伝』昭公二十年の解釈だけが明瞭であり、「輒とは何ぞや。両足　過ぐる能わず、斉　之を綦と謂い、楚　之を踽と謂い、衛　之を輒と謂う」と具体的にいう。正常な人は両足を交互に踏み出して歩くのが当たり前である。しかし、孟縶は「両足　過ぐる能わず」、つまり片足は前に出せるが、もう片足は追いつくが追い越せない。ちょうど足を縛られた状態に似ていて（「縶」に馬の足を縛る意がある）、俗にいう跕脚（跛行）である。「縶」と「跕」は古くは同音であったため、名を孟縶としたのである。『穀梁伝』の解釈は義界を明らかにしているので、解釈が分かれることはない。
　注釈は、概念を明確にし、義界を明らかにすべきである。そうでなければ、読者はとまどってしまう。
　たとえば、『素問』には「解㑊」という語がよく出てくるが、王冰の解釈はいずれもはっきりしない。たとえば、刺要論篇に「胻酸く、体解㑊然として去かざるなり」とあり、これに対して王冰は「解㑊とは、強であって強くなく、弱であって弱くなく、熱であって熱くなく、寒であって寒くなく、解解㑊㑊然として名づけることができないことをいう」と注釈する。清・于鬯の『香草続校書』（四時刺逆従論）は「解㑊とは、つまり解惰の意味である」といい、清・陸九芝『世補斎医書』（巻16）は「『内経』には解㑊という言葉が5回出てくる。解の発音は懈、㑊の発音は亦、ともに倦怠の病である」という。王冰の解説は意味不明瞭であるが、于氏と陸氏の解釈は明確である。「解㑊」とは、倦怠感があり、何事にも意欲がわかず、だるくて力が入らないという意味で、一種の病態である。「強であって強くなく、弱であって弱くなく、熱であって熱くなく、寒であって寒くなく」とは関係がないし、この解説で解㑊の概念を説明することはできないだろう。王冰の解釈が曖昧なのは、義界がはっきりしていないからである。

2．語法の説明[7]

　語法を説明することも訓詁学の内容の1つである。古書の注釈では、語法をとくに論ずることはなく、ただ大意を解説する過程において、構文を明らかにしたり、品詞の転用や虚詞の用法を指摘するにすぎない。
　たとえば、『詩経』小雅・常棣の「原隰裒矣、兄弟求矣」（原隰に裒まるにも、兄弟求む）の「原」は平原で、「隰」は低湿地、「裒」は集まることである。「原隰裒矣」とは平原や低湿地には人口が密集しているという意味で、これはごく普通の文型なので毛亨は解釈しなかった。しかし「兄弟求矣」に対しては「言求兄弟也」（兄弟を求むるを言うなり）

7）2．語法の説明と3．句読の分析の一部は、比較対照するために原文を残した。

という。これは語法を解釈していて、「兄弟」は、動詞「求」の主語ではなく目的語で、倒置であることを指摘している。

　古書の注釈は虚詞の用法も説明する。

　たとえば、『周礼』医師章に「凡邦之有疾病者、疕瘍者造焉、則使医分而治之」(凡そ邦の疾病有る者、疕瘍ある者、焉に造れば、則ち医をして分ちて之を治めしむ)とあり、唐の賈公彦は「造焉とは疾病と腫瘍に悩む者はみな医師のところに造るという意味である」と注し、虚詞の「焉」の用法を解説し、「焉」は代名詞であり、「医師」を指すといっている。

　『素問』脈要精微論篇に「諸癰腫筋攣骨痛、此皆安生」(諸もろの癰腫・筋攣・骨痛、此れ皆な安もて生ずるや)とあり、これに対し王冰は「安とは何の意味である。何が原因でこれらの病気が発生するのか、という意味である」といい、「安」をここでは疑問代名詞の「何」の意味だといっている。

　品詞の転用をはっきり説明することも重要である。実詞が虚詞に変化していれば、注釈者は指摘しておかなければならない。語法の知識を欠くと往々にして解釈を誤る。

　たとえば、『素問』生気通天論篇に「高梁之変、足生大丁」(高梁の変は、足く大丁を生ず)とある。「足」は、ここでは虚詞で、「足以（十分に）」と読むべきである。決して「あし」とは解釈できない。しかし、王冰は「丁（疔）が足にできる理由は、四肢が諸陽の根本だからである」と誤った解釈をした。王冰は「足」を名詞とみなし、副詞とは理解していない。宋代の林億らはこの誤りを見つけて「丁（疔）が発生する箇所はいつも足とは限らない。（栄養価の高い）膏や梁が饒く大きな丁を生じる原因となることをいうのであって、足だけに発生するというのは誤りである」と批判する。林億の按語はすこぶる正確で、「足」を「饒」の意味にとり、「多い」と解釈している。すなわち「大疔を多く生ず」の意味であり、原文のいうところと符合するものである。

3．句読の分析

　中国の古書には句読点がなく、読むにはきわめて不便である。ゆえに、句読を分析することも訓詁学の１つである。『礼記』学記に「一年視離経弁志」(一年に経を離ち志を弁ずるを視る)あり、「離経」とは断句をいい、「弁志」とは文章の大意と中心となる思想を理解することである。これに対し唐の孔穎達は「学生は入学して一年後に、郷遂大夫（周代の官職名）は年度末に、試験がある。離経とは経書の意味を分析して文章を区切ることである」という。句読を検討することは古典を読むための基本であり、最低の条件である。

　毛亨の『詩経詁訓伝』には句読の分析がしばしば見られる。『詩経』邶風・柏舟に「微我無酒、以敖以遊」(我に酒無きに微らず、以て敖び以て遊ぶ)とあり、これに対し毛亨は「私には敖遊んで憂いを忘れることのできる酒がないわけではない」という。ここでは文意を解釈するだけでなく、この２つの句が実際は１つであることを説明している。同じく邶風・匏有苦葉には「招招舟子、人渉卬否、人渉卬否、卬須我友」(招招たる舟子よ、

人は渉れど卬は否ず、人は渉れど卬は否ず、卬は我が友を須つ）とあり、これに対して毛亨は「人々はみな川を渉っていくが、私は友人がまだ来ていないので、ひとりで友人が来るまで待ち、川を渉らない」という。「人渉」と「卬否」が主語と述語で構成される2つの句を並列させたものであり、詩歌の形式が4字1句だとしても、その中身が常に1つの話であるとは限らないことを教えている。

『素問』玉版論要篇に「脈短気絶死病温虚甚死」とあり、これに対し王冰は「脈状が短であるのは、すでに虚の状態にあることを指し、それが徐々に絶していくというのは真気が竭きようとしていることを意味し、必ず死亡する。甚しく虚している時に温病に罹患すると、温気が体内で精血を涸渇させる。故に死亡する」という。張介賓（『類経』巻12）は「脈短気絶とは、中が虚して陽気が脱していることを表している。故に死ぬ。温を病めば、邪気が有余となり、虚が甚しくなると正気が不足し、正気は邪気に敗れる。故に死ぬ」という。両氏は文意を解釈するだけでなく、句読も検討し、原文を「脈短気絶、死。病温虚甚、死」（脈短にして気絶するは、死す。温を病みて虚甚しきは、死す）とすべきこともいっている。

しかし、王冰も句読を誤ることがある。

たとえば、『素問』生気通天論篇に「因於湿首如裹湿熱不攘大筋緛短小筋弛長緛短為拘弛長為痿」とあり、これに対し王冰は「表熱の病気は、発汗させて泄らすべきなのに、反対に病人の頭を濡らしたり、濡れた物で頭を裹むのは、熱を排除しようにも熱は除けず、湿気とともに体内に攻め入ることになる。そうすると、大筋は熱邪によって短縮し、小筋は湿邪によってゆるみ長びる。短縮するために拘攣して伸ばすことができず、ゆるみ長びるために痿弱となって力がでない」という[8]。この解釈はだいたい合っている。しかし「因於湿首、如裹湿」（首を湿し如しくは湿に裹むに因り）と句読しているようだが、これは誤りである。先に「因於湿首」とあるのに、どうして後にまた「如裹湿」という句がくるのか。ここでいっているのは、人が湿邪に冒されれば、頭がものに包まれたようになり、重苦しく気分が悪くなるということである。したがって、「湿」を上の句につけて「如裹湿」とすることはできない。正確に句読すれば「因於湿、首如裹、湿熱不攘、大筋緛短、小筋弛長、緛短為拘、弛長為痿」（湿に因りては、首 裹まるるが如し、湿熱攘わざれば、大筋は緛短し、小筋は弛長す。緛短は拘を為し、弛長は痿を為す）となる。こうしないと、後の文章の解釈との整合性が保てない。

4．修辞の説明

さらに訓詁学は、言語の表現方法、つまり修辞も説明する。修辞は少ない言葉でしばしば画竜点睛のはたらきをする。

---

[8]「大筋緛短、小筋弛長」は修辞法でいう互文であり、「大筋小筋緛短、或大筋小筋弛長」（大筋・小筋の別を問わず、短縮したり、緩んで伸びたりする）の意味である。

たとえば、『詩経』小雅・軍攻に「蕭蕭として馬鳴き、悠悠として旆旌あり」とあり、これに対し毛亨は「譁譁ならざるを言うなり」という。この注釈は意味を解釈したり全体の説明をしているわけではない。ただ「譁譁ならず（さわがしくない）」といい、軍隊が出征するときの緊張した厳粛な雰囲気を絵に描いたように表現している。軍馬がいななき、軍旗がはためいているだけで、兵士の話し声は少しも聞こえてこない。これは情景を際立たせる効果的な方法である。

『素問』宝命全形論篇に「深浅は志に在り、遠近は一の若し、深淵に臨むが如く、手は虎を握るが如く、神は衆物に営さるること無かれ」とあり、これに対し王冰は「精神を1つのことに集中させることをいう」という。刺鍼する時は精神を集中すべきだと比喩を用いて表している。つまり、深い淵の際に立ったり、虎を両手で押さえるかのごとく、絶えず細心の注意を払い、少しも気を抜くなという意味である。

5．大意の解釈・中心となる思想の説明

漢代の学者は経書を解釈するとき、まず単語の意味を説明し、それから文章全体の大意を解釈し、中心となる思想を解説する。このような方法を「章句」ともいう。

たとえば、『楚辞』離騒に「朕が皇考を伯庸と曰う」とあり、これに対し後漢の王逸（『楚辞章句』）は、朕（自称）・皇考（亡父の敬称）・伯庸（屈原の父）をそれぞれ解釈し、そして「屈原がいう、我が亡き父は美徳を持ち、忠心で楚を輔けて名声を馳せ、その栄誉が私にも達した」と全体を解釈する。このようにすれば屈原の境遇を正確に説明できる。

解釈が必要な僻字（めったに使われない字）や難解語がない場合は、直接に全体の内容を説明してもよい。

たとえば、『論語』為政に「子曰く、学びて思わざれば則ち罔し、思いて学ばざれば則ち殆る」とある。これに対し邢昺は「この章は教学の法を言う。学びて思わざれば則ち罔しとは、学問の方法は、まず先生に従って学び、残された部分は自分で考えるという意味である。先生に教わってもその意味を自分で思索しなければ迷うばかりで得るものがない。思いて学ばざれば則ち殆るとは、ただ自分で思索するばかりで先生に学ぼうとしないことであり、結局その正しい意味を得ることができないとしたらいたずらに精神を疲労困憊させるだけである」（『論語疏』）という[9]。最初に大意を説明し、その後にそれぞれの文章を解釈し全体の筋道を明確に解説している。

医書の注釈も同様であり、先に単語を解釈し、その後に全体の意味を述べる。

『素問』陰陽応象大論篇に「尺寸を按じ、浮・沈・滑・濇を観て、しかして病の生ずる所を知り、以て治す」とある。これに対し王冰は「浮・沈・滑・濇は皆脈状である。浮脈

9）殆は、現在では「うたがわし」（疑惑が解けない）、「あやうし」（独断に陥って危険）と理解されることの方が多い。

は指下に浮いてきて、沈脈は按さえて触れる脈である。滑脈は流れが滑らかで、濇脈はしぶっている。だから尺寸の脈を診察して浮沈などを判断し、病の原因を知り、それによって治療する」という。まずそれぞれの脈状を解説し、最後に文章全体の要旨をまとめている。

　1字1句を解釈するだけでなく、中心となる思想を明らかにすることもある。

　たとえば、『素問』四気調神大論篇に「悪気発せず、風雨節ならず、白露下らざれば、則ち菀藁して栄えず」とある。これに対し王冰は「悪とは害をなす気をいう。発とは発散をいう。節とは節度をいう。菀とは蘊積（鬱積すること）をいう。藁とは枯槁（枯れること）をいう。つまり、害をなす気が伏し蔵れ発散せず、風雨に節度がないと、（樹木が）折れ傷つくことが多くなり、枯れた木が堆積し、春になっても繁茂するようにはならない。しかし、このことは単に自然界に限られたことで、人間には関わりがないといえようか。人間は自然の法則から離れて存在することはできないのだから」という。これは典型的な訓詁で、まず個々の語義を解釈し、「つまり」以下では大意を解釈し、「しかし」以下で中心となる思想を明確にし、人間は自然の法則に背いてはならないことを説明している。

　要するに、訓詁学の内容は極めて豊富で、言語を詳細に解釈するだけでなく、作品の思想や芸術性までも分析している。その範囲は上述した内容に限らず、社会科学や自然科学の領域まで及んでいるが、本書の目的としているところを越えているので、これ以上触れない。

第3節──伝注訓詁の体例と方法

1．伝注訓詁の体例

　古典の注釈にはいろいろな名称があり、体例（記述形式）もそれぞれ異なる。

［1］伝

　ここでいう「伝」とは、伝記のことではなく、古典の解釈のことを指す。「伝」は「経」と相対し、経学（儒教の経典を研究する学問）の義理（言葉の思想内容）を解明するものである。

　『春秋公羊伝』定公元年に「主人 其の読を習いて其の伝を問う」とあり、これに対して後漢の何休は「伝とは訓詁をいう」という。清の馬瑞辰の『毛詩伝箋通釈』は「訓詁はただ経文の言葉を解釈するだけである。しかし、伝は経文が言及しない内容についても

敷衍して述べる。ここが訓詁と伝の違いである」という。つまり、「伝」は、語句の解釈だけではなく、原文に対して補充したり発揮（考えや道理を十分に明らかにしたり発展させること）することも多い。古くは『易大伝』『毛詩詁訓伝』『春秋左氏伝』『春秋公羊伝』『春秋穀梁伝』『尚書大伝』などのように「伝」を書名とするものが非常に多い。

［2］注

　また「註」とも書く。すなわち、解釈の意味である。古典の難解かつ深奥な文字や文章でも、個々に解説すれば内容が明らかになり、文意が通じるようになる。水が滞りなく流れるようになるので「注」という。「注」を書名につけた訓詁の書も多く、後漢の鄭玄の『周礼注』『儀礼注』『礼記注』、唐の王冰の『黄帝内経素問注』、金の成無己の『注解傷寒論』などがある。

［3］解

　「解」とは分析と解説である。「解詁」「解故」ともいう。後漢の許慎の『説文解字』、何休の『春秋公羊解詁』、賈逵の『周官解詁』などがある。

［4］疏

　「疏」とは経学の義理を疏通するという意味で、河川の治水のように流れの悪いところを疏通させる。経文を解釈するだけでなく、前人の注釈をも解釈し、補充・発揮を加え、さらには前人の訓詁の間違ったところを正す。この場合、「注疏」ということが多く、晋・郭璞(かくはく)注と宋・邢昺(けいへい)疏の『爾雅注疏』、魏・何晏(かあん)注と宋・邢昺疏の『論語注疏』、後漢・趙岐(ちょうき)注と宋・孫奭(そんせき)疏の『孟子注疏』などがある。

［5］箋

　「箋」とは標識の意味で、注解の別名でもある。たとえば、鄭玄(じょうげん)の『毛詩鄭氏箋(もうしていしせん)』がある。「毛伝」の解釈が簡略すぎるところに、鄭玄が補充・発揮を加え、経文の意味を明らかにした。見解が分れるところでは、鄭玄自身の見方を明らかにし、「毛伝」と区別して「鄭箋(ていせん)」といわれる。

［6］正義

　経文を正確に解釈し、さらに前人の注釈の誤りを正しているので「正義」という。唐の孔穎達の『周易正義』『尚書正義』『毛詩正義』『礼記正義』『春秋左伝正義』、張守節(ちょうしゅせつ)の『史

記正義』などがある。

[7] 章句

　注解の方法の1つで、字詞の解釈を基礎にしながら、句読や章節を分析し、全体を通して解釈する、あるいは中心となる思想を提出する、これを「章句」という。後漢の趙岐の『孟子章句』、王逸の『楚詞章句』、清の呉廷華の『儀礼章句』、任啓運の『礼記章句』などがある。

[8] 集解(しっかい)

　また、「集注(しっちゅう)」ともいう。いろいろな説を集める、伝注訓詁の体例の1つである。宋の段昌武の『毛詩集解』、呂本中(りょほんちゅう)の『春秋集解』、明の李黼(りほ)の『二礼集解』(『周礼』と『儀礼』の二礼の集解)、宋の朱熹(しゅき)の『詩経集注』『四書集注』(『大学』『中庸』『論語』『孟子』の集注)、明の張志聡の『黄帝内経素問集注』『傷寒論集注』などがある。

2．訓詁の術語と方法

　古人の注釈には専門用語が使われているが、これは訓詁の具体的な方法である。その特徴と用法を学習すれば、注釈を理解しやすくなるだろう。

[1] 某、某也（某は、某なり）

　たとえば、『爾雅』釈詁に「元は、始めなり」「淑は、善(よき)なり」、『素問』上古天真論篇の「長じて敦敏」の王冰注に「敦は、信(まこと)なり。敏は、達(さとき)なり」とある。このような文型は多くは互訓であり、解釈には同義語や類義語が使われることが多い。
　この文型は「某者、某也」（某なる者は、某なり）と改めることもできる。『素問』平人気象論篇の「水と曰う」の王冰注に「水なる者は、陰なり」とあり、四気調神大論篇の「苛(お)疾起こらず」の王冰注に「苛なる者は、重(おもき)なり」とあるのがその例である。
　また、複数の同義語や類義語を使って1つの単語を解釈することもある。『素問』四気調神大論篇の「此れを蕃秀と謂う」の王冰注に「蕃は、茂(しげる)なり、盛(さかん)なり。秀は、華(はなさく)なり、美(うつくしき)なり」とあるのがその例である。

[2] 曰・為・謂之

　「某曰某」（某を某と曰う）、「某為某」（某を某と為(い)う）、「某謂之某」（某、之を某と謂う）という文型で、定義を下し、対にして比べながら語義の微妙な違いを説明する。

たとえば、『論語』学而篇に「朋有り、遠方より来たる」とあり、これに対して鄭玄は「同門を朋と曰い、同志を友と曰う」と、同じ師について学ぶ者を「朋」、信念を同じくする者を「友」だといい、古くはこの2字に違いがあったことを説明している。

　『素問』霊蘭秘典論篇に「斎戒して吉日を択ぶに非ざれば、敢えて受けざるなり」とあり、これに対して王冰は「心を洗うを斎と曰い、患を防ぐを戒と曰う」といい、「斎」「戒」2字は関連しているが、差異があることをいう。

　『爾雅』釈天に「春を蒼天と為い、夏を昊天と為い、秋を旻天と為い、冬を上天と為う」とある。また、釈草に「木、之を華と謂い、草、之を栄と謂う。栄かずして実る者、之を秀と謂い、栄きて実らざる者、之を英と謂う」とあり、木の花が開くことを「華」といい、草の花が開くことを「栄」というとある。分ければ違いがあるが、まとめていえば「花」ということになる。

[3] 猶

　「某猶某也」（某は猶お某のごとし）という文型で、「猶」は「〜というに等しい」「ちょうど〜というのと同じ」「〜に相当する」という意味である。この文型は融通がきき、同義語や類義語を用いて注釈することもできるし、本字を使って仮借字を解釈することもできる。しばしば引伸義を明らかにすることに重点が置かれ、基本的な意味とその文脈での意味のひらきを取り除く。

　たとえば、『素問』四気調神大論篇に「唯だ聖人のみ之に従う、故に身に奇病無し」とあり、これに対して王冰は「従は猶お順うのごときなり」といい、ここでは同義語を用いて解釈している。『周礼』天官・序官に「国を体ち野を経む」とあり、これに対して鄭玄は「体は猶お分つのごときなり」といい、「体」にはもともと「分ける」という意味はないが、「四肢」を「四体」と言うことがあるから、これを引伸して「分ける」意味に使ったという。『詩経』鄭風・蘀兮に「蘀よ蘀よ、風の其れ女を漂く」とあり、これに対して毛亨は「漂は猶お吹くのごときなり」という。どうして「漂」を「吹」と解釈できるのだろうか。もともとは「漂」は「飄」の仮借字であり、これを引伸し、風が吹くと草木が飄くので、「漂」を「吹く」と解釈したのである。

[4] 謂

　「某謂某也」（某は某を謂うなり）の文型で、多くは意味を特定するときに使われる。この「謂」は、「〜を指す」あるいは「〜をいう」にほぼ等しい。

　たとえば、『楚辞』離騒に「衆女 余の娥眉を嫉む」、「美人の遅暮を恐る」とあり、これに対して王逸は「衆女は衆臣を謂う」、「美人は懐王を謂うなり」という。『素問』蔵気法時論篇に「毒薬は邪を攻め、五穀は養を為し、五果は助を為し、五畜は益を為し、五菜は充を為す」とあり、これに対し王冰は、五穀に「粳米、小豆、麦、大豆、黄黍を謂うなり」、五

果に「桃、李、杏、栗、棗を謂うなり」、五畜に「牛、羊、豕、犬、雞を謂うなり」、五菜に「葵、藿、薤、葱、韭を謂うなり」という。『素問』診要経終論篇に「戴眼し、反折し、瘛瘲す」とあり、これに対して王冰は「戴眼は睛転ぜずして仰視するを謂うなり」という。

[5] 貌

「某某、某貌」（某某は某の貌）の文型で、多くは形容詞あるいは副詞を用いて解釈し、人や事物の動作・性質・状態を表す。「〜の様子」と訳すことが多い。

たとえば、『論語』の鄭玄注に「恂恂は、恭順の貌」とある[10]。『楚辞』離騒に「老いは冉冉として其れ将に至らんとす」とあり、これに対して王逸は「冉冉は、行く貌」という。『素問』診要経終論篇に「人をして洒洒として時に寒せしむ」とあり、これに対して王冰は「洒洒は、寒き貌」といい、玉機真蔵論篇の「帝瞿然として起つ」に対しては「瞿然は忙しき貌なり」という。

[6] 言

「某言某某也」（某は某某を言うなり／某、言は某某なり）の文型で、大意の説明や中心となる思想を解説したり、修辞の特徴を明示する。

たとえば、『素問』湯液醪醴論篇に「岐伯曰く、当今の世は必斉・毒薬もて其の中を攻め、鑱石・鍼艾もて其の外を治むなり」[11] とあり、これに対して王冰は「法は往古に殊なるを言うなり」という。異法方宜論篇の「其の民 酸を嗜みて胕を食う」に対しては「其の食う所 芬香せざるを言う」という。『素問』六節蔵象論篇に「草は五色を生じ、五色の変は勝げて視るべからず。草は五味を生じ、五味の美は勝げて極むるべからず」とあり、これに対して王冰は「言は、物生の衆き、化を稟くること各おの殊なり、目に視、口に味わえども、尚お之を能く尽くすこと無し、況んや人心において、乃ち能く包括せんや」という。ここでは大意を述べるばかりではなく、「人間の嗜欲はより一層複雑で一言では言い尽くせない」という中心となる思想も説明している。

[7] 之言・之為言

「某之言某也」（某の言は某なり）、「某之為言某也」（某の言為るや某なり）の文型で、

---

10) 現行本『論語』には「恂恂」の語は見えない。『経籍籑詁』に「恂恂、恭順貌。〔論語・子罕〕夫子循循然善誘人、鄭注」とあるから、これを参考にしたものと思われる。

11) 「必斉毒薬」は、一般に「必ず毒薬を斉す」と毒薬を調製するという意味に読むが、「鑱石・鍼艾」と対にして「必斉・毒薬」とみなした。「必斉」とは『史記』扁鵲倉公列伝にみえる「火斉」の誤りであるという説による（孫詒譲『札迻』）。

多くは声訓を表わし、同音または双声・畳韻で解釈され、しばしば語義の推原と関係する。

たとえば、『爾雅』釈訓の「鬼の言為るや帰なり」とある。「鬼」と「帰」は同音なので、昔の人は、死後は天あるいは冥土に帰って「鬼」に変わると考えていた。つまり「鬼」の発音と意味は「帰」と関係が深いのである。『説文』疒部に「瘛、小児の瘛瘲病なり」とあり、これに対し段玉裁は「瘛の言は掣なり、瘲の言は縱なり」という。ここでも同声相訓（同音・近似音で訓釈すること）が用いられている。「瘛」と「掣」は双声であり、「瘲」と「縱」は双声畳韻である。「瘛」は痙攣すること、「瘲」は弛緩することで、縮んだり伸びたりするのはひきつけの症状である。

［8］当作・当為

原文の誤字を訂正しなければならないときには、「某当作某」（某は当に某に作るべし）、「某当為某」（某は当に某と為すべし）の文型を用いる。

たとえば『太素』順養に「菀槀して栄かず」とあり、これに対して楊上善は「菀槀は当に宛槀と為すべし」という。つまり原文の「菀槀」は誤りで、「宛槀」に改めるべきことをいっている。『素問』八正神明論篇に「則ち人血淖液して衛気浮す」とあり、これに対して清の于鬯は『香草続校書』で「淖は蓋し当に潮（原注：潮）に作るべし」といい、「淖液」は「潮汐」に改めるべきだという。

［9］読若・読如・読為・読

一般に「読若」（読みて～の若し）、「読如」（読みて～の如し）を用いる場合は、多くは近似した発音で注音する。段玉裁は「読如・読若は、擬似音を表す方法である。古代には反切法がなかったので、発音の近い語を使ったのである」という（『周礼漢読考』自序）。

たとえば、『儀礼』聘礼の鄭玄注の「籔は読みて不数の数の若くす」の「数」や『説文』勹部の「勼、聚るなり、勹に從う、九の声、読みて鳩の若くす」の「鳩」は、単に発音を表すだけで、意味とはまったく関係がない。

ただし、「読若」は本字で仮借字を説明するときにも用いられる。

たとえば、『礼記』儒行に「竟に其の志を信ぶ」とあり、これに対して鄭玄は「信は読みて屈伸の伸の若くす」といい、「信」は「伸」の仮借で、発音も意味も「伸」で解釈すべきことを説明している。

「読若」はまた「読如」とも書く。

たとえば、『呂氏春秋』季夏紀・音律篇の高誘注に「飭、読みて敕の如くす」とある。ここでは発音だけを表している。

「読為」「読曰」は単なる注音ではなく、通常は本字を説いている。段玉裁が「読為・読曰は、其の字と発音が近い字に取り替える時に用いる」というのは、実質的には仮借字を本字に置き換えることである。

たとえば、『詩経』衛風・氓に「隰には則ち泮有り」とあり、鄭玄の箋は「泮は読みて畔と為す」といい、「畔」とは岸辺の意味で、ここの「泮」は「畔」の仮借であり、「畔」と読ませて、「畔」字として理解すべきことをいっている。

『素問』陰陽応象大論篇に「気虚は宜しく之を掣引すべし」とあり、これに対して王冰は「掣は読みて導と為す。導引すれば則ち気行りて条暢す」という。「掣」は仮借字であり、本字の「導」として読むべきだというのである。

「読為」は「読曰」とも書く。

たとえば、『書経』堯典に「百穀を播時せよ」とあり、これに対し鄭玄は「時は読みて蒔と曰う」といい、「時」はここでは字音・字義ともに「蒔（たねまく）」として解釈すべきことをいっている。

第4節──訓詁の運用方法

訓詁学を学ぶのは、医学古典を理解・研究するのが目的である。次に訓詁の応用を説明する。

1．文字の構造を分析して語義を把握する

字形は語義と密接な関係がある。許慎の『説文』は字形を全面的かつ系統的に研究しているので、字形を分析するための拠り所であるし、字詞（文字・単語）の本義を把握するための鍵でもある。多くの古典にみえる難問は『説文』で調べるとしばしば解決できる。

たとえば、『詩経』豳風・七月に「穹窒して鼠を熏べ、向を塞ぎ戸を墐る」とあり、周代の農民の厳しい冬を過ごすための備えをいっている。「穹窒して鼠を熏ぶ」とは、すべての穴を封じ鼠を燻して殺すことで、冬の衛生法である。「向」は通常は「方向」あるいは「むかう」と解釈されるが、この意味ではこの例文を解釈することはできない。『説文』宀部に「向は、北に出づる牖なり、宀に从い口に从う」とあり、「向」を北側の窓と分析している。北側の窓を締め切り、扉のすき間も封じて、寒風の進入を防ぐこと、これは冬が来るまでに準備しなければならないことである。

『傷寒論』太陽病篇に「太陽病、項背強ばること几几として、無汗で悪風するは、葛根湯 之を主る」とあるが、この中の「几」はしばしば「几（幾）何」の「几」に読まれる

195

が、「几」の本義を理解していない。『説文』几部に「几、鳥の短羽 飛びて几几たるなり、象形、凡そ几の属は皆な几に従う、読みて殊の若くす」とあり、「几」とは羽の短い鳥が思うように飛べないことである。つまり、比喩を用いて、人間が風寒の邪に侵されると首が硬くなり、几鳥がなかなか飛べないのと同じように自由に動かなくなることをいっている。

2．古音にもとづき語義を分析する

　古典は字詞の本義ですべてが書かれているわけではない。なぜなら、文字は結局のところ語音を記録する道具にすぎないからである。古書には声通・音借の現象（本字ではなく、同音や近似音の字、すなわち通借字を用いて表記すること）が多いので、必ず理解しなければならない。もし、字形と本義ばかりにこだわり、通仮を声訓によって模索しなければ、多くの問題は袋小路に迷い込み解決することが難しくなるだろう。漢代の訓詁学者はこの問題に気づき、古典の注釈の中で「同音相代」（同音の文字で置き替えること）の方法をたくさん用いている。

　たとえば、『詩経』豳風・東山の「蒸しく栗薪に在り」の「栗」はどのように解釈すればよいだろうか。「栗」の本義はクリの木である。栗の実はおいしいのにどうして切り倒して薪にするのか、理屈に合わない。字形を分析するだけでは意味が通じないので、ここでは声訓を用いるしかない。鄭玄は「栗は析くなり」「古者、声は栗と裂同じ」といい、「栗」は「裂」の仮借で、「栗薪」は「裂薪」のこと、つまり薪を割るという意味だという。こうであれば、問題はたちまち解決する。長い間従軍している兵士が長期にわたって薪を割る仕事をしている、これがこの句の意味である。

　『素問』生気通天論篇に「神気乃ち央わる」とあり、これに対し王冰は「央は久しいことである」といい、「精神長久（寿命が延びる）」の意味に解釈する。王冰は声訓を十分に理解していなかったので、「央」を本義の「長久」で解釈してしまい、原文の真意と大きな隔たりができてしまった。林億はその誤りを見つけ「この箇所は、特定の味の過食が身体を傷害する原因となることを論じている。だから王冰のように精神長久とは解釈できない。央は殃の仮借字であり、古い文章では通用する。膏粱を高梁に書き、草滋を草兹に書くのと同じである」といい、さらに「古い文字は簡略で、その上仮借字を用いることが多い」という。

　『素問』湯液醪醴論篇の「五蔵を疏滌す」の「疏」の本字は、同音仮借からすれば「漱」である。

3．句読を明らかにする

　文章のひとくぎりを「句」といい、語気が完結せず小休止したものを「読」という。句読を明らかにするには、文章の意味を細部まで正確に理解することが重要である。

たとえば、『傷寒論』弁太陽病脈証并治中に「衄家不可発汗、汗出必額上陥、脈急緊、直視不能眴、不得眠」（衄家は発汗すべからず、汗を出だせば必ず額上陥し、脈は急緊す、直視して眴くことあたわず、眠ることを得ず）とあるが、「陥」「脈」の2字を分けて読むことはできない。なぜなら『霊枢』九針十二原篇に「陥脈に鍼すれば則ち邪気出づ」とあるからである。「陥脈」とは、肌肉中の深く陥入した経脈である。つまり、『傷寒論』の原文は、額の上の肌肉の深いところの陥脈が張って引きつっているため、両目は直視しかできず、動かすことができないという意味である。「額上陥」（額上陥す）と句切ると、外傷のために陥没したようで、意味が通じない。

4．語義の古今の変化に注意する

社会制度の移り変わりや言語そのものの発展・変化によって、古今の語義も多少なりとも変化している。あるものは語義の範囲が拡大し、あるものは縮小し、あるものは語義そのものが変化している。訓詁を応用するときはこの点に注意しなければならない。

たとえば、『素問』五蔵生成篇は「赤きこと衃血のごとき者は死す」「心に生あるや、縞を以て朱を裹むが如し。肺に生あるや、縞を以て紅を裹むが如し」といい、望診を論じて赤・朱・紅の色に触れている。この赤・朱・紅は、今日ではみな「あか」であり大きな差はないが、古代におけるその差は大きい。『易経』困卦に「赤紱に困す」とあり、これに対し鄭玄は「朱は赤より深い」という。また「赤」は「紅」より濃い。古代の「紅」は粉紅（ピンク）・桃紅（桃色）をいい、深紅（濃い赤）と大紅（真紅）は含まれない。だから、杜甫の詩「京自り奉先県に赴くときの詠嘆　五百字」の「朱門は酒肉臭し」を、「紅門は酒肉臭し」と書き替えることはできない。今日の「紅」は、濃いあかも、淡いあかも含む。これは語義の範囲が拡大したもので、『内経』を読むときには注意が必要である。五蔵生成篇の「紅」は淡いあか色を指している。

『素問』四気調神大論篇に「名木　多く死る」とあり、王冰は「名」を「名果・珍木」と解釈しているが、不適当である。『礼記』礼器の「名山」に対する鄭玄の注に「名は猶お大のごときなり」とあるように、「名」は大きいと解釈すべきである。物事は大きいことによって有名になることが多いので、古くは大川を名川といい、大山を名山といった。よって「名木」は大木という意味である。ここにも古代の人の用語の習慣が反映されている。

5．語法と修辞に注意する

品詞の転用、虚詞の用法、倒置の文型などは「第3章　語法」で説明したのでここでは省略する。

語義を分析するには、文章全体をよく読み、文脈に注意すべきである。部分に固執すれ

ば要領を得ないことになる。

　たとえば、『韓非子』外儲説左には「夔一足」をどのように解釈するかについて次のような論争があり、「哀公 孔子に問いて曰く、吾聞く、夔は一足なりと、信なるか、と。曰く、夔は人なり、何の故に一足ならん、彼は其れ他の異無くして、独り声に通ぜり。堯曰く、夔は一にして足れり、と。楽正為らしむ。故に君子曰く、夔は一有りて足れり、と。一足なるには非ざるなり、と」と記載されている。この話は『呂氏春秋』察伝にも見える。結局「夔一足」をどのように解釈するか。夔は片足だという説があり、夔は一人で足りるという説もある。事実に照らすならば、当然後者の説が正しい。夔は音楽に通じた人物で、このような人が楽官（朝廷の音楽を奏することを掌る官）となれば一人で足りる。しかし、誤解が発生したのには理由があり、「夔一足」に虚詞の「而」を加えて「夔一而足」としていれば、解釈が分かれたりしなかっただろう。

　以上、訓詁学のかかわる範囲がとても広いことを述べた。古書を注解することはたやすいものではない。さらに注釈を理解するためにも相当の知識が求められる。注釈は、古代社会の政治・経済・外交・軍事・天文・地理・哲学・宗教・歴史・科学・文化・儀礼制度などに及んでいる。また、とくに古い時代の詩の中には故事成語を引くものが多い。もし、それが理解できなければ、読んでもわからない。このため常用される故事成語は暗記することが必要である。

　皇帝の諱12)も読書の障害になる。

　たとえば、前漢に「蒯徹」という策士がいたが、武帝の名「徹」の避諱のためにその名を「蒯通」と改めている。唐代の文章では、太宗の「李世民」の避諱で「民風」を「人風」に改めている。医学古典にもその例は少なくない。たとえば、「山薬」は原名を「薯蕷」というが、唐・宋の皇帝の名が避けられたために、現在の「山薬」となったのである13)。また、清代の医家の処方では、「玄参」を「元参」と書いている。これは康熙帝の名の「玄燁」の避諱による。このような例は枚挙にいとまがない。もし避諱を理解していなければ、古典を読むとき悩み苦しむことになるだろう。

　要するに、医学古典を理解し研究するためには、訓詁学を運用しなければならない。そのためにはよく勉強して視野を広げ、多くの文献に触れ、その他の分野も学習すべきである。そうすれば、知識は有機的につながり相互に貫通し、知識が豊かになれば、1つのことから他を類推することができるようになる。

---

12) 死者の生前の本名を、死後は口にするのを避けて「諱（いみな）」といった。「避諱」とは、天子や貴人、父母などの名を遠慮して文章の中に用いず、回避すること。同音あるいは同義の字で代えたり（改字）、原字の筆画を欠いたりする（欠筆）。
13)「薯蕷」は、唐の代宗の名の「豫」を避けて「薯薬」と改められ、さらに宋の英宗の名の「署」を避けて「山薬」と改められた。

第5章

古韻

第1節──なぜ古韻学を学習しなければならないか

　音韻学は中国の伝統的な学問の1つで、長い歴史を有し、漢語の各時期の語音体系およびその変化の法則を研究する学問である。

　古今の音韻には継承性があり、発展性がある。そのために漢語の各時期の語音には差異が生じた。先人は早くからこのことに着目し、さまざまな角度から各時期の語音について研究を行い、中国の伝統的な音韻学を確立させた。

　伝統音韻学は、古音学・今音学・等韻学の3部門からなる。古音学は先秦両漢時代の音韻（これを上古音という）の体系を研究し、今音学は隋唐時代の音韻（これを中古音という）の体系を研究する。先人は中古音を研究するとき、上古音と対比させて今音学と呼んだ。それが継承されて現在に至っているが、厳密にいえば今音学ではなく中古音学と呼ばなければならない。等韻学とは漢語の語音の原理と方法を研究するもので、現代の音声学に近いものである。

　古医籍を学ぶには音韻学の基本的な常識を理解しなければならないが、とくに古韻学[1]との関わりが深いので、本章では古韻の基礎知識を重点的に説明する。古韻学の知識は医学古典を学ぶためには不可欠であり、その理由は以下の諸点にある。

1．古韻学と字形・字義の関係

　古代の学者は、漢字を形音義（字形・字音・字義）の3つの要素で成るものとみなした。書物を読むときはまず文字を見る。そして、その形音義を分析する。古典が書かれた時代は現在と非常に隔たっていて、その間に字形は大きく変わり、字音や字義も少なからず変化している。だから、古韻の基本的な知識がなければ、古い時代の漢字の字形や字義を理解できなかったり、理解が浅くなったりする。

1）音韻学は、古音学と今韻学と等韻学からなる。音韻は、声母・韻母・声調の3つの要素からなる。つまり古音学は、上古漢語の韻母（＝古韻）の研究、上古漢語の声母（＝古紐）の研究、上古漢語の声調の研究に分けられる。この中で古韻の研究の成果が突出しているので、特に古韻学という呼び方がある。つまり、古韻学は古音学の一部門なのである。本章で古音・古音学と古韻・古韻学という語が混在しているが、このように違いがある。

2．仮借字との関係

　医学古典ではしばしば仮借字（かしゃじ）が使われている。よって、字形にこだわって解釈してしまい、字音からその本字を探し出すことをしなければ、誤った解釈をしてしまうだろう。

|例1| 『素問』生気通天論篇

●味過於辛、筋脈沮弛、精神乃央、
（味　辛に過ぐれば、筋脈は沮（やぶ）れ弛（ゆる）み、精神は乃（すなわ）ち央（そこな）わる）

　この文の本来の意味は、辛いものを食べすぎると筋脈が損傷し、弛緩し、精神も同時に傷害される、ということである。原文の「央」は仮借字で、「殃」が本字である。『説文』歹部には「殃は、凶（わざわい）なり」（原注：段注本）とあり、『広雅』釈詁には「殃は、敗（そこな）うなり」、釈言には「殃は、禍（わざわい）なり」とあるから、「殃」は「傷害」の意味である。王冰は「央」の音韻から本字を求めることを知らなかったために、「央」を「久（ひさ）し」と解釈した。これは経文の本来の意味に反するものである。宋の林億はその王冰を批判して次のようにいう。

　　此の箇所は、（特定の）味の過食が身体を傷害する原因となることを論じている。だから王冰のように「精神長久（寿命が延びる）」とは解釈できない。「央」は「殃」の仮借字であり、古い文章では通用する。「膏粱」を「高粱」に書き、「草滋」を「草茲」に書くのと同じである。古い文字は簡略で、その上仮借字を用いることが多い。

　『素問』『霊枢』には多くの仮借字があり、古韻学の知識を応用して解釈してこそ望文生義（字づらからこじつけた理解）を免れることができる。「央」が「殃」の仮借字であることは、音韻から容易に理解できる。しかし、時代により音韻は変化しているから、仮借字と本字の間に発音の違いが発生している場合がある。よって、仮借の関係にあることを指摘するには古韻学の知識が必要である。

|例2| 『素問』宝命全形論篇

●弦絶者、其音嘶敗、木敷者、其葉発、
（弦　絶（ぜっ）する者は、其の音　嘶敗（せいはい）す。木　敷（ふ）する者は、其の葉　発（すた）る）

　原文の大意は、疾病の初期は何かしらの前兆があり、琴の弦が切れようとするときには枯れてきしる音がするし、樹木の枝葉が繁茂していても根が安定していなかったら、その枝葉は容易に枯れ落ちる、という意味である。「発」は仮借字で、本字は「廃」である。「廃」は引伸して「枯れ落ちる」という意味となる。王冰は字面から「栄（さか）える」と解釈し、「木気が布散され、外部の支配領域である葉を繁茂させる」という。明らかに誤った解釈であ

る。古代では、同音であれば必ず仮借できる。「発」と「廃」は双声であるだけではなく、ともに古韻の月部に属す。

3．古韻学は清代に大いに発展した

　清代の学者は『素問』『霊枢』を研究考証する際、古韻学の知識を応用して多くの文字学上の難題を解決した。

例1　『素問』四気調神大論篇

●聖人行之、愚者佩之、

（聖人は之を行い、愚者は之を佩す）

　　胡澍は『素問校義』で次のようにいう（［　］内は双行注）。
　　「聖人行之、愚者佩之」。澍が考えるに、佩は倍と読む。『説文』に「倍は反くなり」とある。『荀子』大略篇に「教えるも師を称えざるは之を倍と謂う」とあり、楊倞注に「倍は反逆の名なり」という。「佩」字は「偝」とも書かれ［（『礼記』）坊記投壺に見える］、「背」とも書かれる［経典では通用させて「背」を「倍」とする］。「聖人之を行い、愚者 之を佩す」とは、聖人は道を行い、愚者は道に倍くという意味である。「行」と「倍」とは反対の言葉である。だから下文で「陰陽に従えば則ち生き、之に逆すれば則ち死し、之に従えば治まり、之に逆すれば則ち乱る」というのである。「従」と「逆」とはまた反対の言葉である。「従」は行うことであり［『広雅』に「従は行うなり」とある］、「逆」は倍くことである［前の『荀子』の注に見える］。「佩」と「倍」とは古くは同音だったので通用する。『釈名』に「佩は倍なり、其の一物に非ずして倍貳（複製）有るを言うなり」とあり、これで同音だったことが証明できる。『荀子』大略篇に「一佩 之に易う」とあり、注に「佩あるいは倍と為す」とあり、これで通用していたことが証明できる。王冰が「聖人の心は道に合致しているので、つとめて道を行う。愚か者は往々にして判断ができずに固守するのでただ佩服する（おそれいる）だけである」というのは、正しい理解を得られなかったために曲解したものである。古代の文章には仮借字が多い。発音で解決しないで、字面で解釈しようとすれば、解釈に窮して誤りを犯してしまうだろう。

　胡澍の考証はきわめて精確である。上古では「倍」と「佩」は声母・韻母ともに同じである。古韻でいえば之部に属す。胡澍はここでさらに非常に重要な原則を提出している。「発音で解決しないで、字面で解釈しようとすれば、解釈に窮して誤りを犯してしまうだろう」とは、ただ字形にとらわれて語義を解釈しようしても、古韻の知識がなければ多くの場合意味が通じなくなり解釈に窮してしまうということである。

古韻学の知識を応用して古典を読むという課題を解決したのは、清代の学者の大きな成果である。清代の経学者であり言語学者である王念孫と王引之の父子は、古韻学は古い書物の宝蔵を開く鍵とみなした。王引之は21歳の時、順天郷試（北京に居住して各省の郷試に応じなかった者が北京で受験すること）に応じたが合格しなかった。帰郷して、一心に音韻と文字学の書物を読みふけった。彼は、許慎の『説文』と顧炎武の『音学五書』を詳しく研究し、4年後再び上京して父親に質問すると、父親は彼の学問が非常に進歩したことを喜んで、「今こそ私が学んだことを伝えよう」といい、次のように言い聞かせた（王引之『経義述聞』自叙）。

　　訓詁の主眼は発音にある。経書やその注では、発音が同じか近いものは、往々にして仮借字が使われる。だから、古典を学ぶ者が、発音を頼りに意味を探り、仮借字を見破って本字に置き換えて読めば、疑問は消えて滞りなく理解できるようになる。もし、仮借字を見抜けず、仮借字のままで解釈しようとすれば困窮して誤りを犯すことになる。

　王冰が『素問』に注釈した功績は滅びることはないが、語義を解釈するのに古韻学を知らなかったため、「仮借字のままで解釈」しようとして多くの誤りを犯し、後人に批判されることとなった。

例2　『素問』陰陽応象大論篇

●陰陽者、万物之能始也、
（陰陽なる者は万物の能始なり）

　王冰は「能く変化・生成の元始と為るを謂う」という。「能」を「よく・あたう」と訓ずるのは誤りである。古くは「能」は「䏻」と書き、「㠯」（以の古字）が音符である。「台」は古くは「䡅」と書き、やはり「㠯」が音符である。古代では、音符が同じ形声文字は発音が同じで、同じであれば仮借することができる。『素問』の「能」は仮借字であり、本字は「台」が音符である「胎」である。「胎」は「始め」という意味なので、「万物の能始」とは万物の始まりという意味となる。清の孫詒譲は『札迻』で次のようにいう（補注②）。

　　「陰陽者万物之能始也」。「能」は「胎」の仮借字である。『爾雅』釈詁に「胎は始なり」とある。『経典釈文』に「胎、本或いは台に作る」とある。『史記』天官書の「三能」は「三台」のことである。つまり、「胎」「台」「能」は古代では通用していたのである。

　清の劉師培は『黄帝内経素問校義書後』で次のようにいう（補注②）。

　　古代では「能」は「台」と通用する。……この文章の「能」字もまた「台」の仮借字ではなかろうか。「胎」は「台」が音符である。『爾雅』は「胎」を「始」の意味だとする。つまり、「台」はまた「始」の意味も兼ねる。「能始」の2字は同じ意味の文字を重ねた言葉である。

　孫詒譲や劉師培は、古韻学の知識を使い、経文の意味が通るように、繰り返し証明して仮借字を破り、本字で読んだ。よって、経義（経文の意味）が明らかになり、正確な意味をつかむことができた。これらのことから、『内経』を研究した前人の成果を受けつぐためにも、古韻学の基礎知識が必要なことがわかる。そうでなければ、「台」と「能」が同

声といわれても、それを理解できないだろう。

4．『内経』には大量の韻文がある

　押韻の特徴と法則を研究することは、『内経』の校勘や訓詁や句読にとって重要な意味がある。『内経』を全面的に研究するには古韻学の知識も不可欠である。
　『素問』『霊枢』は中国の最古の最も秀れた医学古典であり、中国医学を発展させ、臨床成績を向上させるのに強い影響力をもっている。中西医結合の新しい医薬学を創造するにも依然として力強い生命力をもっている。この卓越した医学古典に対して、マルクス・レーニン主義の視点で多方面から詳細な研究が進められているが、古韻の研究もこれに加えるべきであろう。

第2節——古音の韻部の帰納法

　古音学者は、主として『詩経』と形声文字という2つの材料を拠り所とし、系連法と諧声法（けいれんほう　かいせいほう）という2つの方法を使って、古音の韻部を考証した。

1．系連法

　どのような古音学者でも、上古の音韻を考証する時は『詩経』から離れることはない。『詩経』は中国最古の詩歌集であり、合計305篇から成る。その大部分は民衆の口誦による創作で、3千年前の周代の実際の語音を表している。歌唱されたものであるから、『詩経』の各篇はすべて押韻している。その押韻する文字のほとんどは文末にあるので、韻脚（いんきゃく）（あるいは脚韻）という。

汎彼柏舟、在彼河側、
髧彼両髦、実維我特、
之死矢靡慝、

汎（はん）たる彼の柏舟（はくしゅう）は、彼の河（かわ）の側（そく）に在り、
髧（たん）たる彼の両髦（りょうぼう）は、実（まこと）に維（こ）れ我が特（とく）、
死に之（いた）るまで慝（な）う靡（た）しと矢（ちか）いしに。
——『詩経』鄘風（ようふう）・柏舟

この詩の「側」「特」「慝」が韻脚であり、この3字が押韻している。この3字のどれかと押韻する文字は他の2字とも押韻する。別の詩に「側」と関係する韻脚を見つけだすことができる。

　　求之不得、寤寐思服、　　　　　　之を求めて得ざれば、寤寐に思服す、
　　　悠哉悠哉、輾転反側、　　　　　　悠なる哉、悠なる哉、輾転反側す。
　　　　　　　　　　　　　　　　　　　　　——『詩経』周南・関雎

　ここの「側」は「得」「服」と押韻している。となれば、「得」「服」は当然「柏舟」の「特」「慝」とも押韻することになる。この2首の詩の韻脚を系連させれば、韻部が同じ一連の文字、つまり「側」「特」「慝」「得」「服」を得ることができる。同様にして他の詩の押韻字を系連させれば、たとえば「之」「時」「里」などの文字を探し出すことができる。古音学者はこのようにして『詩経』の韻部を研究し帰納した。これらの一連の押韻する文字から1字を代表させて韻部の名称とした（これを韻目という）。たとえば、「之」「時」「里」などから「之」を代表させ、「之部」と名づけた。つまり「之部」という時には「之」1字をいうのではなく、「之」に代表されるすべての文字を指している。このような系連法によって、『詩経』の韻脚は明らかになり、古音の韻部が帰納されたのである。

2．諧声法

　清代の経学者であり言語学者である段玉裁は、音符が同じ諧声文字ならば韻部も同じだという非常に重要な原則を提出した（『六書音均表』古十七部諧声表）。諧声文字とは形声文字のことであり、六書の一種である。漢代の文字学者の許慎の分析によれば、形声文字は2つの要素から構成されている。1つは文字の意味を表し、意味の範疇を示す。もう1つは発音を表す。たとえば、「江」は形声文字であり、「氵」と「工」により構成されている。「氵」は意味の範疇を表し、「工」は発音を表している。意味を表す部分は意符（あるいは形旁・義符・形符）といい、発音を表す部分は音符（あるいは声旁・声符）という。段玉裁の原則によれば、次のような「工」が音符である形声文字は先秦（秦が中国を統一する以前の時代）の発音は同じか近いはずである。

　　工声－江・訌・攻・貢・功・紅・虹・項・空・恐・巩
　　空声－腔・控・箜
　　江声－鴻
　　貢声－槓
　　巩声－鞏・蛩
　この18個の形声文字の発音は、先秦では「工」と大体同じであり、すべて同一の韻部（東部）に属す。

『詩経』より帰納した韻部は、形声文字の声符を分析して帰納した韻部と完全に一致する。1つの音符を記憶しさえすれば、同じ音符をもつ形声文字の韻部を記憶できる。こうすれば韻部に所属している文字を把握できるわけである。これは簡単で便利な韻部の学習法である。

　形声文字の起源は古く、『詩経』を遥かに遡ぼる。それゆえに、時には音符と形声文字の発音とが一致しないこともある。たとえば、「儺」は「人」が意符で「難（なん）」が音符である。しかし、『詩経』の「儺」の発音は「難（なん）」と異なっている（たとえば衛風・竹竿の「巧笑の瑳（さ）、佩玉の儺（だ）」）。このような例は多くはないが、発音は異なっていても関わりは深いので、古音学者はこの中から対転[2]の法則を発見した。これは専門に及ぶので、ここでは詳しく述べない。

　要するに、『詩経』の押韻の分析・研究にはじまり、諧声法を用いて補充・修正されて、古音の韻部が帰納されたのである。このような困難で綿密な研究が行われて、先秦の古音の韻部とその所属文字が整理された。これは『素問』『霊枢』の押韻法則を研究するうえで重要な意味をもつものである。

　古音学者達は『詩経』の韻脚と諧声系統をもとに古音の韻部を整理したが、清の顧炎武から現代の王力に到るまで、韻部の区分はますます細かになった。たとえば、顧炎武は古音を10部に分け、江永は13部に分け、戴震は25部に分け、段玉裁は17部に分け、江有誥（こうゆうこう）は21部に分け、章炳麟は23部（原注：晩年は22部に改める）に分け、黄侃（こうかん）は28部に分け、王力は29部に分けた。おおよそ、前代の研究者の不備は、後輩がそれをさらに精密にしている。本書では江有誥が区分した韻部を紹介する。

　江有誥は古韻を深く研究した清代の音韻学者である。字は晋三、安徽省歙（あんき きゅう）県の人である。主な著作に『音学十書』がある。彼は顧炎武、江永、段玉裁の研究成果を継承し、それを発展させ、古韻を21部に分けた。彼の友人の夏炘（かきん）は、王念孫と江有誥の意見を総合して、古韻を22部に定めた。古書の押韻から見て、この22部は完備していて科学的水準に達している。次の文章は、古韻22部に対する王国維の批評であるが、誉めすぎとはいえない。

　　古韻学は、崑山の顧氏に始まり、婺源（ぶげん）の江氏、休寧の戴氏、金壇の段氏、曲阜の孔氏（広森）、高郵の王氏、歙県の江氏、研究者はこの7人を超えない。古音の22部は完備しているから、後世にこれを増減する必要はない。訓詁学・名物学・文字学は将来の研究に期待するところが多いが、古韻学はこれ以前に研究者はおらず、これ以後にさらに進展さ

2）対転とは、上古の韻で母音が同じで、陰声・陽声・入声の間を相互に変転することをいう。王力（おうりき）の29部で説明すれば、之部と職部の関係を陰入対転といい、之部と蒸部の関係を陰陽対転という（『音韻のはなし』を参照）。

陰声類	之部	幽部	宵部	侯部	魚部	支部	脂部	微部	歌部		
入声類	職部	覚部	薬部	屋部	鐸部	錫部	質部	物部	月部	緝部	盍部
陽声類	蒸部			東部	陽部	耕部	真部	文部	元部	侵部	談部

せる者は出ないといっても過言ではない。この古韻学を探求して、ここまで周到に完成させることができた理由は、その材料が多くの経典や諸子百家の書、および漢から魏に至るまでの韻文に限られるからである。その研究方法は、古代の人が自然に用いた韻を基礎としているので、後代の説や個人的な意見が割り込むすき間がない。その方法は至って単純で、しかもその材料が限定されている。単純な方法で限られた材料を研究したので、代をあまり重ねなくとも古韻学の極致に達することができた。(『観堂集林』巻8 周代金石文韻読序)

江有誥の22部とは次の通りである。

第1	之部	第2	幽部	第3	宵部	第4	侯部
第5	魚部	第6	歌部	第7	支部	第8	脂部
第9	質(至)部	第10	月(祭)部	第11	元部	第12	文部
第13	真部	第14	耕部	第15	陽部	第16	東部
第17	冬(中)部	第18	蒸部	第19	侵部	第20	談部
第21	葉部	第22	緝部				

第3節――『内経』の古韻を研究する意義

『素問』『霊枢』は韻文(韻を踏む文章)で書かれた著作ではないが、五経や先秦の諸子百家の書と同様に、散文(押韻しない文章)の中に韻文が多く挿入されている。清の黄以周(こいしゅう)は『太素』校序で、「『素問』『霊枢』には韻語が多い」といい、明末の馮舒(ふうじょ)は『詩紀匡謬(しきょうびゅう)』で「『素問』にはそれぞれの篇に韻文がある」といっている。さらに、江有誥は古韻を研究して、『素問』『霊枢』のいくつかの段落を取り出し韻脚を記した(『先秦韻読』)。それによれば、『内経』の押韻は緻密で、いくつかの篇章と段落は優美で調和のとれた韻文だといってもさしつかえない。彼が選んだ数は多いとはいえないが、研究者に与えた影響は非常に大きい。江有誥から100年あまり経過した現在でも、『内経』の古韻についての研究はさほど進展していない。中国民族の新しい医薬学を創造するには、『内経』を多方面から深く研究することが必要である。当然、その中に音韻の研究を含めるべきであり、同時にどのような手順で運用するのかをも提起されなければならない。

『内経』の音韻を研究することは、成立年代の考証・文字の校正・句読・仮借の解明な

どに重要な意義がある[3]。

1. 成立年代を考える

　『素問』『霊枢』の成立年代は多方面から考えることができるが、音韻からの考証も軽視できない。『素問』で使われている古韻は先秦の古書の音韻とかなり一致する。

例1　『管子』牧民

　　故君求之、則臣得（之）之、　　　　　故に君 之を求むれば、則ち臣 之を得。
　　君嗜之、則臣食（之）之、　　　　　　君 之を嗜めば、則ち臣 之を食う。
　　君好之、則臣服（之）之、　　　　　　君 之を好めば、則ち臣 之を服す。
　　君悪之、則臣匿（之）之、　　　　　　君 之を悪めば、則ち臣 之を匿す。

例2　『素問』四気調神大論篇

　　使志若伏若匿（之）、　　　　　　　　志をして伏するが若く匿るるが若く、
　　若有私意（之）、　　　　　　　　　　私意 有るが若く、
　　若已有得（之）、　　　　　　　　　　已に得るところ有るが若し。

例3　『楚辞』抽思

　　心鬱鬱之憂思兮、　　　　　　　　　　心鬱鬱として之を憂思し、
　　独永歎乎増傷（陽）、　　　　　　　　独り永歎して傷みを増す。
　　思蹇産之不釈兮、　　　　　　　　　　思いは蹇産として之釈けず、
　　曼遭夜之方長（陽）、　　　　　　　　曼として夜の方に長きに遭う。

例4　『素問』四気調神大論篇

　　冬三月、此謂閉蔵（陽）、　　　　　　冬三月、此れを閉蔵と謂う。
　　水冰地坼、無擾乎陽（陽）、　　　　　水冰り地坼く。陽を擾すこと無かれ。

---

[3] 以下の解説は江有誥の22部にもとづく。現代ではさらに細分化が進み、王力は29部（あるいは30部）に分ける（5章207頁脚注参照）。それに従えば、当然、各字の所属する韻部名は一部変わるが、押韻する点では一致する。たとえば、5章216頁の財・才・則は、22部ではいずれも之部に属すが、30部では財・才は之部で変わらないが、則は職部に属す。

早臥晩起、必待日光（陽）、　　　　　早く臥し晩く起き、必ず日光を待つ。

例5　『韓非子』揚権
　掘其根本、木乃不神（真）、　　　　　其の根本を掘らば、木 乃ち神（伸）びざらん。
　塡其洶淵（真）、　　　　　　　　　　其の洶淵を塡め、
　勿使水清（耕）、　　　　　　　　　　水をして清からしむる勿れ。

例6　『素問』上古天真論篇
　以欲竭其精（耕）、　　　　　　　　　欲を以て其の精を竭くし、
　以耗散其真（真）、　　　　　　　　　以て其の真を耗散し、
　不知持満、不時御神（真）、　　　　　満を持するを知らず、神を御するに時ならず。

　例1と例2は之部の押韻例であり、例3と例4は陽部の押韻例であり、例5と例6は真部と耕部の通韻例である。このように、先秦の古書と『素問』の音韻と比較してみれば、『素問』の成立年代を考えるときの重要な糸口となる。
　『詩経』『楚辞』および先秦の諸子百家の書の押韻は、主に同じ韻部の文字で押韻していて、通韻するとしてもかなり厳格である。しかし、『素問』の音韻には先秦の古書の音韻と異なるところがあって、漢代の押韻が見られる。漢代の押韻はかなり乱れていて、段玉裁は「漢代の韻の踏み方は非常にゆるく、17部に分類するのはほとんど不可能である」（『六書音均表』古十七部本音説）といい、羅常培も「前漢後漢の音韻はかなり混乱していて」「出入りが非常にあり、情にまかせて韻の踏み方が変化する」（『漢語音韻学導論』）といっている。これが先秦の音韻と漢代の音韻の大きな相違点である。漢代の音韻は『素問』の中でもかなり際立っている。

例7　『素問』至真要大論篇
　陽明司天、燥淫所勝（蒸）、　　　　　陽明の司天にして、燥 所勝に淫すれば、
　則木廼晩栄（耕）、草廼晩生（耕）、　則ち木 廼ち晩れて栄え、草 廼ち晩れて生じ、
　筋骨内変、民病左胠脇痛（東）、　　　筋骨 内に変じ、民 病めば左の胠脇痛み、
　寒清于中（冬）、感而瘧、　　　　　　中に寒清あり、感じて瘧し、
　大涼革候、欬腹中鳴（耕）、　　　　　大涼 候を革め、欬し、腹中鳴り、
　注泄鶩溏（陽）、名木斂生（耕）、　　注泄 鶩溏し、名木 生を斂む。

　これは、蒸・耕・冬・陽・東が押韻する一節である。これほどゆるやかに韻をふむ例は先秦の文章にはない。これだけの韻部が押韻するのは「漢・魏時代の押韻例に合致してい

て」「周・秦時代では押韻することはなかった」と段玉裁が指摘するとおりである(『六書音均表』今韻古分十七部表)。

　『素問』の音韻を総合的にみると、先秦と一致するものがある反面、運気七篇とその他のいくつかの篇のように漢代の押韻例も保存されているものもある。押韻例からみて、『素問』の成書時代は戦国から漢魏にかけてと考えられる[4]。

2．文字の校正に利用する

　『素問』『霊枢』は長い期間にわたって書き写し伝えられているので、文字や段落に誤りが生ずるのは避けられない。

　よって、楊上善は『太素』に注釈を加えるときには校正に注意をはらっていた。たとえば、『太素』摂生之二・順養「雲露不精、則上応甘露不下」(雲露 精れざれば、則ち上応じて甘露 下らず)の「甘露」に対して楊上善は「『白露』と言う者は恐らく後代の字の誤りである」といい、「白露」に作る本は誤りだという。現行本『素問』がまさにその「白露」に作っている。

　また、王冰が『素問』を注釈したときも校正を重視した。そして、『素問』にみえる誤字に対して「伏羲(ふっき)・神農・黄帝が作ったという古代の経書は、俗にまみれること久しく、ほろびすたれるようになり、ひもといて学習する人も少なくなり、書き写されるうちに誤りが多くなった」(経脈別論篇注)、「衡絡をある本は衡絶に作る。字形が似ているために写し間違えたのである」(刺腰痛論篇注)、「厥陰をある本は居陰に作る。これは草書体の厥を誤って居と書き写したのである」(刺腰痛論篇注)、「此の上の10字は文脈が通らない。古代の錯簡であろう。そのため、この10字を後ろの五治の下に重複させ、朱筆で書いた」(六節蔵象論篇注)といっている。

　林億は10数年を費やして、王冰注を含め、『素問』に対し精細な校正を行った。

　楊上善や王冰から、宋・元・明の『内経』研究家の校正をみてみると、文章の意味に言及した例は非常に多いが、古韻学の知識を応用して校正を行った例は少ない。古韻学は清代に大きく発展した。経学者は無論のこと、校正学者も古韻学の知識を校勘に応用し、著しい業績を収めた。『素問』『霊枢』を校正するために、清代の学者はみな古韻学を応用した。

　次に古韻の校正における意義について、『素問』『霊枢』から例をあげ説明する。

---

4) 日本では、運気七篇に関しては、唐の王冰の偽作説や五代末から宋初の時期に成立したとの説がとなえられている。山田慶兒「東アジア科学理論の批判的分析」(『思想』2000年9・11月、2001年2月号)に詳論がある。

例1 『素問』上古天真論篇

上古之人、其知道者、	上古の人 其の道を知る者は、
法於陰陽、和於術数、	陰陽に法り、術数に和し、
食飲有節、起居有常、	食飲に節有り、起居に常有り、
不妄作労、	妄りに労を作さず。
故能形与神倶、	故に能く形と神と倶にして、
而尽終其天年、	而して尽く其の天年を終え、
度百歳乃去、	百歳を度えて乃ち去る。

林億は「全元起注本は『飲食有常節、起居有常度、不妄不作』という。『太素』も同じ」という。この文章にもとづけば全元起本の文章は次のようになる。

上古之人、其知道者（魚）、	上古の人、其の道を知る者は、
法於陰陽、和於術数（侯）、	陰陽に法り、術数に和し、
食飲有常節、起居有常度（魚）、	食飲に常節有り、起居に常度有り、
不妄不作（魚）、	妄ならず、作さず。
故能形与神倶（侯）、	故に能く形と神と倶にして、
而尽終其天年、	而して尽く其の天年を終え、
度百歳乃去（魚）、	百歳を度えて乃ち去る。

全元起本と王冰本とではどちらが正しいのだろうか。この一段は本来は韻文であったが、王冰が文字を改めたので失韻してしまったのである。全元起本に従えば、魚部と侯部で通韻して韻律がととのい、経文のオリジナルな状態と合致する。そのため胡澍は『素問校義』で次のようにいう。

「作」は古代では「胙」と発音する。上は「者」「数」「度」と韻を踏み、下は「倶」「去」と韻を踏む。王冰は「飲食有常節、起居有常度」を「食飲有節起居有常」と改めたが、……これでは韻文の調和が失われてしまう。

例2 『素問』陰陽応象大論篇

天地者、万物之上下（魚）也、	天地なる者は、万物の上下なり。
陰陽者、血気之男女（魚）也、	陰陽なる者は、血気の男女なり。
左右者、陰陽之道路（魚）也、	左右なる者は、陰陽の道路なり。
水火者、陰陽之徴兆也、	水火なる者は、陰陽の徴兆なり。
陰陽者、万物之能始（之）也、	陰陽なる者は、万物の能始なり。

王冰は「徴兆」に対し「水火の気を観れば、則ち陰陽の徴兆を明らかにすることができる」というから、王冰が拠りどころとした本は既に「徴兆」となっていたことがわかる。この文章は韻を踏むはずなのに、最後の2句だけが韻を踏んでいない。ということは、この中には誤りがあるはずである。江有誥の『先秦韻読』（補注②）は、「徴兆」を「兆徴」に改め、「能始」と押韻させている。胡澍は『素問校義』でその理由をのべる。

　「陰陽之徴兆也」。ある本は「陰陽之兆徴也」に作る。上の3句の下・女・路は韻を踏む。下の2句の徴・始も韻を踏む。徴は五音の宮商角徴羽の徴のように発音する。現行本が「徴兆」に作るのは、後代の人が稀にしか使われない「兆徴」を誤りだと勝手に判断し、自分が見慣れた「徴兆」に書き改めたためである。それによって韻律が乱れてしまったことには気付いていないのである。一般に古典の文章で、甲乙と書かれた語句を乙甲と入れ替えることによって押韻するものの多くは、後代の人が誤って改めたことにより失韻したものである。

　江有誥が「兆徴」と改め、胡氏がその理由を述べたことは、信憑性が高い。古音では「徴」は蒸部にあり、之部の文字と対転する。その例は多く、古音から判断して「兆徴」が正しいことは疑いない。

例3　『素問』宝命全形論篇

凡刺之真（真）、必先治神（真）、	凡そ刺の真は、必ず先ず神を治め、
五蔵已定、九候已備、	五蔵已に定まり、九候已に備わりて、
後乃存（文）鍼、	後に乃ち鍼を存す。
衆脈不見、衆凶弗聞（文）、	衆脈見われず、衆凶聞こえず、
外内相得、無以形先（文）、	外内相い得て、形を以て先んずること無し
可玩往来、乃施於人（真）、	往来に玩いて、乃ち人に施すべし。

　この段落は真部と文部で通韻するのに、中間の「存鍼」が韻律を乱している。古韻では「鍼」は侵部にあるから、上の「真」「神」とは押韻できない。現行本『素問』が「存鍼」に作るのは後人の改変によるもので、もともとは「鍼存」だったはずである。「存」は古音の文部にあり、真部と押韻できる。胡澍が「一般に古典の文章で、甲乙と書かれた語句を乙甲と入れ替えることによって押韻するものの多くは、後代の人が誤って改めたことにより失韻したものである」というが、非常に見識のある言葉である。

例4　『素問』疏五過論篇

視深淵尚可測（之）、	深淵を視るは尚測るべきも、
迎浮雲莫知其際（月）、	浮雲を迎うるは其の際を知るなし。
聖人之術、為万民式（之）、	聖人の術、万民の式為り。

論裁志意（之）、必有法則（之）、	志意を論裁するに、必ず法則有り、
循経守数、按循医事（之）、	経に循い数を守り、医事を按循し、
為万民副（之）、	万民の副為り。
故事有五過四徳（之）、	故に事に五過・四徳有り、
汝知之（之）乎、	汝 之を知るか。

　文章全体が之部で押韻しているが、2句目にある「際」は月部に属し、之部とは無関係である。『素問』六微旨大論篇に「視深淵尚可測、迎浮雲莫知其極」とあり「莫知其際」が「莫知其極」になっている。「極」は之部に属すので、「莫知其極」ならこの文章で韻を踏む。明らかに「際」は「極」の誤りである。後人が古音を知らなかったために、理に合わない改変をしたことがわかる。

例5　『素問』調経論篇

帝曰、神有余不足、何如、	帝曰く、神の有余・不足、何如、と。
岐伯曰、神有余則笑不休（幽）、	岐伯曰く、神 有余なれば則ち笑いて休まず、
神不足則悲（脂）、	神 不足なれば則ち悲しむ、と。

　王冰は「『悲』は一本に『憂』となっているが誤りである」というが、この注釈は信頼できるだろうか。岐伯の回答は韻文である。「憂」は幽部だから「休」と押韻するが、「悲」は脂部だから押韻しない。「憂」が正しいのである。

例6　『霊枢』官能篇

不知所苦（魚）、両蹻之下（魚）、	苦しむ所を知らざれば、両蹻の下、
男陰女陽（陽）、良工所禁（侵）、	男の陰 女の陽、良工の禁ずる所なり。

　経文は「男陰女陽」に作るが、（男は陽、女は陰という）理を失ない、さらに失韻している。「陰陽」2字は互いに誤まりやすい。押韻から考えれば「男陽女陰」とすべきである。「陰」は侵韻であるから「禁」と押韻する。

　以上のように、古音によって『内経』の誤字や倒文を校正できる例は甚だ多い。上述したいくつかの例だけでも、『素問』『霊枢』を校正する上での音韻の重要性が知られるであろう。

3．仮借を説明する

　林億が「古い文字は簡略で、その上仮借字を用いることが多い」と言うように、『素問』『霊枢』には仮借字が多い。もし、仮借字から本字を探求しなければ、望文生義に陥り意味が通じなくなってしまうだろう。

　仮借とは、古代漢語の文語文で、同音あるいは近似音の文字は相互に借用できることを指す。単語は字音と字義が結合したもので、古人は言語を記録する時、同音か近似音の字を用いて、「甲」という字を書いたり「乙」という字を書いたりした。その２つの字は字体も字義も異なるが、ただ字音が同じか近いというだけで「甲」の代わりに「乙」を用いられたりしている。この現象を古音通仮という。たとえば、早晨（夜明け）の「早」は「早」と書かなければいけないが、『太素』順養では「夜に臥し蚤に起く」と「蚤」を使っている。「蚤」の本義は虫のノミである。早晨の「早」に、ノミである「蚤」を使うのは、ただ２字の発音が同じだからである。ともに宵部に属している。

　古代漢語の仮借字には、「仮借は必ず同じ韻部の文字で書かれる」という規則がある。よって古典に見える仮借を説明するためにも、古韻学の知識は不可欠である。

<u>例1</u>　『素問』四気調神大論篇

●雲霧不精、則上応白露不下、
　（雲霧精れざれば、則ち上応じて白露下らず）

　この「精」に対して、王冰は「精微の気」といい、楊上善は「潤沢の精」という。いずれも望文生義の類いである。「精」は「晴」の仮借である。「精」「晴」はともに「青」を音符とし、古音では耕部に属す。この文章は、雲霧が天空に立ち込めて晴れないので露が降りないことをいっている。

<u>例2</u>　『素問』痺論篇

●経絡時疏、故不通、
　（経絡　時しば疏る、故に通まず）

　これに対し于鬯は『香草続校書』で次のように言う。
　「通」は「痛」として読む。「痛」「通」はともに音符が「甬」なので仮借することができる。『甲乙経』陰受病発痺篇（巻10）が「痛」に作っているのが正しい。ここで「通」に作るは仮借字である。「通」が仮借字であることを識別できなくて、「疏る」と言い「不通（とおらない）」というのでは意味がまったく反対である。『素問』の仮

借字ではこれが最も顕著な例である。『素問』の注釈家には仮借を理解していない者が多い。これは「六書」を学んだことのある医師がきわめて少ないからである。
「通」と「痛」は古音の東部に属すので仮借する。

例3　『素問』痺論篇

● 凡痺之類、逢寒則蟲、逢熱則縱、
（凡そ痺の類、寒に逢えば則ち蟲み、熱に逢えば則ち縱む）

王冰は「蟲とは皮膚の中を虫が這う感じをいい、縱とは緩んで動かせないことをいう」という。新校正注は「『甲乙経』は蟲を急に作る」という。王冰の解釈も、『甲乙経』の「急」もどちらも誤りである。経文の「蟲」は仮借字で、その本字は「疼」である。『説文』疒部に「疼、動病なり、疒に从い蟲省の声」とあり、段玉裁は「疼は疼字である」という。『説文』には「疼」字が無く、「疼」は「疼」の異体字である。『諸病源候論』（巻2風痺候）は「凡そ痺の類、熱に逢えば則ち痒し、寒に逢えば則ち痛む」と「痛」に作っている。以上のことから、王冰が「蟲」を「皮膚の中を虫が這う感じ」と解釈したのは望文生義である。『甲乙経』陰受病発痺篇（巻10）は「蟲」を「急」に改めたが、下文の「縱」と押韻しなくなるので、これも正しくない（急は緝部、蟲は冬部、縱は東部に属す）。

例4　『素問』陰陽離合論篇

● 天覆地載、万物方生、未出地者、命曰陰処、名曰陰中之陰、則出地者、命曰陰中之陽、
（天は覆い地は載せ、万物方に生ず。未だ地より出でざる者は、命づけて陰処と曰い、名づけて陰中の陰と曰う。則に地より出づる者は、命づけて陰中の陽と曰う）

王冰は「則出地者」に対し「形体を持つものが動き出すこと、是れが則ち陽である」というが、経文の「則」を「是則」と接続詞に解釈するのは原意を歪曲している。この「則」は「未」と対になっていて「財」の仮借字である。古文の「財」と「才」は通用し、「才かに地を出づる者」という意味である。「財」「則」「才」は古音では之部に属し、よって仮借できる。

例5　『素問』著至教論篇

● 雷公曰、臣治疏、愈説意而已、
（雷公曰く、臣の治疏し、愈に意を説く而已、と）

この文章は、多くのテキストで正確に句読されていない。王冰は「愈」で断句し、「愈」

を「痊愈」(治癒)と解釈するが、誤りである。孫詒讓(『札逐』)は同音通仮の原則に照らし、この一節を正確に解釈した。

王冰は「臣治疏愈(臣治して疏に愈ゆ)」にて句読しているが、経文の本意ではない。「臣治疏」3字と「愈説意而已」5字で句読すべきである。「愈」は「愉」が変化した字体である。『説文』心部に「愉は薄きなり」とある。「媮(かりそめに)」の仮借字として使われ、俗に「偷」とも書かれる。雷公は自ら、私の治療技術は未熟であり、ただ一時的に自分の意見を述べるにすぎない、といっているのである。王冰は句読を誤り、文意を曲解しているので、意味は当然通じない。

「愈」「偷」は「俞」を音符とし、ともに侯部に属すので仮借する。

例6　『素問』著至教論篇

●上通神農、著至教、疑於二皇、
　(上は神農に通じ、至教を著し、二皇に疑う)

王冰が「疑」を「疑惑」の意味と解釈するのは経文の意味を失している。この「疑」は「擬」の仮借字で、伏羲・神農の二皇に「匹敵する」という意味である。ちなみに『太素』は「擬」に作る。この2字は之部に属すので仮借する。

『内経』にみえる同音仮借の例は甚だ多い。もし、仮借字そのままに解釈すれば、必ず経義を曲解する。よって、清の王引之が「古典を学ぶ者が仮借字を本字に改めて読めば、筋道が自然に通るように読めるが、仮借字のままに文章を解釈しようとすると、字面にとらわれて本来の意味をそこねることになる」というのである。「字面にとらわれて本来の意味をそこねる」ことを避けるためには、真剣に『内経』の同音仮借を研究しなければいけない。

4．句読の補助

古韻をよく知れば、正確に句読するときに役立つ。前人は古韻を知らなかったため、往々にして誤読している。

例1　『素問』宝命全形論篇

[誤]　上海涵芬楼影印顧従徳刻本(四部叢刊所収)

| 余念其痛、 | 余は其の痛みを念い、 |
| 心為之乱惑反甚、 | 心は之が為に乱惑すること反って甚だし、 |

| 其病不可更代、 | 其の病 更代すべからず。 |
| 百姓聞之、以為残賊、 | 百姓 之を聞き、以て残賊と為さん。 |

[誤] 高世栻『素問直解』・張志聡『素問集注』
余念其痛心、	余は其の痛む心を念い、
為之乱惑反甚、	之が為に乱惑し反って甚だし、
其病不可更代、	其の病 更代すべからず。
百姓聞之、以為残賊、	百姓 之を聞き、以て残賊と為さん。

[正]
余念其痛（東）、心為之乱惑（之）、	余は其の痛みを念い、心は之が為に乱惑し、
反甚其病（陽）、不可更代（之）、	反って其の病を甚だしくし、更代すべからず。
百姓聞之（之）、以為残賊（之）、	百姓 之を聞き、以て残賊と為さん。

この経文は、「私は患者の苦痛に同情し、心はそのためにひどく惑い乱れている。正しい治療を施さなければ病情は重くなるだろうが、代えるべきよい治療法もない。もし人々がこのことを知ったら、私のことを人を傷つけたり危害を加える者（残賊）だと思うだろう」という意味である。経文は韻が調和しているので、古韻に照らして正確に句読することができる。「痛」と「病」は東韻と陽韻で通韻し、「惑」「代」「之」「賊」は之部で押韻する。

例2　『霊枢』九針十二原篇

[誤]
小針之要、易陳而難入、	小針の要は、陳べ易くして入り難し。
粗守形、上守神、	粗は形を守り、上は神を守る。
神乎、神客在門、	神なるかな、神と客 門に在り。
未覩其疾、悪知其原、	未だ其の疾を覩ざれば、悪んぞ其の原を知らんや。

[正]
小針之要、易陳而難入、	小針の要は、陳べ易くして入り難し。
粗守形、上守神（真）、	粗は形を守り、上は神を守る。
神乎神（真）、客在門（文）、	神なるかな神、客 門に在り。
未覩其疾、悪知其原（元）、	未だ其の疾を覩ざれば、悪んぞ其の原を知らんや。

この文章は古韻に照らせば正確に句読することができ、真韻・文韻・元韻で通韻する。この韻例は『内経』ではよく見られるものである。

第4節――『内経』の韻例

　以上のことからみて、『内経』の研究には音韻の研究が不可欠だといえる。

　韻例とは、どこで押韻するか、どこでは押韻しないか、どのように押韻するか、という押韻の法則を指す。前人が古韻を研究する時は、韻例の確立を非常に重視した。江永は「韻例を明らかにしなければ、韻を誤読する者が出るだろう」（『古韻標準』詩韻挙例）といい、韻例が確定できれば「古韻を探し出すことができ、韻を踏まない文章を無理に押韻させるような誤りも回避できる」（同上）という。

　総合してみると、『素問』『霊枢』の韻例は以下の４点に概括できる。

1．韻の位置

［１］尾韻

　句末での押韻を尾韻（または句末韻）という。『素問』『霊枢』では尾韻が大部分である。

例1　『素問』上古天真論篇

今時之人不然也、以酒為漿（陽）、　　　今時の人は然らざるなり、酒を以て漿と為し、
以妄為常（陽）、酔以入房（陽）、　　　妄を以て常と為し、酔いて以て房に入り、
以欲竭其精（耕）、以耗散其真（真）、　欲を以て其の精を竭くし、以て其の真を耗散し、
不知持満、不時御神（真）、　　　　　　満を持するを知らず、神を御するに時ならず。

例2　『素問』方盛衰論篇

脈動無常（陽）、散陰頗陽（陽）、　　　脈動に常無し、陰を散じて頗る陽、
脈脱不具、診無常行（陽）、　　　　　　脈脱して具わらざる、診に常行無し。
診必上下、度民君卿（陽）、　　　　　　診に必ず上下ありて、民と君卿とを度る。
受師不卒、使術不明（陽）、　　　　　　師に受けて卒えざれば、術をして不明ならしむ。

不察逆従、是為妄行（陽）、　　　逆従を察せざるのみならず、是ち妄行を為す。
持雌失雄、棄陰附陽（陽）、　　　雌を持して雄を失い、陰を棄てて陽に附き、
不知并合、診故不明（陽）、　　　并せ合することを知らず、診故に明ならず。
伝之後世、反論自章（陽）、　　　之を後世に伝うれば、反論自ずから章わる。

例3　『霊枢』九針十二原篇

刺諸熱者、如以手探湯（陽）、　　諸熱を刺す者は、手を以て湯を探るが如くし、
刺寒清者、如人不欲行（陽）、　　寒清を刺す者は、人の行くを欲せざるが如くす。

例4　『霊枢』論勇篇

肝肺雖挙（魚）、　　　　　　　　肝肺　挙がると雖も、
気衰復下（魚）、　　　　　　　　気　衰えて復た下る。
故不能久怒（魚）、　　　　　　　故に久しくは怒る能わず。

[２] 句中韻

押韻字の後ろに代名詞あるいは語気詞があって押韻字が句中にある、このような押韻法を句中韻と呼ぶ。『素問』『霊枢』には句中韻も少なくない。

例1　『素問』陰陽応象大論篇

天地者、万物之上下（魚）也、　　天地なる者は、万物の上下なり、
陰陽者、血気之男女（魚）也、　　陰陽なる者は、血気の男女なり、
左右者、陰陽之道路（魚）也、　　左右なる者は、陰陽の道路なり、
水火者、陰陽之兆徴（之）也、　　水火なる者は、陰陽の兆徴なり、
陰陽者、万物之能始（之）也、　　陰陽なる者は、万物の能始なり、
故曰陰在内、陽之守（幽）也、　　故に曰く、陰は内に在りて、陽の守なり、
陽在外、陰之使（之）也、　　　　陽は外に在りて、陰の使なり、と。

例2　『素問』離合真邪論篇

必先捫而循（文）之、　　　　　　必ず先ず捫りて之を循で、
切而散（元）之、推而按（元）之、切して之を散じ、推して之を按じ、
弾而怒（魚）之、抓而下（魚）之、弾きて之を怒し、抓みて之を下す。

2．韻の数量

1つの文章では、1韻で統一されている場合もあるが、韻脚が換えられて2韻、3韻、3韻以上にわたることもある。

[1] 一韻到底（1つの韻で統一されている押韻）

例1　『素問』疏五過論篇

必問嘗貴後賎、	必ず、嘗て貴くして後に賎しきかを問う。
雖不中邪、病従内生（耕）、	邪に中らずと雖も、病 内従り生ずればなり。
名曰脱営（耕）、	名づけて脱営と曰う。
嘗富後貧、名曰失精（耕）、	嘗て富みしも後に貧しきは、名づけて失精と曰う。
五気留連、病有所并（耕）、	五気 留連し、病に并する所有り。
医工診之、不在蔵府、不変軀形（耕）、	医工 之を診するに、蔵府に在らず、軀形を変ぜず、
診之而疑、不知病名（耕）、	之を診して疑い、病名も知らず。
身体日減、気虚無精（耕）、	身体 日に減じ、気虚にして精無し。
病深無気、洒洒然時驚（耕）、	病深まれば気無く、洒洒然として時に驚く。
病深者、	病深き者は、
以其外耗於衛、内奪於栄（耕）、	其の外 衛を耗し、内 栄を奪わるるを以てなり。
良工所失、不知病情（耕）、	良工の失する所、病情を知らざればなり。

例2　『素問』疏五過論篇

聖人之術、為万民式（之）、	聖人の術、万民の式為り。
論裁志意（之）、必有法則（之）、	志意を論裁するに、必ず法則有り、
循経守数、按循医事（之）、	経に循い数を守り、医事を按循し、
為万民副（之）、	万民の副為り。
故事有五過四徳（之）、汝知之（之）乎、	故に事に五過・四徳有り、汝 之を知るか。
雷公避席再拝曰、	雷公 避席再拝して曰く、
臣年幼少、蒙愚以惑（之）、	臣 年 幼少より、蒙愚にして以て惑う。
不聞五過与四徳（之）、	五過と四徳とを聞かず、と。

例3 『霊枢』終始篇

　　和気之方（陽）、**必通陰陽**（陽）、　　　　気を和するの方は、必ず陰陽に通ずべし。
　　五蔵為陰、六府為陽（陽）、　　　　　　　　五蔵を陰と為し、六府を陽と為す。
　　伝之後世、以血為盟（陽）、　　　　　　　　之を後世に伝うるに、血を以て盟を為す。
　　敬之者昌（陽）、慢之者亡（陽）、　　　　　之を敬う者は昌え、之を慢る者は亡ぶ。
　　無道行私、必得夭殃（陽）、　　　　　　　　道無くして私を行えば、必ず夭殃を得ん。

[2] 換韻（韻脚が換えられた複数韻の押韻）

1回の換韻

例1 『素問』玉機真蔵論篇

　　黄帝曰、　　　　　　　　　　　　　　　　　黄帝曰く、
　　凡治病、察其形気色沢（魚）、　　　　　　　凡そ病を治するに、其の形気・色沢、
　　脈之盛衰、病之新故（魚）、　　　　　　　　脈の盛衰、病の新故を察し、
　　乃治之（之）、無後其時（之）、　　　　　　乃ち之を治せば、其の時に後るること無し。
　　形気相得（之）、謂之可治（之）、　　　　　形と気と相い得る、之を治すべしと謂う。
　　色沢以浮、謂之易已（之）、　　　　　　　　色沢いて以て浮かなる、之を已え易しと謂う。

　　脈従四時（之）、謂之可治（之）、　　　　　脈 四時に従う、之を治すべしと謂う。
　　脈弱以滑、是有胃気、　　　　　　　　　　　脈 弱にして以て滑なるは、是れ胃気有り。
　　命曰易治（之）、取之以時（之）、　　　　　命づけて治し易しと曰う。之を取るに時を以てす。
　　形気相失、謂之難治（之）、　　　　　　　　形と気と相い失う、之を治し難しと謂う。
　　色夭不沢、謂之難已（之）、　　　　　　　　色 夭れ沢しからざる、之を已え難しと謂う。

例2 『素問』四気調神大論篇

　　春三月、此謂発陳、　　　　　　　　　　　　春三月、此れを発陳と謂う。
　　天地倶生（耕）、万物以栄（耕）、　　　　　天地倶に生じ、万物以て栄ゆ。
　　夜臥早起、広歩於庭（耕）、　　　　　　　　夜に臥し早に起き、広く庭を歩み、
　　被髪緩形（耕）、以使志生（耕）、　　　　　髪を被き形を緩め、以て志をして生ぜしむ。
　　生而勿殺（月）、予而勿奪（月）、　　　　　生かして殺すこと勿れ、予えて奪うこと勿れ、
　　賞而勿罰（月）、　　　　　　　　　　　　　賞えて罰すること勿れ。

2回の換韻

例3　『素問』疏五過論篇

凡欲診病者、必問飲食居処（魚）、　　　　　凡そ病を診せんと欲する者は、必ず問う、飲食・居処、

暴楽暴苦（魚）、始楽後苦（魚）、　　　　　暴かに楽しみしか暴かに苦しみしか、始めに楽しみしも後に苦しみしかを。

皆傷精気、精気竭絶、　　　　　　　　　　　皆 精気を傷り、精気をして竭絶せしめ、

形体毀沮（魚）、　　　　　　　　　　　　　形体をして毀沮せしむればなり。

暴怒傷陰、暴喜傷陽（陽）、　　　　　　　　暴かに怒れば陰を傷り、暴かに喜べば陽を傷る。

厥気上行（陽）、満脈去形（耕）、　　　　　厥気 上行して、脈を満たし形を去る。

愚医治之、不知補写、不知病情（耕）、　　　愚医 之を治し、補写を知らず、病情を知らず。

精華日脱、邪気乃并（耕）、　　　　　　　　精華 日に脱し、邪気 乃ち并さる。

例4　『霊枢』官鍼篇

凡刺之要（宵）、官針最妙（宵）、　　　　　凡そ刺の要は、官鍼 最も妙なり。

九針之宜（歌）、各有所為（歌）、　　　　　九針の宜しきは、各おの為す所有り。

長短大小、各有所施（歌）也、　　　　　　　長短大小は、各おの施す所有るなり。

不得其用、病弗能移（歌）、　　　　　　　　其の用を得ざれば、病 移す能わず。

疾浅針深、内傷良肉、皮膚為癰（東）、　　　疾浅く針深ければ、内 良肉を傷り、皮膚 癰と為る。

病深針浅、病気不写、支為大膿（東）、　　　病深く針浅ければ、病気 写かれず、支して大膿と為る。

3回以上の換韻

例5　『素問』脈要精微論篇

微妙在脈（支）、不可不察（月：支月通韻）、微妙は脈に在り、察せざるべからず。

察之有紀（之）、従陰陽始（之）、　　　　　之を察するに紀有り、陰陽従り始む。

始之有経（耕）、従五行生（耕）、　　　　　之を始むるに経有り、五行従り生す。

生之有度（魚）、四時為宜（歌：魚歌通韻）、之を生すに度有り、四時もて宜と為す。

補写勿失（質）、与天地如一（質）、　　　　補写 失うこと勿れ、天地と与に一なるが如し。

得一之情（耕）、以知死生（耕）、　　　　　一の情を得て、以て死生を知る。

| 例6 | 『素問』脈要精微論篇 |

是故持脈有道（幽）、虚静為保（幽）、　　是の故に脈を持するに道有り、虚静を保と為す。
春日浮（幽）、如魚之遊（幽）在波、　　　春日は浮、魚の遊びて波に在るが如し。
夏日在膚（魚）、泛泛乎万物有余（魚）、　夏日は膚に在り、泛泛乎として万物に余り有り。
秋日下膚（魚）、蟄虫将去（魚）、　　　　秋日は膚を下り、蟄虫将に去れんとす。
冬日在骨、蟄虫周密（質）、君子居室（質）、冬日は骨に在り、蟄虫周密し、君子室に居す。
故曰、知内者、按而紀（之）之、　　　　故に曰く、内を知る者は、按じて之を紀し
知外者、終而始（之）之、　　　　　　　外を知る者は、終りて之を始む、と。

| 例7 | 『霊枢』経脈篇 |

凡刺之理（之）、経脈為始（之）、　　　凡そ刺の理は、経脈を始と為し、
営其所行（陽）、制其度量（陽）、　　　其の行る所を営い、其の度量を制め、
内次五蔵（陽）、外別六府（侯）、　　　内は五蔵を次で、外は六府を別つ。
願尽聞其道（幽：幽侯通韻）、　　　　　願わくは尽く其の道を聞かん。
黄帝曰、　　　　　　　　　　　　　　黄帝曰く、
人始生（耕）、先成精（耕）、　　　　　人の始めて生ずるや、先ず精を成す。
精成而脳髄生（耕）、　　　　　　　　　精成りて脳髄生ず。
骨為幹、脈為営（耕）、　　　　　　　　骨を幹と為し、脈を営と為す。
筋為剛（陽）、肉為墻（陽）、　　　　　筋を剛と為し、肉を墻と為す。
皮膚堅而毛髪長（陽）、　　　　　　　　皮膚堅くして毛髪長ず。
穀入于胃、脈道以通（東）、　　　　　　穀胃に入りて、脈道以て通ず。
血気乃行（陽：東陽通韻）、　　　　　　血気乃ち行る、と。

3．韻の距離（韻脚と韻脚との距離）

韻脚どうしの距離の保ち方はかなり複雑だが、およそ以下のように分けられる。

［1］連句韻（毎句韻）

『霊枢』『素問』にある押韻は、上述した例のように非常に密集していて、毎句で押韻しているものが多い。例句は略す。

[2] 隔句韻（通常は偶数句で押韻）

例1 『素問』疏五過論篇

診病不審、是謂失常（陽）、　　　　　　病を診して審かならず、是れを失常と謂う。
謹守此治、与経相明（陽）、　　　　　　謹んで此の治を守れば、経と与に相明かならん。
上経下経、揆度陰陽（陽）、　　　　　　上経・下経、揆度・陰陽、
奇恒五中、決以明堂（陽）、　　　　　　奇恒・五中、決するに明堂を以てし、
審於終始、可以横行（陽）、　　　　　　終始を審かにすれば、以て横行すべし。

例2 『霊枢』根結篇

刺不知逆順、真邪相搏（魚）、　　　　　刺すに逆順を知らざれば、真邪 相い搏ち、
満而補之、則陰陽四溢、　　　　　　　　満にして之を補せば、則ち陰陽は四溢し、
腸胃充郭（魚）、　　　　　　　　　　　腸胃は充郭し、
肝肺内䐜、陰陽相錯（魚）、　　　　　　肝肺は内に䐜ち、陰陽 相い錯る。
虚而写之、則経脈空虚（魚）、　　　　　虚にして之を写せば、則ち経脈は空虚し、
血気竭枯、腸胃儁辟、皮膚薄著（魚）、　血気は竭枯し、腸胃は儁辟し、皮膚は薄著す。

[3] 連句韻と隔句韻の結合

例1 『素問』陰陽応象大論篇

審其陰陽（陽）、以別柔剛（陽）、　　　其の陰陽を審かにし、以て柔剛を別つ。
陽病治陰、陰病治陽（陽）、　　　　　　陽病は陰を治し、陰病は陽を治す。
定其血気、各守其郷（陽）、　　　　　　其の血気を定めて、各おの其の郷を守る。

例2 『素問』気交変大論篇

五運更治（之）、上応天期（之）、　　　五運の更ごも治むるは、上 天の期に応ず。
陰陽往復、寒暑迎随（歌）、　　　　　　陰陽は往復し、寒暑は迎随す。
真邪相薄、内外分離（歌）、　　　　　　真邪 相い薄り、内と外 分離すれば、
六経波蕩、五気傾移（歌）、　　　　　　六経は波蕩し、五気は傾移し、
太過不及、専勝兼并（耕）、　　　　　　太過と不及と、専勝し兼并せらる。
願言其始、而有常名（耕）、　　　　　　願わくは其の始めを言いて常名を有らしめよ。

例3 『素問』五常政大論篇

夫経絡以通（東）、血気以従（東）、 夫れ経絡 以て通じ、血気 以て従い、
復其不足、与衆斉同（東）、 其の不足を復し、衆と斉同にし、
養之和之（之）、静以待時（之）、 之を養い之を和し、静にして以て時を待ち、
謹守其気、無使傾移、 謹みて其の気を守り、傾移せしむること無くんば、

其形廼彰（陽）、生気以長（陽）、 其の形 廼ち彰かにして、生気 以て長ず。
命曰聖王（陽）、 命づけて聖王と曰う。

[4] 交錯韻（奇数句どうし、偶数句どうしの押韻）

例1 『素問』陰陽応象大論篇

以右治左（歌）、以左治右（之）、 右を以て左を治し、左を以て右を治す。
以我知彼（歌）、以表知裏（之）、 我を以て彼を知り、表を以て裏を知る。
以観過与不及之理（之）、 以て過と不及の理を観、
見微得過（歌）、用之不殆（之）、 微を見て過を得れば、之を用いて殆うからず。

例2 『素問』霊蘭秘典論篇（原注：「濯濯」は『太素』により改める）

消者濯濯（宵）、孰知其要（宵）、 消する者は濯濯として、孰れか其の要を知らん。
閔閔之当（陽）、孰者為良（陽）、 閔閔として当る、孰れか良と為さん。
恍惚之数、生於毫釐（宵）、 恍惚の数、毫釐に生ず。
毫釐之数、起於度量（陽）、 毫釐の数、度量に起こる。

4．通韻

　『素問』『霊枢』の押韻の基本的特徴は同じ韻部で押韻することである。しかし、通韻もかなり多い。通韻（あるいは合韻）とは近い韻母どうしが押韻することである。『素問』『霊枢』の通韻は、先秦の諸子百家の書の用いられるものより多いだけでなく、その範囲も広い（例文は223頁「3回以上の換韻」から再録した）。

例1 『素問』脈要精微論篇

微妙在脈（支）、不可不察（月：支月通韻）、 微妙は脈に在り、察せざるべからず、

生之有度（魚）、四時為宜（歌：魚歌通韻）、　　　之を生すに度有り、四時を宜と為す。

例2　『霊枢』経脈篇

　　外別六府（侯）、願尽聞其道（幽：幽侯通韻）、　　外は六府を別つ、願わくは尽く其の道を聞かん。

　　脈道以通（東）、血気乃行（陽：東陽通韻）、　　脈道 以て通じ、血気 乃ち行る。

　以上の、韻の位置・韻の数量・韻の距離・通韻は、基本的には『内経』の韻例を反映している。「古音二十二部諧声表」（原書の下編に付録される）と『内経』の韻例を熟知すれば、『内経』の音韻を系統的に分析研究することができる。

第6章 目録学

第1節──目録学を学ぶ意味

　中国の古書はきわめて多い。各種の叢書に収められている古書だけでも、『中国叢書綜録』の子目統計によれば3万8,891種もある。叢書に収められていない単行本では、清代の著作だけを収めた孫殿起編『販書偶記』によれば、約1万種もある。伝存する清以前の単行本の古書は、正確な数字はないが、1万種を下回ることはないだろう。他に、中国の山川風土や人情物産などを記載する「地方志」は非常に豊富で、中国内外の主要図書館や科学研究機関に所蔵される「地方志」を調査した朱士嘉編『中国地方志綜録』の統計では、7,413種、10万9,143巻に及んでいる。これらの数値化された資料以外に、通俗小説、戯曲、歌唱本、仏典、家系図、金石の拓本などを加えると、総数は7、8万種にのぼると思われる。

　このように膨大な量の中に、どのような古書が含まれているのだろうか。現在は一般的に五四運動（1919）以前の著作物を指して古書あるいは古籍という。それらを現在の学科に対応させれば、文学・芸術の「文」、歴史の「史」、思想の「哲」、科学技術の「科」に分けられ、中国の古書のすべてがこの中に含まれる。数千年来、中国の人々は豊富で卓越した文・史・哲の著作を創り出しただけでなく、産業活動や疾病に対する闘いの中で多くの貴重な科学技術の知識を結実させてきた。その中で、医薬学の古書はおよそ4千種以上も現存する。1部1巻、1部数十巻のものもあるが、数百巻に及ぶような分量の非常に多いものさえある。

　この浩瀚な古書は、科学的に分類しなければ古紙の山にすぎない。もしきちんと整理すれば、古書は汲めども尽きぬ無上の宝に一変する。大量の古書から自分の研究のために読むべき書物を探すには、目録から手をつけることが基本的な方法である。清の王鳴盛は『十七史商榷』の中で「読書する上で最も重要なものは目録学である。目録学の知識を十分に身につけてはじめて読書することができる。その知識が不足したままでは、それは単なる乱読に終わる」といい、また「目録学は学問においてきわめて大切なものである。その道筋に従って行けば、必ず正しい入り口からその学問に入ることができる」と言っている。近代の余嘉錫も、自身が『書目答問』から学問を始めたことを例にとって、「私が学問の基礎知識を知ることができたのは、まさに『四庫提要』の賜である」と言っている（『四庫提要弁証』序）。目録学の常識をここで説明する目的は、研究のみちすじを明らかにして、勉強する上での回り道を少なくし、順調に研究を積み重ねてもらうことにある。目録学の知識は、具体的には次のことに活用できる。

　第1に、案内役をつとめることができる。中国の昔の書目（図書目録）にはたいてい提要（摘要）があり、作者、内容、長所・短所をひととおり紹介している。よって、私たちが原文を読むための案内役になっている。

　『四庫提要』集部の陳子昂を例にすれば（集部別集類、陳子昂撰『陳拾遺集』）、まず最初に彼の生涯が紹介され、その後に彼が六朝の排儷の習（四六駢儷体の悪癖）を排除し

て唐代の作風を開いた人であると説明し、あわせて他の人の誤った見解を退けている。さらに、篇名について検討を加え、最後に陳子昂が武則天（則天武后）を賛美した文章を批評している。

このような紹介によって、陳子昂のおおよそを理解することができ、彼の作品が研究しやすくなる。医書の研究においても同様で、目録学を通して、各種の医書の基本的な内容と総合的な評価を知ることができる。

第2に、学術を調査することができる。目録書は、学術の源流を重視しているので、学術の調査に利用できる。「漢書芸文志序」「隋書経籍志序」「旧唐書経籍志序」「文献通考経籍志序」、これらは経学（儒教の経典を研究する学問）の源流を詳しく論述しているので、経学の研究はここから着手するのがよい。医学の源流の研究も目録学から入るのがよく、これが最も簡便な方法である。

第3に、良い本を示すことができる。目録書は、どの本が足本・校本・善本・残本・翻印本・劣本[1]であるか、どの注本がよいかなどを私たちに教えてくれる。このようなことを知れば、回り道を少なくすることができ、容易に信頼できる知識を得ることができる。

第4に、重要な書籍を示すことができる。書籍はとても多いので、初学者は要領を得るのが難しい。しかし、目録書にはその重要な項目があげられているので、容易に着手することができる。とりわけ医学資料は広範囲なので、もし目録書に目を通さなければ研究の手がかりを見つけ出すのはとても難しい。

第2節——目録学とは何か

目録学は図書の分類を研究し、学術の源流を明らかにする科学である。中国における図書の分類学の起源はたいへん古い。前漢の成帝の河平3年（前26）に、劉向とその子劉歆が『別録』と『七略』の編纂に着手した。『七略』では、図書を輯略・六芸略・諸子略・詩賦略・兵書略・数術略・方技略の7種類に分けている。『七略』は唐・五代に散逸した

---

[1] 足本とは、途中を抜いたりしない、内容の完全な本。校本とは、①後人が他のテキストと比較した結果を書き加えた本。校正書入本。②校正を加えた本。校正本。善本とは、①比較的得難い書物。②校勘がいきとどいたよいテキスト。残本とは、完全ではなく、むしろ欠けている部分より存する部分が少ない本。端本。翻印本とは、出版されたことがある本を新しく活字にした本。翻字本。劣本とは、誤りがかなり多い、版刻印刷の悪い本。

ので、その原形を知ることはできないが、『漢書』芸文志にそのあらましを知ることができる。「輯略」は、『漢書』芸文志の各類の小序に似ていて、学術の源流を総合的にのべた序論であるので、実際の分類は「六略」にすぎない。6分法は、中国の最も古い図書分類法である。班固の『漢書』芸文志の分類は「輯略」がないだけで、あとは『七略』とまったく同じである。『漢書』芸文志のいう「六芸略」は後世の経部に相当し、易・詩・書・礼・楽・春秋がこれに属す。「諸子略」はのちの子部で、儒・道・陰陽・名・法・墨などがこれに属す。「詩賦略」はのちの集部である。「兵書略」「数術略」「方技略」は後に子部に入れられた。『漢書』芸文志は、合計38種、596家、1万3,269巻の書を収めている。「略」ごとに総序があり、各家の後に小序があって、先秦の学術思想の源流と変遷が簡単に述べられている。要領よく、整然としていて筋道だっているので、秦漢の学術の研究の重要な入門書である。『漢書』芸文志では医書は「方技略」に入っていて、さらに次のように4分類されている（補注③）。

　　医経──七家、二百十六巻。
　　経方──十一家、二百七十四巻。
　　房中──八家、百八十六巻。
　　神仙──十家、二百五巻。

　中国の図書分類は、1900年以上も前に、このように要点をおさえ、系統だてて行われていた。実に偉大な創造の1つといえよう。
　このような六分法は、魏・晋に至り変化が生まれる。魏の元帝の時代に秘書郎の鄭黙が『中経』という図書目録を編集した。晋の武帝の咸寧年間には、秘書監の荀勗が『中経』にもとづいて『中経新簿』を編集し、甲・乙・丙・丁の四部に分けて、多くの書物を総括した。甲部は経書、乙部は子書、丙部は史書、丁部は詩文集とした。唐初になり、『隋書』経籍志が経・史・子・集の「四部」（後述）をはっきりと掲げたので、唐以後は、史志・官家・私家（後述）の別を問わず、すべて四部分類が用いられている。この分類は千年以上も行われているのである。
　以上、古代の図書分類状況を述べたが、これは目録学の重要な側面である。次に別の側面について述べる。つまり、学術の源流を明らかにするという問題である。これについて清の章学誠は『校讐通義』で明確に説明している。

　　過去のすぐれた人の目録は、甲乙・部次に書物を分類した単なる帳簿でない。もしそのような帳簿を作成するだけならば、文書を扱う役人が1人いれば十分である。もしそうなら、劉向・劉歆の父子が家業として24年間もかけて、やっとその事業を全うするといったことがあろうか。思うに、流別と部次は大道（人の歩むべき道）を申明（詳しく説明）し、九流百氏（諸子百家）の学を叙列して（述べ連ねて）系統立てて、不足・欠落・漏逸がないようにするもので、人々が物事の種類に即して書物を求め、書物によって学問を究めようとするためのものである。

　「部次と流別は、大道を申明し、九流百氏の学を叙列する」とは、すなわち学術の源流を明らかにするということで、これは中国の目録学のきわだった長所の1つである。

目録学の定義については、近代の姚名達は章学誠の論述を基礎にして次のようにまとめている（『目録学』および『中国目録学史』叙論篇・目録学）。

　目録学とは多数の書籍を甲乙に部次（分類）し、異同を分別し、大義（人としての正しい道）を広め明らかにし、物事の筋道が通るようにし、学術を明らかにし、源流を考えることによって、人々が物事の種類に即して書物を求め、書物によって学問を究める専門の学術である。

目録は単なる書籍の一覧表ではなく、高度な学術性をそなえた著作であり、各種の研究に対し指導的な役割を有している。たとえば、『漢書』芸文志は、類ごとに小序を備え、その学問の淵源をきわめて的確に述べている。詩賦略を例にすれば、総序ではまず前人の意見を引用して、詩は志を言うもので賢者と愚者を分けることができ隣国の諸侯との交際を可能にした、と説明する。その後で、賦の流行は周代の道義が衰微し、賢者が志を失ったことが原因であり、荀卿と屈原はいずれも讒言にあって国を憂え、賦を作って風刺し、その後の宋玉、唐勒、そして司馬相如、揚雄は競って雄大で美しい詞を作り、風諭の本義は失われた、と詩と賦の源流を述べている。

後世の目録学者はこの点を重視し、小序で源流を考察するだけでなく、各書のところでも要領よく説明している。たとえば、『四庫全書総目提要』の子部医家類の小序には次のようにある。

　儒学の系統は宋代で分かれ、医学の系統は金元代に分かれる。『傷寒会要』の元好問の序文を読めば、河間（劉完素）の学派と易水（張元素）の学派が争っていたことがわかる。戴良が著した『朱震亨伝』を読めば、朱丹渓の学派と和剤局方の学派が争っていたことがわかる。しかしながら、儒学には定理（不変の道理）があるが、医学には定法（不変の治療法）はない。病情は千変万化するので、1つの流派に固執することはできない。よって、いま各書の要旨を論述するが、多くの学説を併存させる。

小序の後に、各書の提要を書く。たとえば、『医学源流論』については次のように説明する。

　国朝（清）の徐大椿の著。その大綱は7つ。すなわち、経絡臓腑・脈・病・薬・治法・書論・古今である。さらに93の細目に分ける。その立論主張は多く詳細で深く掘り下げられており、それぞれ論拠を有する。たとえば「病名は万を数えるが、脈象は数十種にすぎない」「望聞問の3つの診察法に必ず脈診を加えなければならない」という。また「病同人異」の弁、「兼証兼病」の別、「亡陰亡陽」の分などがある。……その論説はみな採用すべきである。中でも「人参論」「渉猟医書論」は非常に適切かつ著明である。

このように、目録によって各種の医書の基本的な内容と評価を知ることができる。また、目録には原書の序跋や凡例、および佚存状況（その書が現存しているか否か）、巻数、版本などを掲載するものがあるが、これらは古医書を深く掘り下げて研究するための資料や手がかりを提供してくれている。

第3節——目録の種類と範囲

　目録の分類については見解が一致していない。解題の緻密さや表現の傾向にもとづいて、蔵書家目録・読書家目録・史家目録に分ける人もいるし、目録を編集した人の身分にもとづいて、官家目録・私家目録・史家目録に分ける人もいる。本節では官家目録・私家目録・史家目録について説明する。さらに医書目録についても解説する。
　官家目録（また官修目録という）とは朝廷が編集した図書目録である。前述した劉向撰の『別録』とその子の劉歆撰の『七略』、魏晋六朝時代には、荀勗の『中経新簿』、王倹の『七志』、阮孝緒の『七録』があり、隋代には『隋大業正御書目録』、唐代には『群書四部録』、明代には『文淵閣書目』『内閣蔵書目録』、清代には『天禄琳琅書目』『四庫全書総目提要』などがある。歴代の官修の図書目録はどれも多くの医学書を収録している。
　史家目録とは歴代の史書の図書目録である。各朝廷が編纂した正史にはたいてい歴代の典籍の状況と文化学術思想の発展過程を反映した芸文志、あるいは経籍志がある。これを史家目録といい、後に史志目録という。『漢書』『新唐書』『宋史』『元史』『明史』では芸文志といい、『隋書』『旧唐書』では経籍志という。清の張寿栄の『八史経籍志』は、『漢書』『隋書』『旧唐書』『新唐書』『宋史』『元史』『明史』および清の金門詔の『補遼金元三史芸文志』の8種の芸文志と経籍志を集めたもので、漢代から明代までの一連の図書目録がすべてそろっている。医学書の目録は、これらの経籍志か芸文志に収録されている。
　私家目録とは個人の目録を指す。宋以後は、木刻印刷の発達と普及によって、書籍が大いに流通し、個人の蔵書家が次第に増加し、それに伴い個人の蔵書の目録が出現した。宋代以降、個人の蔵書目録は数百種を下らない。その中で有名なものとしては、南宋の晁公武の『郡斎読書志』、陳振孫の『直斎書録解題』、尤袤の『遂初堂書目』がある。これらの目録には医学書が記載されている。明清になると、個人の蔵書はいっそう盛んになり、文化の発達した地方では、蔵書楼（図書専用の建物。蔵書閣ともいう）が出現した。たとえば、明代中葉の浙江省寧波の范欽の「天一閣」、明清間の江蘇省常熟の毛晋の「汲古閣」、清初の常熟の銭曽の「述古堂」と「也是園」、清代中葉の江蘇省呉県の黄丕烈の「士礼居」、清末の浙江省呉興の陸心源の「皕宋楼」、晩清の浙江省銭塘の丁丙の「八千巻楼」などがある。これらの蔵書楼は大量の古書を収蔵しているだけでなく、大部分は目録か提要を作成している。その中には貴重な医書も多く収められている。考証が加えられているものもあり、たとえば、銭曽の『読書敏求記』、黄丕烈の『士礼居蔵書題跋』、陸心源の『皕宋楼蔵書志』などには重要な医書についての考証がある。
　上述した目録以外にも、各種各様に分類された専門の目録が多くある。
　医書に関する記載は、既述したように歴代の史志や公私の蔵書目録の中にある。さらに、南宋の紹興年間（1131～1162）の鄭樵の『通志』の芸文略に記載されている医学古

書は26の細目に分類されていて、詳細な医書分類の嚆矢となるものである。同じ南宋の『秘書省続編到四庫闕書目』巻1の目録の中に「医経目録」2巻がある。これが医書専門目録の始まりであるが、惜しいことに散佚してしまった。現存する最古の医書専門目録は、明の万暦年間（1573〜1615）の殷仲春編の『医蔵目録』である。現存する医書専門目録は40余種ある。たとえば清代には曹禾の『医学読書志』、清末には丁福保の『歴代医学書目』、近代には曹炳章の『中国医学大成総目提要』がある。日本には、向井元仲の『商舶載来医家書目』、服部道立の『東都官庫医籍目録』、多紀元胤の『医籍考』、岡西為人の『宋以前医籍考』がある。このほかには、1955年に出版された丁福保・周雲青編の『四部総録医薬編』、1961年に中医研究院と北京図書館の共同編集した『中医図書聯合目録』がある。いずれも重要で、価値があり、有用な中国医学の工具書である。

第4節──四部分類の内容

　第2節・第3節では、目録学が書籍の分類を研究する学問であることを説明した。しかし、分類だけあっても目録の記載がなければ、一時的に配列されただけのもので、長期的な体系をもっているとはいえない。また、目録だけあって分類されていなければ、記載されている書籍は雑然としているだけで区別しようがない。このように目録と分類は密接に関係していて、目録の善し悪しは分類の精粗によって決定される。目録学を学ぶためには、図書の分類法を理解しなければならない。古書分類の状況は前述したが、次に四部分類について紹介する。

　前漢末に劉向が当時の国家図書館の蔵書を整理し、書籍を分類する仕事を始め、中国の図書分類体系を打ち立てて以来、分類方法は発展し、そして経・史・子・集の四部分類法が確立された。

1．経部

　経とは、歴代の封建支配階級が、その政治上の必要性にもとづいて、先秦の儒家たちの著作に与えた呼称である。経部は特殊なもので、現代の学科のどのような部門にも該当しない。経部は封建文化のあらわれであり、この部に含まれるものは封建社会における支配階級が認可した必読書であって、学術の性質によって設けられた部門ではない。

　経部は、「十三経」と「四書」、それに付随する音楽書の「楽類」と文字学書の「小学類」

とで構成されている。

　「十三経」とは13種の書からなり、これは次第に増加したものである。まず「六経」「五経」「九経」「十二経」を説明することにする。孔子が定めた「六経」とは、『易』『書』『詩』『礼』『楽』『春秋』である。始皇帝の焚書（儒家の経典などを焼いた前213年の事件）ののち、前漢の朝廷はその残余を収集したが、『楽経』だけは亡佚してしまったので、「六経」は「五経」となる。『礼』は、漢以後伝わるものとして『周礼』『儀礼』『礼記』の3種がある。『春秋経』も秦以前に左丘明の『左氏伝』、公羊高の『公羊伝』、穀梁赤の『穀梁伝』の3人の伝があった。よって、「五経」の中の2つの経が3経ずつとなり、合計「九経」となった。その後、『孝経』『論語』『爾雅』が加えられて「十二経」となり、北宋の中期には『孟子』が経部に格上げされ、最終的に「十三経」になった。

　漢代の儒家の経学研究（漢学という）は、訓詁、つまり字義と文意の解明を重視した。宋代の儒家の経学研究（宋学という）は、義理、つまり道理がよく通ることを重視した。宋学は朱熹によって代表される。彼は『礼記』中の『大学』『中庸』と『論語』『孟子』を学問の根本、すなわち経典中の経典と考えて、この四部に注釈を行い「四書」と名づけた。これによって経部に「四書」という部門がそなわった。

　その他、音楽に関する古書が経部に編入されているが、それは「六経」に『楽経』があったためで、現存する「経」には『楽経』はない。文字学に関する古書の『爾雅』が経部に入っているは、古書を読むためには文字の学習から着手すべきだからである。文字学を「小学」と呼んでいたのはこのためである。

　経書の体裁は「経」「伝」「箋」「疏」に分けられる。「経」は本文、「伝」は本文を注釈したもの、その「伝」を基礎にして経文に対する注釈を補充したのが「箋」である。「伝」と「箋」は現在いうところの「注」であり、ともに本文を注釈したものである。「伝」と「箋」をもっぱら解釈したものが「疏」である。「注」を利用して「経」を理解し、「疏」を利用して「注」を理解する。これが『十三経注疏』（補注④）の役割である。

　経部は、封建社会が儒学を尊崇したためにできたもので、漢学の基幹を構成している。私たちは経部の書を個々に研究する必要があるが、もともとの体系に照らし全面的に考察してこそ、封建社会の学術思想の全体の様相とその発生、発展と変遷の過程が理解できるのである。経書は封建的な要素で満ちているが、その歴史的な価値は軽視できない。それは中国古代の哲学・史学・文学、および医学を研究するうえで重要な資料となっている。

　経部には医書は含まれていないが、ある程度の関係はある。『周礼』には医療制度が記載されているし、『易経』『尚書』には陰陽五行説が明記されている。いずれも医学の発展に積極的な役割を果たし、医学史上の貴重な文献となっている。『爾雅』などの小学書は古代の文献を研究するための重要な工具書であり、古医籍の語彙を正確に解釈するために役立つばかりでなく、考証・校勘・訓詁・音韻などの言語・文字に関する重要な参考文献となっている。

2．史部

　史とは、事物の変遷を記載した書である。事物の変遷と始終を、その全部か部分的かには関わらず説明してあるものが史である。歴史書はすべてこの類に入る。中国の歴史書は非常に豊富であり、それだけでなく、正史・編年・紀事本末・伝記・別史・雑史・載記・政書などのように体裁も複雑である。その中で正史は歴史書の根幹であり、本紀・世家・列伝・志・表などに分けられる。合計で24種あり、二十四史と呼ばれ、約2千年の間、この流れは継続された。その編著者と書名は次の通りである。

　①司馬遷『史記』　②班固『漢書』　③范曄『後漢書』　④陳寿『三国志』　⑤房玄齢ら『晋書』　⑥沈約『宋書』　⑦蕭子顕『南斉書』　⑧姚思廉『梁書』　⑨姚思廉『陳書』　⑩魏収『魏書』　⑪李百薬『北斉書』　⑫令狐徳棻ら『周書』　⑬魏徴ら『隋書』　⑭李延寿『南史』　⑮李延寿『北史』　⑯劉昫ら『旧唐書』　⑰欧陽修ら『新唐書』　⑱薛居正ら『旧五代史』　⑲欧陽修『新五代史』　⑳脱脱ら『宋史』　㉑脱脱ら『遼史』　㉒脱脱ら『金史』　㉓宋濂ら『元史』　㉔張廷玉ら『明史』

　もし、近代に編集された『清史稿』（1927〜8刊）を加えるならば二十五史となる[2]。これらには、中国民族の生存と発展の歴史が記述されていて、壮烈な闘争と非凡な創造活動に満ちている。これは輝かしい歴史絵巻であり、中国民族の誇りでもある。このような、完成していて、広大で悠久なる歴史絵巻は世界にただ1つであろう。

　史書には編年体という体裁もある。個人を中心とする正史では、大きな出来事全体を概括的に記述することができない。このため、宋の司馬光は『資治通鑑』を編集するとき、時代を要綱とする方法を採用した。実際には、古いものでは『春秋経』や『左氏伝』も編年体である。その後の『通鑑輯覧』（清・乾隆32年勅撰）や『綱鑑易知録』（清・呉乗権）もこの体裁である。

　さらに紀事本末体という体裁もある。それは事物を要綱とするもので、時間や人物をすべて事件の叙述の中に組み入れ、詳細に一部始終を記録する。それで紀事本末体（事の本末を紀す体裁）という。南宋の袁枢の『通鑑紀事本末』がその初めである。その後、宋・元・明史を編集した時はどれもがこの体裁を用いた。

　歴史書のもう1つの体裁は、典章制度の変革を専門に叙述した政書である。この体裁は、正史の志[3]の特徴を採り入れ、さらに拡大補強し、系統的に編集したものである。この体裁を創り出したのは唐の杜佑の『通典』である。

　史部は歴史の著作の他に地理類と目録学類も含まれている。地理類が史部に属している

---

2)『清史稿』ではなく、柯劭忞の『新元史』を加えて「二十五史」という場合もある。
3)「志」とは、記事（君主の行いや国家の事柄を書きとめること）の文章あるいは書。『漢書』の十志（律歴志・礼楽志・刑法志・食貨志・郊祀志・天文志・五行志・地理志・溝洫志・芸文志）に始まる。

のは、歴代の山川の形勢、田畑の肥沃などがみな歴史と密接な関係があるからである。また、目録学が史部の中に入っているのにも非常に長い伝統がある。古い時代の国家の蔵書は史官によって監理されていた。周の敬王（前519〜前479在位）のとき、孔子は周を訪れ、王室の蔵書を読もうとしたときに、柱下史（蔵書室の役人）をしていた老子に謁見した。このことからも、目録学が史部に所属する由来を理解できる。

史部には無数の貴重な文化遺産が保存されている。医学を例にとれば、この中には医学書の目録と、医学の発展状況が記録されているだけでなく、非常に多くの名医の業績とカルテが保存してあり、中国の医学事業の継承と発展のために、有益な内容をもっている。

3．子部

子は古代では尊称で、後人は先人のことを、年少者は年長者のことを子と呼んだ。孔門の徒が仲尼を孔子と呼び、墨家の徒が墨翟を墨子と呼んだのは、尊称である。戦国時代は、学術が盛んになり、書を著し説を立てて百家が争鳴し、各種の学派が生まれた。この自ら一家言を成すものはみな子部に属している。

子部が包括する範疇は極めて複雑で、各種の哲学思想のほかに、宗教・軍事・政治・天文・農学・医学・数学・芸術・小説・筆記（随筆や記録文）・類書（百科事典）が含まれる。子部は次の14類に分けられる。

①儒家類　②兵家類　③法家類　④農家類　⑤医家類　⑥天文算法類　⑦術数類
⑧芸術類　⑨譜録類　⑩雑家類　⑪類書類　⑫小説家類　⑬釈家類　⑭道家類

子部と古医籍は密接な関係をもっている。古代の図書分類法では、医家類はすべて子部に分類されているので、その中に大量の医学書を見いだすことができる。医家類以外の類の中にも専門的な医書がある。たとえば、道家類に入っている『道蔵』には、医書が14種、導引気功書が22種、養生書が16種ある。また、兵家類、農家類、雑家類などの古書にも、貴重な医薬学資料が記載されている。

4．集部

集とは蓄積という意味である。細々したものを集めて、これをひとまとまりの書としたものをいう。ある人の全集を例にすると、その人の作品なら、内容を問題にせずに、詩・文・詞曲あるいはその他の叙述を１つにまとめて書物に編纂する。これを称して集という。

集部はすべて古典文学の作品である。中国文学の起源は『詩経』と『楚辞』であるが、『詩経』は経部に入っているので、集部の祖先といえるのは『楚辞』ということになる。このため集部の第１類は楚辞類であり、その次が別集類で、総集類・詩文評類・詞曲類と続く。

『楚辞』は『詩経』以後の早期文学の作品を継承している。『楚辞』は屈原の作品を主としているが、その他の作家の作品もすべて屈原の賦[4]の文学様式を継承している。よって、およそ賦の形式で、事物の状態を描写したもの、個人の思いを叙述したもの、韻律に合致するもの、そして長大なる作品は、すべて楚辞類に入る。

　別集類は、1人の作家の作品集である。たとえば、南北朝の鮑照の『鮑参軍集』、唐の杜甫の『杜工部集』、北宋の蘇軾の『東坡七集』などである。

　総集類は、各作家の作品を集めたものである。2種類あって、1つはある時代のすべての作家の創作で、『全唐詩』『全唐文』などがそれである。もう1つは選集で、梁の昭明太子蕭統撰の『文選』、清の蘅塘退士孫洙撰の『唐詩三百首』などがそれである。

　詩文評類は、文芸理論の著作を収める。たとえば、梁の劉勰の『文心彫竜』、梁の鍾嶸の『詩品』などである。

　詞曲類は、主として詞曲を収める。詞曲類の名著としては、元代の雑劇百種を集録した明の臧懋循の『元曲選』がある。

　集部はみな詩詞文集ではあるが、各種の学科にも及び、その中にも医学の資料が少なからずある。たとえば、三国魏の嵇康の『養生論』や曹植の『説疫気』などであり、いずれも重要な史料である。

第5節——常用書目

1．四庫全書総目（四庫全書総目提要）

　『四庫全書総目』は、永瑢と紀昀が清の乾隆37年（1772）に編集した巨大な目録学書である。『四庫全書』は、清朝が1772年からの10年ほどの時間と多くの人力物資を費やして成った、膨大な叢書である。編集と同時に、4つの庫に収める書籍（著録）と、未収ながらある程度の価値のある書籍（存目[5]）の提要が別々にして作成され、のちにこれらの

4）「賦」とは、戦国末の楚の屈原によって作られた「楚辞」の流れをくむもので、後世、叙情的な性格のものを「辞」、叙事的なものを「賦」といった。
5）『四庫全書』が編纂された時、清朝にとって都合の悪い書籍は四庫に収蔵されなかったが、そのうちの一部は書名とその内容紹介が『四庫全書総目』に提要として付された。これを「存目」という。6千種余りにのぼる。

提要を分類編集し『四庫全書総目』としてまとめられた。全200巻。伝統的分類法の経・史・子・集の4類に分けている。各部をさらに若干の小類と子目（細目）とに分ける。各類の前には小序があり、子目の後には按語があり、源流を要約して説明している。

『四庫全書総目』には、当然ながら封建社会の支配階級の利益と要求が反映されている。しかし、古い時代の重要な著作1万点以上を収録していて、そしてそれぞれに内容の提要が紹介され、さらに系統的に配列され、校訂が施されているものもあるから、古代の各類の著作を理解するうえできわめて便利な目録である。

子部医家類を例とすれば、著録には『黄帝素問』以下の97部1,816巻が収録されている。存目には『素問運気図括定局立成』以下の94部682巻と、付録6部25巻が登録される。相当に広範である。例として「黄帝素問二十四巻」の条を引用する（読み下しは原田種成『訓点本四庫提要』〔汲古書院〕による）。

　　黄帝素問二十四巻、内府蔵本。
　　　唐の王冰の註。漢書芸文志に黄帝内経十八巻を載するも素問の名無し。後漢の張機の傷寒論に之を引き、始めて素問と称す。晋の皇甫謐の甲乙経序に鍼経九巻、素問九巻を称して、皆内経と為し、漢志十八巻の数と合す。則ち素問の名、漢晋の間に起こる。故に隋書経籍志に始めて著録せるなり。然れども隋志の載する所は祗だ八巻のみ、全元起の註する所は已に其の第七を闕く。冰は宝応中の人為り。乃るに自ら旧蔵の本を得、此の巻を補足すると謂う。宋の林億等の校正に、天元紀大論以下、巻帙独り多く、素問の余篇と絶えて相通ぜず、疑うらくは即ち張機の傷寒論序に称する所の陰陽大論の文にして、冰　取りて以て亡ぶ所の巻を補いしならん、と謂う。理或いは然らん。其の刺法論・本病論は則ち冰の本も亦た闕け、復た補う能わず。冰の本は頗る其の篇次を更たむ。然れども毎篇の下、必ず全元起本第幾の字を註し、猶お其の旧第を考見すべし。註する所、隠奥を排抉し、発明する所多し。（補注⑤）

2．四庫全書簡明目録

『四庫全書簡明目録』は、『四庫全書総目』の文章の繁雑なところを簡略化し、さらに「存目」を削除して成ったもので、分量は10分の1になっている。

中国近現代文学を代表する存在である魯迅は、中国古典文学を学ぶ大学生に12種の必読の古書を推薦した。その1つに『四庫全書簡明目録』があり、「実際、これは今ある中ではかなりよい書評だが、この批評はあくまで欽定（勅命によって撰定すること）であることに注意しなければならない」と的確に評している（原注：許寿裳『亡友魯迅印象記』）。

3．書目答問

　清代の張子洞が、幕賓（私設秘書）の繆荃孫に書かせたものである。蔵書目録ではなく、要籍目録、つまり初心者が目録にもとづいて勉強するためのリストである。この目録には重要な書籍が列記されているだけでなく、どの本がよいか、どれが足本か、精校本か、入手しやすい本であるかもあげられている。重要書籍以外にも、それに次ぐ参考書が列記されている。書名・巻数・作者・版本について要点を押さえて説明してあるので、古書の研究にはたいへん有用な入門目録である。

4．医籍考（中国医籍考）

　日本の多紀元胤（1789〜1827）が、1819年に著したもので、全80巻。清代中葉以前の、中国の各種の医書（原注：存・佚・未見に分けられる）を収め、3千数百種に達している。医経・本草・食治・蔵象・診法・明堂経脈・方論・史伝・運気の9類に分け、広く捜集し、校訂も精査で、学術価値がきわめて高い目録である。

5．歴代医学書目・四部総録医薬編

　『歴代医学書目』は清末の丁福保の編著、22類に分け、1,600余種を収めている。『四部総録医薬編』は丁福保・周雲青の編著、伝存する各種の古医書1,500種以上を紹介し、医籍の版本・序跋・解題が記載される。書末に索引がある。実用性の高い工具書である。

6．中国医学大成総目提要

　1936年の曹炳章の編著。365種2,099巻を収め、医経類・薬物類・診断類・方剤類・通治類・外感類・内科類・外科類・婦科類・児科類・鍼灸類・医案類・外集（原注：医論・医話・医史）の13類に分けている。それぞれにおいて、年代順に編集され、すべての書に提要や解題があるので、重視すべきものである。

7．宋以前医籍考

　岡西為人（1899〜1973）の編。宋代以前の現存と亡佚を含めた1,860余種を収めた医学

書目である。各種の医書の出典、考証、序跋、版本について詳細に記述し、中国の宋以前の医学文献の伝播状況と中国医学の早期の成果について概括的な知識を得ることができ、古医書を研究するための重要な参考書である。

8．中医図書聯合目録

中医研究院と北京図書館の合同編集。1961年出版。本書は、全国の59の図書館が参加し、さらに2人の蔵書家のものを含めた大型の連合書目である。収録は7,661種に達し、数量の大きさ、門類の多さ、ともに空前のもので、中国医薬学の豊富さと多彩さを示すものである。収録書を、医薬衛生政策・医経・蔵象・診断・本草・方書・傷寒金匱・温病・臨床各科・鍼灸・養生・総合性医書・叢書・類書・医話・医史・法医学・工具書の18類に分けている。類別に収録し、類の中では年代順に配列し、版本は所蔵先を明らかにしているから、読者は必要な医書がどこに所蔵されているかを知ることができる。『傷寒百問』を例にあげる。

```
２６５４　傷寒百問　六巻　1107
（宋）朱肱撰
□宝暦三年（1753）書林渋川清右衛門刻本　139
```

「2654」は『中医図書聯合目録』の通し番号で、「1107」は成書年代である。「□」は次の年号が日本のものであることを表し、「139」は所蔵図書館（中国中医研究院図書館）の番号である。

書末には、書名・人名索引が付録してあるので、調べるのに便利である。本書に不足しているのは、統計が不正確で重複があること、参加した図書館が限られていること、他にあるはずの孤本秘籍（同一の内容または版本が他にまったくない本と非常に珍しく稀な本）が収められていないことである。いかにしてより完璧な『中医図書聯合目録』を編集するか、今後の努力が待たれる[6]。

---

6) 新版の『全国中医図書聯合目録』は中医古籍出版社（1991）から出版されている。この他の図書目録としては、厳世芸主編『中国医籍通考』（上海中医薬大学出版社、1990～94）や小曽戸洋『日本漢方典籍辞典』（大修館書店、1999）などがある。

第7章 版本と校勘

中国は世界の中で最も早く文明が発達した国である。はやくに文字を創造し、初期の書籍は今から少なくとも3500年前に出現している。近代的書籍製作の基本条件となる紙と木版印刷および活字印刷は、すべて中国人の祖先が発明し、後に世界各地に伝わったもので、中国の最も輝かしい文化的貢献であり、誇るべきものである。

中国の図書の歴史は非常に長い。現在の資料から判断すると、4つの時期に分けることができる。

第1の時期は、紙がまだ発明される前、すなわち古代から1世紀末まで（原注：後漢初年まで）。

第2の時期は、印刷術がまだ発明される前の写本・巻軸の時期、すなわち2世紀から8世紀まで（原注：後漢初期～唐代中葉）。

第3の時期は、印刷術発明後の手工業印刷の時期、すなわち9世紀から19世紀中葉まで（原注：唐代末～アヘン戦争）。

第4の時期は、機械印刷の時期、すなわち19世紀中葉から現在まで（原注：アヘン戦争以降）。

目録学で触れたように、中国では長い歴史の中で非常に多くの書物が作られた。この貴重な文化遺産には、累積した経験と創造的な技術が眠っている。しかし書物を書き写したり印刷しようとすれば、文字が脱落したり文字を誤まることは避けられない。このような瑕疵（かし）は、多くの中国医学古典にも見られる。

明初の名医と伝えられている戴元礼（たいげんれい）は、南京に行ったとき診療を求める病人であふれかえる医者の家を目にした。戴元礼はすぐれた医者にちがいないと思い、毎日、門前で観察していた。あるとき、診察が終わった病人が出てくると、医者が追いかけてきて、「薬を煎じるときは、錫（すず）一個を一緒に煮なければいけない」と言った。戴元礼はこれを聞いて不思議に思った。錫を一緒に煎じる処方などついぞ聞いたことがないからである。さっそく、なぜそのようにするのかを聞いたところ、医師は「それが昔からの方法である」と言った。戴元礼はその書を求めたところ、それは「錫」ではなくて「餳」であることがわかった（原注：この話は明・陸深（りくしん）『儼山外集（げんざんがいしゅう）』に見える）。「餳」は糖稀（しょく）（みずあめ）である。食（しょく）を金（かねへん）に誤り、さらに一画少なく書き、ついに「錫」になってしまったのである。医師が版本に注意を払わず、誤った本に従って処方箋を書いたために、このような笑い話を引き起こしたのである。一般の読者が版本のことを知らず、劣悪本に惑わされたとしても、その影響はたいしたものではないが、医師が版本を理解していなければ、人の生命にも関わっているだけに結果は重大である。

版本と校勘の研究について、かつて次のような見方があった。つまり、版本の研究や字句の訂正のような作業は、彫虫小技（ちょうちゅうしょうぎ）（取るに足らない技巧）で、煩瑣なうえに軽蔑すべきものであり、壮夫（そうふ）（健強な男）が為すべきものではない、と。これは誤りである。張之洞は『書目答問』の中で「本を読むにしても、要領（どの本が最も大切であるか）を知らなければ、労多くして成果はあがらない。必読書の名前は知っていても、校正がゆきとどいた（そして詳しい注釈のついた）本が入手できなければ、倍の努力をしても成果は半分である」と言っている。これは一般読者の立場から版本・校勘の意義をいったものである。

さらに、郭沫若は『十批判書』で、「どんな研究をするにしても、材料の検討はもっとも必要な基礎的段階である。材料が十分でないのはもとより大いに問題となるが、しかし材料の真偽や時代性がはっきり決められないとしたならば、それは材料の欠乏よりも一層危険が加わってこよう。というのは材料が少ないと結論を引き出せないのが関の山だが、材料が正確でない場合は誤った結論を引き出すことになる。このような結論は結論がないことより一層有害である」（野原四郎ら訳『中国古代の思想家たち』岩波書店による）と言った。郭沫若は研究で最も大変なことは資料の鑑別だとしているが、これはその苦しみを深く知っている人の意見であり、研究者共通の苦心を述べたものである。

　中国医学理論の研究は、最も強固で、最も信頼のおける第一の資料の上に構築しなければならない。版本の研究、字句の校正もけっしてゆるがせにしてはならない。なぜならば、それは材料を鑑別するための最も基本的作業であるからである。過去において、この方面のことをゆるがせにしたために招いた誤りと損失は、枚挙にいとまがない。

　伝存している古書には、抄本もあり、刻本もある。その刻本の中にもまた原刻、重刻の違いがある。同じ本でも、版本の違いにより、著者の原文の場合もあるし、断簡残篇のものや、誤字脱文があるものもある。ゆえに、鑑別してその優劣をさだめ、良いものを選んで用いるべきである。

　版本には優劣があり、さらに真偽がある。もし、版本を問わずに適当に持ってきたものを研究の資料とするならば、間違ったものを正しいものとし、正しいものを間違ったものとする可能性があり、これでは正確な結論を得ることはできない。

　中国のすぐれた文化遺産を発掘・継承するためには、常に大量の古書に触れなければならないが、もし版本・校勘の知識を持ち合わせていなければ、労多くして功少なく、あるいは道を誤ってしまうことにもなる。中医理論の学習・研究ももちろんその例外ではない。

第1節――版本の由来および歴史

　古い時代の書籍は、すべて写本[1]である。木版印刷の技術ができてから、写本と区別するために版本という言葉ができた。もともとは、版木を使って印刷した本という単純な意味だったが、木版印刷の書籍が増えて他の印刷のものと差異が生まれてきたため、写本

1）写本は手書きした書籍で、抄本（鈔本）ともいい、印刷された版本（刊本・印本）に対する呼び方。抄本と写本を区別する場合もある。

や版本だけでなく石経から模拓し冊子に装丁した拓本、近代の石印本や影印本さえも、蔵書家は版本という範疇に入れた。よって、版本が意味する内容は拡大した。版本が異なれば、字体、印刷時期、場所さらには装丁の形式も異なるので、これらによって版本を見分けることができる。版本が見分けることができれば、書籍ができたときの状況を説明できるだけでなく、図書の内容と価値までも知ることができる。

　目録には、巻・冊・黒口・白口・抄本・写本などの専門用語がよくみえる。これらはどのような意味なのか。これを理解するためには、古書の歴史から論じなければならない。

　はるか3千年以上前、中国人の祖先は生活経験を亀甲と獣骨に記した。これがもっとも原始的な書物といえる。周代以後、書写とその伝達方法はますます精巧になった。簡策、さらに巻軸があり、とくに唐宋の際に印刷術が発明されてから、その技術は中国と世界の文化の伝播と推進に計り知れない作用を及ぼしている。

1．簡策制度

　中国の最も古い正式の書籍は、竹片あるいは木板で作ったものである。正式の書籍とは、一定の形態を有した材料（紙・竹木片・絹布など）に、文字を書き、あるいは印刷した、閲読を目的とした著作物である。甲骨と青銅器は、書くことを目的とした材料ではない。書くことを目的に作られたもので最古のものは、形を整えた竹片と木板である。竹で作られたものを簡策、木のものを版牘という。この制度を簡策制度あるいは簡牘制度という。

　1つの竹片を簡という。多くの簡を1つに編成したものを策といい、冊とも書く。簡を束ね冊に編む紐を編という。1つの簡には多くの文字を書くことができないので、長い文章のものは当然多くの簡を束ね冊にする必要があった。簡策時期においては、1篇の文章が1冊であったため、『論語』20篇、『孟子』7篇などのように、篇は書籍を数える単位であった。

　布製や竹製で簡策を包むものを帙という。今日でも書物を包むものをやはり帙と呼んでいる。年月が永く経つと、策のひもが切れてしまって順序が乱れ、校勘学でいう錯簡・脱簡[2]などの現象が起こる。簡が乱れてしまったならば、これを校勘では「爛簡奪文」（簡爛れ文奪つ）という。

　1つの木板を版と呼び、字を書いた木板を牘という。版の主要な用途は物の名前および戸籍を書くことである。このような牘のことを籍あるいは簿という。版は、絵を画くこと、とくに地図を描くことにも使われる。古人が国家の領土を版図といったのはこれによる。版のもう1つの用途として通信がある。通信には、一般に長さ1尺の四角の板を用いる。このため、手紙のことを尺牘という。木牘を通信用に使うときには、上面に必ず1枚の板を蓋として加えた。これを検という。検の上には、手紙の受取人と差出人の姓名を書いた。

2）脱簡とはある書物の本文の一部が脱落していること。

これを署という。そして2つの板を縄で縛り、結んだところに粘土をつけ、その上に印章を捺した。これを封という。その粘土のことを封泥という。これが簡策時代の通信制度である。

簡策が使われた時期は長く、春秋から後漢末年（前8世紀～後2世紀）が最盛期である。後漢以降は紙にその座をゆずり、4世紀には簡策は使われなくなった。中国医薬学も簡策に記録されたはずであるが、完全な簡策の医書は今のところ発見されていない。

しかし、ここ数十年来、とくに最近数年間の発掘によって、医薬の内容を記載する簡策の発見が少なくない。中医理論の研究には価値の高い史料である[3]。

1972年、甘粛省武威県旱灘坡の漢墓から木簡が出土した。すべて医学に関する内容であって、内科・外科・婦人科・五官科の病気の治療法について書かれている。

1973年、長沙の馬王堆3号漢墓から189枚の竹簡と11枚の木簡が発掘された。いずれも医薬方技類の著作であった。その中には、『十問』『合陰陽方』『天下至道談』『雑禁方』の4種が含まれている。

1975年、湖北省雲夢県睡虎地で秦墓が発掘され、1,100枚余りの竹簡が出土した。医書ではないが、その中には医薬行政と法医学の資料が含まれている。

これらのことから、簡策の時代には大量の医書、あるいは医学資料の記載があることは間違いなく、今後さらなる発掘が待ち望まれる。

2．巻軸制度

書物を巻と称するのは簡策制度の以後のことである。竹簡の書物は重くて扱いにくいので、春秋末年にはすでに帛に文字を記録していた[4]。絹織物に書かれた書物、つまり帛書の出現である。帛に書かれた書物は、文章の長さに応じて裁断することができ、巻いて1束にし、思いのままに開いてみることができ、読むのに便利である。このようにして出現したのが巻である。1巻はだいたい簡策の1篇、あるいは数篇に相当する。こうして巻は書籍、あるいは書籍の内容を数える単位となった。たとえば、『黄帝内経』は『素問』と『霊枢』の2書からなり、それぞれ9巻81篇で、合計18巻162篇である。

紀元前1世紀、すでに紙が出現している。2世紀初め、後漢の和帝のときには、蔡倫が製紙方法と原料を改良したので、木の皮、麻屑、破れた布、魚網等で紙を作ることができるようなった。紙の出現は文化史上きわめて重大なことであり、中国の偉大な発明の1つである。

帛も紙も、いずれも巻くことができ、1巻が基本の単位である。巻子はいずれも左から右へと巻く。左端に1本の木の軸を付ける。これを巻軸という。巻子には罫線が引かれて

---

[3]）『中国医学の歴史』の「第3章　戦国～後漢時代の中国医学」にまとまった記述がある。また、山田慶児編『新発現中国科学史史料の研究－論考篇』『新発現中国科学史史料の研究－訳注篇』（京都大学人文科学研究所、1985）がある。

[4]）『晏子春秋』外篇に帛を書写材料としたという記録がある。その年代は明らかであり、ここでいう春秋末年とはこれにもとづく。『中国古代書籍史』を参照。

いて書きやすくなっている。本文は朱で書かれ、注文は墨によって書かれた。あるいは本文が大字で書かれ、注文は小字2行（細字注あるいは双行注と呼ばれる）で書かれた。時には注文の字体をやや小さくして1行で書くこともあったが、これは本文と注文が混交する原因ともなった。

　巻軸時期の医学資料としては、長沙の馬王堆3号漢墓から出土した大量の帛書があり、多くの医学方技書が発見された。成書年代が『黄帝内経』より古いものも含まれている。これらの医学書は整理されたあと、以下のように名付けられ、価値はきわめて高い。

　『足臂十一脈灸経』『陰陽十一脈灸経』『脈法』『陰陽脈死候』『五十二病方』
　『養生方』『雑療方』『胎産書』『却穀食気』『導引図』

　医書および医学資料に関する巻子の書籍資料は、本世紀初めから発見され始めた。この種の巻子本としては、清・光緒26年（1900）に甘粛省敦煌県鳴沙山の莫高屈から発見された多くの巻子がある。これが有名な「敦煌巻子」である。『敦煌巻子総目』（商務出版、1962）によれば、全2万2,500巻にのぼる（原注：これらの巻子の大部分は、イギリス・フランス・日本・ドイツなどの帝国主義分子に盗み出された）。この巻子には医薬に属するものが10余種類もある。これは古代医薬学の重要な遺産である[5]。

3．冊葉制度

　巻軸制度は9世紀中葉（唐末）から次第に冊葉制度に移っていった。巻子本は長いものは何丈にも及び、読むのには不便であった。そこで、巻子を折り畳み、前後に丈夫な保護紙をつけた。この新しい書籍の形式を経折装あるいは梵夾装と呼んだ。また折子装と呼ぶこともある。現在、臨書に使う手本の多くは、このような装丁をしている。折子装というのは一大進歩であるが、バラバラになりやすい。そこで、ある人は、1枚の紙を経折本の最初の頁から右側に包むようにして最終の頁に貼り付けてバラバラにならないようにした。これを旋風装と呼ぶ。このように折り畳まれた紙はちょうど木の葉のようなので、唐代の人はこの形式のものを葉子と呼んだ。葉子の書の折り目は簡単に切れやすいので、思いきって1枚1枚の葉子をひと纏めにし、綴じて1冊の書とするようになり、張りつけることはしなくなった。これが冊葉形式である。冊葉形式の出現後、ほどなくして偉大な印刷術が発明され、さらに冊葉形式の発展を促した。こうして書籍は新しい時代へと突入した。印刷書の時代である。

　現在、私たちが見ることができる冊葉時代の医学資料は少ない。医学と関連するもので最も古い紙葉は、敦煌出土の薬方を書いた3片の紙である。ほかには『考古』1974年第3期と第6期に掲載された「甘粛武威から発見された西夏文について」という論文に、1972年に甘粛省武威県小西溝峴で発見された西夏文物の中に薬方残紙一葉があり、病名と薬物

5）『中国医学古典と日本』の「第5章　敦煌文書および西域出土文書中の医薬文献」に詳述されている。

名が記載されていると報告されている。同時に、漢字で書かれた「休暇願い」があるという。これも疾病と関係する少数民族の医学資料である。

第2節──古書の版本

　唐代中葉に木版印刷が発明され、各種の版本が生まれた。『宋史』邢昺伝に「景徳２年（1005）に皇帝は国子監（国立大学）に行幸し、書庫の書物を閲覧し、邢昺に経の版はどれほどあるのかと下問された。邢昺は、国初は４千に及びませんでしたが、現在は10余万あり、……版本は大いに備わりましたと答えた」とあり、また崔頤正伝には「咸平年間（998～1003）の初めごろ、諸経の版本には誤りが多かったので、真宗は専門の役人を任命して校正にあたらせた」とある。南宋の葉夢得の『石林燕語』にも「版本は初めに校正されていないものならば、誤りがないはずがない」とある。以上のことから、宋の初めにはすでに「版本」という呼び名があったことがわかる。

　字体の大小・印刷の精粗・製版の時期・印刷の場所・装丁の形式・内容の増減・残欠・刪定・校勘の有無、これらの違いによって版本は区別される。以下、版本について述べる。

1．版本の形式

　印刷された本の基本となる単位は版面であり、１頁（葉に同じ。紙１枚）が１版面である。１版面は２つに折り畳まれる（表裏になる）。１版面の構造はだいたい以下の通りである。
①版の中央にある細長い部分を「版心」あるいは「版口」「書口」「中摺行」と呼ぶ。
②印刷面の四周をとり囲む黒い線を「版匡」あるいは「辺欄」と呼ぶ。四周が１本の線の場合は「四周単辺」、四周が２本線の場合は「四周双辺」、左右が２本線（で上下が１本）の場合は「左右双挟線」、また「文武辺」と呼ぶ[6]。
③版心には「魚尾」があり、上下にある場合は「双魚尾」、上だけの場合は「単魚尾」と呼ぶ。尾の分かれている谷が折り目の中縫線（中心線）である。
④版心の折り目の部分を「書口」と呼ぶ。

6）文武辺は、一説には「四周双辺」の一名で、太線枠の内側に細線枠があるものをいい、元代の刻本に多い。日本では「子持ち枠」と呼ぶ。

⑤魚尾から上下の辺欄までの空格を「象鼻(ぞうび)」と呼ぶ。象鼻に黒線がないものを「白口(はっこう)」と呼ぶ。黒い細線があるものを「細黒口(さいこっこう)」あるいは「小黒口(しょうこっこう)」と呼び、太線があるものを「大黒口(だいこっこう)」あるいは「寛黒口(かんこっこう)」と呼ぶ。特別に太いものを「闊黒口(かつこっこう)」と呼ぶ。一般に、上の象鼻には書名を、下の象鼻には堂名を7)、中縫8)に巻数を彫る。

⑥版匡の外の、左上角あるいは右上角にある小さな長方形の枠を「書耳(しょじ)」と呼び、篇名を刻む。

⑦版匡の上を「天頭(てんとう)」と呼び、版匡の下を「地脚(ちきゃく)」と呼ぶ。

⑧校注として天頭にほどこされた批評注釈を「眉批(びひ)」と呼び、行間にほどこされたものを「挟注(きょうちゅう)」と呼ぶ。

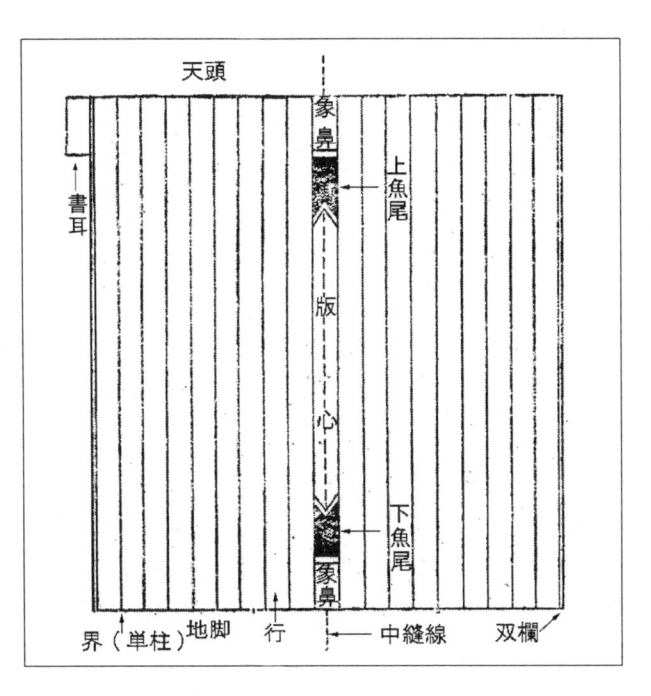

版面示意図

木版印刷では、欠文（欠落した字句）を□で表す。これを「空白」または「方囲」と呼ぶ。時には方囲を記さずに■で表示する。これを「墨釘」または「墨等」と呼ぶ。この□を「口(くち)」とみなしてはいけない。『大戴礼(だたいれい)』に「□戕□」なる句があり、それを欠文と知らずに「口が口を害するなり」と解釈し失態を演じた人がいた（この話は葉得輝(しょうとくき)『書林余話』巻下に見える）。

2．版本の名称

[1] 木版印刷の状況による区分

原刻本と翻刻本

およそ最初に刻印した本を原刊本あるいは原刻本と呼ぶ。また、原本にのっとって翻刻

---

7) 下の象鼻には堂名（出版者名・出版社名）以外には、筆工（版下を浄書する職人）や刻工（彫り師）の姓名が彫られる。
8) 版心の中央部（魚尾と魚尾の間）を中縫という。

されたものを重刊本あるいは重刻本と呼ぶ。
　一般的には原刊本を重視する。翻刻本の多くが校勘の精確さで原刊本に劣るためである。ただし、清代に至って校勘学が大いに盛んになり、重刊した書の精確さが時によって原刊本を上回るようになった。また近代になって、コロタイプという影印技術が開発され、翻印された古書の信頼性はさらに保証されるようになった。

精刊本

　その書物の版刻の字体がきちんと整っていて、かつ精確な校勘がなされているものを精刊本という。
　宋元時代の刻書は、単に刻工が有名な職人というだけでなく、その書かれた文字自体も多くはその時代の名人の手になるものが多い。その結果、宋元版の字体は力強くて美しく、観賞に値する。清代の初めになると、役所での刊行書や個人出版の文集は、いずれもすぐれた書道家に書いてもらい、それを刻工が彫るようになった。『南巡盛典』『礼器図式』『王漁洋全集』などは精刊本に属す。

通行本

　通行本とは、ごく普通に流通した刻本のことである。ただ、それには２つの意味がある。１つには、流通量が非常に多く、いつでも手に入れることができるもの。２つには、印刷が普通の状態であり、とくに珍重に値しないもの。一般的にこの類のものは、すべて通行本という。

修補本と百衲本

　版木は時に何百年以上にもわたって保存されるが、その間に幾度も印刷が行われるので必然的に摩滅したり破損したりする。そのために修理する必要があり、補修が加えられた上で、引き続き印刷されることがしばしばある。これを修補本という。
　百衲本の衲とは、端切れをたくさん縫い合わせて作った僧侶の衣服のことである。百衲とは、補綴が非常に多いことを形容した言葉である。欠けた巻などを、別に伝来した本から寄せ集めて一部の完本にしたものを百衲本という。たとえば、清朝初年、宋犖が集めた百衲本『史記』80巻は、宋版２種と元版３種を合わせて作ったものである。

活字本と聚珍本

　土・銅・鉛または木材等で小さな柱状の固まりを作り、その１つ１つに文字を刻み、それを原稿に合わせて配列し版面を組み、印刷が終わると組んだ版面をバラバラにして、さらに組み換えて新しい印刷に使う。このようにして印刷されたものを活字本という。

聚珍本も活字本である。『四庫全書』の善本を印刷した時、清の乾隆帝は活字という名称は文雅ではないとして聚珍版と改めた。後にいう武英殿聚珍本がこれである。

［２］木版印刷の単位による区分

木版印刷が盛んに行われた後、宋・元・明・清の４代を通じて、どこで印刷したか、誰が出版したか、これらから版本を区別するさまざまな名称が登場した。おおよそ、官刻本・私刻本・坊刻本の３種類に分けられる。

官刻本

役所によって印刷刊行された書物を官刻本という。官刻本の中にもさまざまな名称がある。主なものを以下にあげる

■ 監本
　　かんぽん

監本とは、各王朝の当時の国家の最高学府の国子監で印刷刊行された本をいう。明朝には南北両京（南京・北京）の国子監がある。そのために明刻本には南監本と北監本の別があり、南監本の方がすぐれている。

■ 経厰本
　　けいしょうほん

明代の宮廷の執務をとり行った機関は１数の監に分けられる。その中の１つに司礼監（宮廷の礼儀を掌る官）があり、司礼監に所属する機関に、もっぱら宮廷の書物を印刷をする部署である経厰がある。ここで印刷された書物を経厰本と呼ぶ。

■ 殿版（武英殿版とも呼ぶ）
　　でんぱん

殿版という名称は、清代になって初めてできた言葉である。康熙帝の時代（1662〜1722）に、武英殿に初めて修書処が設けられ、印刷がきわめて精巧になった。乾隆４年（1739）に至り、さらに武英殿に刻書処が設けられ、王公や大臣を派遣してこの事業の総裁としたので、殿版という名称は大いに有名になった。たとえば『十三経』『二十一史』『明史』『大清一統志』『三通』『旧唐書』などが刊行された。その印刷は精巧であって、用紙・墨は最高のものを使い、校勘もすぐれ、善美を尽くしたものである。したがって、殿版の書物は、明朝を越えるだけでなく、北宋や南宋にも比肩しうるくらいである。

局本

　清朝の同治年間に地方の政府が司る書局で印刷された本を局本と呼ぶ。よく見られるのは、金陵、江西、浙江、福建、両広（広東・広西）、両湖（湖南・湖北）の書局で印刷されたものである。

私刻本

　私刻本は個人の財力によって印刷された書物を指す。たとえば、子女を教育するために印刷されたのが家塾本（家刻本あるいは書塾本とも呼ぶ）である。宋代に、相台の岳珂（がくか）が刊行した『九経三伝（きゅうけいさんでん）』、建安の魏仲立（ぎちゅうりつ）が刊行した『新唐書（しんとうじょ）』などが比較的有名である。
　このほか、いくつかの名家が文化遺産を整理する目的で出版したものも私刻本という。たとえば、呉興（ごこうほん）の閔刻本、常熟の汲古閣の毛刻本（もうこくほん）などは名声が知れわたっている。
　明の閔斉伋（びんせいきゅう）が初めて朱墨套版（しゅぼくとうはん）と五色（ごしょく）套版と呼ばれる套印本（といんほん）（多色刷り本）を作った。この種の版本は、字体もきっちりして、紙も白く、行間もゆったりしており、非常に目を楽しませる。その印刷物は130～140種に達した。版刻、印刷ともにすぐれ、かつ多くは善本にもとづいているため重視すべきである。
　常熟の汲古閣の毛晋（もうしん）は、校定出版すること40年余、刊行書は600種あまりに及んだ。これらを毛刻本あるいは汲古閣刻本と呼んでいる。その中では『十三経』『十七史』『文選李善注』『六十種曲』などが最もすぐれている。その原版で初印（新しく彫った版木で、最初に印刷した本）の書は、善本とみなされている。

坊刻本

　「坊」とは街の書坊（出版兼販売業者）を指していう。五代時代の「書肆（しょし）」、北宋時代の「書林」「書堂」、南宋時代の臨安の「書棚（しょほう）」「書鋪（しょほ）」、および近代の「書店」「書局」なども含まれる。およそ書坊で刊行される書を坊刻本と呼ぶ。古くは商人の手によってできたもので、校勘が粗雑なため重視されなかった。しかし、文化の普及という意味では、プラスの作用を及ぼした。とくに後世になると、大書局ならどこでも人材を集め編纂にあたらせたので、質も非常に向上していった。これについてはさらに注意してみなければならず、一概に論じるべきではない。

［3］刻書の時代による区分

　時代によって、宋本（宋刊本・宋版）、元本（元刊本・元版）、明本（みん）（明刊本・明版）、清本（しん）（清刊本・清版）に分けられる。その中で明本がもっとも多く、元本がもっとも少ない。清本は近代のものであるから入手しやすい。この3種は省略して、ここでは最も価値が高

い宋本について説明する。

明の汲古閣の毛晋が門に貼った広告に、「宋槧本（槧本は版本と同じ）をお持ちいただいた方には、門内の主人が葉数をかぞえて謝礼金を出します。1葉につき200文をお支払いします」とあった。さらには、「三百六十行の生意も、書を毛氏に鬻ぐに如かず」（どんな商売よりも毛氏に本を売るのが一番もうかる）という諺さえあった（葉徳輝『書林清話』巻7を参照）。

宋本が人々に非常に重視されるには理由がある。清の厳可均は『鉄橋漫稿』で、「宋（元）代の書籍が貴重なのは、その古色古香にのみあるのではない。これを閲覧していると気分爽快で目が開かれ、傷んでいて完全な状態でなかったり、誤字が多くあるとしても、それでもなおこの上なくすばらしいところがある。あらまし読んで初めてこれをよく知ることができる」といっている。清の盧文弨は『書宋本白虎通議後』で、「古い書籍を貴ぶ理由は、概して誤りが1つもないからではない。……九経の小字本では、南宋本は北宋本に及ばない。明の錫山秦氏本はまた南宋本に及ばない。今の翻秦本と称するものは、さらにこれに及ばない。これらのことを私は目にしているので、古い書籍が貴重であることを知っているのである」といっている。つまり、印刷が古いものほど総じて誤りが少なく、また誤りがあっても比較的に見つけやすいから価値があるのである。これについて、顧広圻は『韓非子識誤』序で、「宋槧本の誤りは校改を経なかったことが原因だが、誤字の跡をたどれば往往にしてその源にさかのぼることができる」とその要点を述べている。近代の陳乃乾は「胡樸安に与うる書」でさらに「宋元明初の諸刻本に誤字がないことなどありえない。それなのに蔵書家が先を争って購入するのは骨董品として愛するからではない。その誤字がみな無心から出ているので、その元の字を探り当てることが可能であり、そのうえ後世の祖本[9]であるからである。古い版本を校勘するときは、その真を求めるべきであり、意味が通りやすいことをもって貴としてはいけない。昔の人の真本をわれわれは見ることはできない。しかし、その真に近いものを求めるならば、やはり古い刻本は尚いものなのである」と言っている（『国学匯編』第1集）。このような話は、古い刻本の尊ぶべきところを言い尽くしている。

宋代の出版物も官・私の2種しかない。その官刻書と監本は質がきわめてよいが、惜しいことにまれにしか見ることができない。公使庫が刻した書（地方政府が公費で印刷したもの）は、『書林清話』によれば、刊行した単位としては蘇州・吉州・鄂州など10ばかりある。その中の杭州の公使庫本の『鄭荘札記』は最も有名で、その本は今も伝わっている。

宋本は「坊刻本」が最も多い。葉夢得の『石林燕話』によると、当時の出版の中心地は杭州・四川・福建の3カ所であった。その中で「浙本」（浙江省の古名「越」をとって「越刊本」ともいう）が最も良く、「蜀本」（「蜀」は四川の古名）がこれに次ぐ。蜀本は字が大きいので「蜀大字本」とも言われた。たとえば眉山（四川省）で印刷された『宋書』『斉書』『梁書』『陳書』『魏書』『北斉書』『周書』の7つの正史（「眉山七史」という）は、最も永く伝わる「蜀大字本」である。宋代、福建の出版の中心は建陽・麻沙の両地であった。作り

9）祖本とは諸本の祖先に相当する本。それぞれの写本や異なる時期に出版された複数の版本の中で最も早いものをいう。刊本の場合は、原刻本と同じ意味で、重刻本・翻刻本に対していう。

やすくて早く売れるので、木質が柔らかい榕樹(ようじゅ)（ガジュマル）を版の材料にしたものが多い。「閩本」(びんほん)（福建刊本。「閩」は福建の古名）は当時広く流通したが、質がやや劣る。

[4] 木版印刷以外の区分

抄本・写本

　印刷されたものではなく、手書きの本を抄本という。抄本の中で、字体が整っているものを区別して写本ともいう。古くは読書するとき、書き写すことを非常に重視した。なぜかというと、すべての書物が印刷されても、そのすべてを買えるわけではないからである。書き写せばその印象は強く残る。このため、蔵書家はめったに見ることができない古書は、校正しながら書き写した。このような書の価値は甚だ高く、古書の寿命を延ばす薬とみなされた。ゆえにすぐれた抄本の値段は原刻本より高い。

　明・清の学者には、書き写すのを課業としていた者も少なくない。一生涯の精力を注ぎ込んだ人もいた。彼らは互いに貸し借りし、校勘を行い、批評を書き付けたりした。このような本は、内容そのものが貴重であるばかりか、その筆跡も非常にすばらしく、そのどれもが善本である。著名な人として、明の文徴明(ぶんちょうめい)・毛晋(もうしん)・銭謙益(せんけんえき)、清の朱彝尊(しゅいそん)・呉騫(ごけん)などがあげられる。明代の名医、王肯堂(おうこうどう)もまた名声を博した。

影本

　影本には影写本と影印本の2種類がある。影印本は写真の原理による印刷である。影写本とは底本を敷き写すように筆写したものである。その中でも、毛晋の「汲古閣影宋抄本」が最も有名である。

稿本

　印刷される前の草稿を稿本といい、印刷された後は原稿という。著者の自筆本を手稿本という。他人が筆写しても、著者が校訂したものは清稿本とよばれる。稿本の中でも、第一に価値を持つものは手稿本である。著者の考えを探索するのに貴重な資料となる。

[5] 善本・珍本・校本・注本

善本

　善本について、清・張之洞は次のようにいう（『輶軒語』(ゆうけんご)語学第2）。

善本とは、紙が白く版が新しい本のことではない。先人や博識の人が、古い刻本を数種類用いて、精細な校勘を行い、誤字や欠字をなくした本をいうのである。

清・丁丙は『善本書室蔵書志』で善本の基準を次の4項目に設定しているが、正確な見解といえる。

旧刻（原注：宋・元の遺刊）
精本（原注：明代の木版印刷の字体が精巧で伝本の少ないもの）
旧鈔（原注：明・清の名家の影鈔本）
旧校（原注：清代の学者によって校正が行われたもの）

珍本

珍本は稀覯本のことである。たとえば『珍本四庫全書』などがそれである。それは必ずしも完本でなくともよく、精巧である必要もない。ただ、めったに見ることができないので珍重される。珍本と善本は区別しなければならない。

校本

蔵書家は、善本により通行本を校訂し、誤りが見つかると詳しく記載する。このように手を入れた本を校本といい、古今の蔵書家は特別に重視する。清・孫従添の『蔵書紀要』に「書物の内容の善し悪しは問わず、校正がほどこされている書籍はみな至宝だ」とある。

注本

本文の下に注釈が加えられた本を注本という。多くの人の注を集めたものは集解本（また集注本）という。

版本には、さらにいくつかの呼び方がある。装丁の仕方からは、合訂本・単行本・毛装本[10]・巾箱本（袖珍本・小型本）などに分類される。木版と抄本以外に、印刷方法からは、搨本（拓本）・影印本・石印本・鉛印本・コロタイプ本などに分けられる。

---

10) 装丁され、冊子となっていながら、その端を切りそろえていない本。

3．どのようにして版本を選択するか

　版本の鑑別は、牌記[11]・封面[12]・序文・題跋・識語[13]・蔵書印、書名の虚銜[14]、避諱字・刻工名・行款[15]・字体・版式（版面の様式）、目録、紙・墨・印鑑などの多方面にわたる知識が必要な専門の学問である。さらには多くの経験が求められる。ゆえに、ここでは版本の鑑別方法には触れず、一般的な読者の版本選択について説明する。すでに説明したように、版本は研究すべきものであるが、一般的な読者が版本を選択するには目録に頼ることが最も確かな方法である。そこに紹介されているものから最適な版本を探すのである。おおよそ『四庫全書総目提要』『書目答問』があげる版本は、かなり正確で信ずるに足る。

　さらに、張之洞は、清朝によって校刻されたもので後面に校勘記か有名人の題跋があるものは信ずることができる、と簡便な方法を述べている（『輶軒語』語学第2）。彼が清朝に印刷された書籍を重視したのには根拠がある。清代は考証学の影響で、その校正は明代よりはるかにすぐれているからである。今日では、影印本であることと、現代の学者が校注を加えたもの、これらのものも信頼できる。なぜなら、考証については後出のものの方がすぐれているからであり、今日の学者の保有する資料や学術態度が前人よりまさっているからである。

4．『黄帝内経』の版本

　『黄帝内経』の原書は早くに失伝しているが、2千年あまりの間、『内経』に関する著作は非常に多くなっている。ここでは『素問』と『霊枢』の版本を紹介する。

［1］『素問』の版本

　周雲青編の『四部総録医薬編』に紹介されている『素問』の版本には次のようなものがある。

---

11) 牌子、木記ともいう。出版の時期・出版地・出版者名を記したもの。線やいろいろな図形で囲まれている。
12) 扉または見返し。書名・編著者名・出版年・出版社・翻刻禁止の注記などの諸事項を記してある、本文の前の1丁分の独立した葉（ページ）。
13) ある書籍についてのさまざまな情報を、その書籍に書き加えた文章。
14) 書名の上に付けられた副次的称呼。「皇朝」「聖宋」「昭代」「大明」などの時代に対する尊敬を示した語。
15) 半葉の、行数と1行の字数。

24巻本

- 宋嘉祐中（1056～1063）刊本
- 宋紹定間（1228～1233）重刊本
- 金刊本〔附亡篇1巻〕
- 元□□癸未読書堂刊本〔「新刊黄帝内経素問附亡篇」と題す〕
- 明嘉靖29年庚戌（1550）武陵顧従徳翻宋刊本〔顧定芳本〕
- 明万暦12年甲申（1584）周曰繡谷書林校刊本
- 明万暦29年辛丑（1601）呉勉学校刊古今医統正脈全書本
- 明万暦48年庚申（1620）潘之恒編刊黄海本
- 清初刊本
- 四庫全書本
- 清道光29年己酉（1849）趙氏仿宋刊本
- 清咸豊2年壬子（1852）守山閣校刊本
- 清同治9年庚午（1870）無錫薛福成影宋刊本
- 清光緒3年丁丑（1877）浙江書局刊二十二子本
- 新会李元綱校刊本
- 清光緒10年甲申（1884）京口文成堂重刊道光本
- 清光緒33年丁未（1907）京師書局刊医統本
- 民国12年癸亥（1923）中医学社補刊本
- 北京鏡古堂文華堂両刊本
- 民国13年甲子（1924）蕭耀南刊本
- 民国18年己巳（1929）中華書局四部備要排印本
- 大東書局中国医学大成排印本
- 日本寛文3年癸卯（1663）風月堂刊本
- 日本安政4年丁巳（1857）占恒室覆刊明嘉靖本
- 日本元和（げんな）（1615～1623）活字印本

50巻本

- 明正統（1436～1449）刊道蔵本〔「黄帝内経素問補注釈文」と題す〕

12巻本

- 元至元5年己卯（1339）胡氏古林書堂刊本〔「補注釈文黄帝内経素問」と題す〕
- 明成化10年甲午（1474）鼇峰熊宗立種徳堂刊本〔「重広補注黄帝内経素問」と題す〕
- 明嘉靖中（1522～1566）趙府居敬堂刊本

・明嘉靖中（1522〜1566）金谿呉悌刊本
・明万暦43年乙卯（1615）朝鮮活字本

15巻本

・明詹林刊本〔「京本校正注釈音義黄帝内経素問」と題す〕

　現存する他の医書目録の記載からみると、『素問』の版本はこれにとどまらない。ここでは『内経』の版本を研究しようというのではないので、どれが善本で、入手しやすい本かを選び、『内経』を研究するためのよりどころを示すだけにとどめる。概していえば、現在通行しているものの祖本は元の胡氏古林書堂本と明の顧定芳の翻宋本である。この中で私たちは24巻本の顧定芳本を推薦する。また、50巻本の正統道蔵本と、12巻本の元・胡氏古林書堂本もよい[16]。

［２］『霊枢』の版本

　『霊枢』は基本的にはすべて12巻本で、以下のものが紹介されている。
・元至元６年庚辰（1340）古林書堂刊本
・明成化間（1465〜1486）熊宗立刊本
・明嘉靖間（1522〜1566）趙府居敬堂刊本
・明呉勉学刊医統正脈本
・清四庫全書本
・清咸豊２年（1852）守山閣刊本
・清光緒23年（1897）古今図書集成本
・浙江書局二十二子本
・民国12年（1923）北平鏡古堂文華堂刊本
・商務印書館四部叢刊本
・中華書局四部備要本
・大東書局中国医学大成排印本

　この中で私たちが推薦するのは、趙府居敬堂刊本と呉勉学刊医統正脈本である[17]。

16）顧定芳と顧従徳は父子であり、共同して『素問』を出版した。ゆえに、顧定芳本といい、顧従徳本ともいう。略して顧本という。顧本は中国・人民衛生出版社や台湾・天宇出版社から影印出版され、『素問・霊枢』（日本経絡学会、1992）にも影印収載されている。正統道蔵本と古林書堂本は、『黄帝内経版本叢刊』（オリエント出版社、1993）に影印所収。
17）趙府居敬堂本は人民衛生出版社から影印出版されている。呉勉学医統正脈本は、『黄帝内経版本叢刊』（オリエント出版社、1993）に影印収載されている。わが国では24巻本の明刊無名氏本を底本に推している。『素問・霊枢』（日本経絡学会、1992）に影印収載されている。詳細は同書に付録されている小曽戸洋「顧従徳本『素問』と無名氏本『霊枢』」を参照のこと（後に『中国医学古典と日本』所収）。

第3節——校勘について

　校勘と版本は双子の姉妹のような関係にある。精密な校勘が行われたかどうかは、版本の優劣をはかる重要な基準の1つである。版本の価値とは、校勘を通して得られた版本史料の真実性を指している。多くの副本や精本を手元に置くことが、異同を照合して記録するための条件であるから、校勘は版本と切り離しては考えられない。先に版本について述べたので、続いて校勘について説明する。

　「校」とは「較」(較べること)であり、「勘」とは「刊」(誤りを正すこと)である。校勘とは、比較によって、その誤謬を正すという意味である。俗語に「書は三写を経て、烏・焉は馬と成る」といわれるように、古書に魯魚亥豕(文字を書き違える)の誤りが発生するのは避けられない。

　とくに写本の時代には、誤字・脱落・衍文・増句などは甚だしく、もし校勘をしなければ、必ずや種々の混乱を起こすはずである。

　たとえば、『文選』(神女賦)に「玉」を「王」に誤まり、そのため神女と逢ったのが宋玉ではなくて楚の襄王ということになってしまい、鴛鴦の譜(仲むつまじい歌)の筋書きを乱してしまった版本がある[18]。現在でも「雲雨巫山、楚王に会す」(雲雨巫山とは神女のこと)と言っているのは、それがまだ訂正されていないのである。後人の「襄王枕上原より夢無く、巫山一段の雲を負うこと莫し」という詩は、このことを諷刺している。

　また、宋代のある教官が、「乾為金、坤亦為金、何也」(乾を金と為し、坤も亦た金と為すとは、何ぞや)という問題を出した。試験を受けた生徒はみな顔を見合わせ、回答を書き出すことができなかった。ある学生が、この問題は麻沙本[19]の『周易』をもとにして作成されたもので、監本はそうではないと考え、起立して質問した。その教官はただちに監本を調べたところ、やはり麻沙本が1字誤っていた。もともとは「坤為釜」(坤を釜と為す)であり、「釜」の上にある2つの点が落ちて「金」になっていたのである。まったくの笑い話である。

　校勘は、当然ながら比較的古く、よい刊本を主とするのであるが、今日はそれに止まらず、甲骨文字・金文・写巻、その他の出土文物も参照することができる。

　たとえば、清の孫詒譲は、甲骨文の「易日」の2字をもとに、『尚書』説命下の「高宗肜日」は「高宗易日」に訂正すべきだと言った(『尚書駢枝』)。甲骨文では「易」を「𭉨」に作り、「肜」と字形が似ている。「易日」とは、すなわち「日を改める」という意味で、

---

18) 補足説明すると、「神女賦」は仲のよい楚の襄王と宋玉が主人公であり、宋玉が夢で神女に逢い、その様子を楚の襄王が聞いたというのが話の筋である。「玉」と「王」の誤ったことにより、神女を夢に見たのが襄王ということになり、それで筋書きを乱してしまったといっているのである。
19) 麻沙本とは、南宋以来、福建省建陽県麻沙鎮の書坊で刊行された本。営利が目的の出版で、校訂が粗雑であり、内容に問題がある本が多い。この話は陸游『老学庵筆記』に引かれている。

「肜日」は誤字であるという。この考訂は人を納得させる。(『契文挙例』巻上を参照)

次によくありがちな錯誤の類型、校書の根拠、具体的な方法、この３方面から校勘の一般的状況を述べてみたい。

１．古書の錯誤例

古書の錯誤の類型と原因を理解することは、校勘のための必要条件である。よく見られる例は次の通りである。

[１] 錯簡

ある段落の文が誤って他の場所に置かれることを錯簡という。
　たとえば、『易経』に「是以自天祐之、吉無不利」(是を以て天より之を祐く、吉にして利あらざる無し)という文章が重出している箇所がある。

●神農氏没、黄帝、堯、舜氏作、通其変、使民不倦、神而化之、使民宜之、易、窮則変、変則通、通則久、是以自天祐之、吉無不利、──繋辞下
(神農氏没し、黄帝・堯・舜氏作る。其の変を通じ、民をして倦まざらしむ。神にして之を化し、民をして之を宜しとせしむ。易は、窮まれば変ず。変ずれば通ず。通ずれば久し。是を以て天より之を祐く、吉にして利あらざる無し)

●是故君子居則観其象而玩其辞、動則観其変而玩其占、是以自天祐之、吉無不利、──繋辞上
(是の故に君子は居れば則ち其の象を観て而して其の辞を玩び、動けば則ち其の変を観て其の占を玩ぶ。是を以て天より之を祐く、吉にして利あらざる無し)
　繋辞下の「易、窮則変、変則通、通則久」という文章は、「神而化之」とは意味が通じないが、「玩其占」とは通じている。このことから推論すれば、繋辞下の「易、窮則変、変則通、通則久」は錯簡であり、これを繋辞上に移し、次のようにすべきだろう。

●是故君子居則観其象而玩其辞、動則観其変而玩其占、易、窮則変、変則通、通則久、是以自天祐之、吉無不利、
(是の故に君子は居れば則ち其の象を観て而して其の辞を玩び、動けば則ち其の変を観て而して其の占を玩ぶ。易は窮まれば則ち変ず。変ずれば則ち通ず。通ずれば則ち久し。是を以て天より之を祐く、吉にして利あらざる無し)

また『素問』上古天真論篇に「七八肝気衰、筋不能動、天癸竭、精少、腎蔵衰、形体皆極、

八八則歯髪去」(七八にして肝気衰え、筋動ずる能わず、天癸竭き、精少なく、腎蔵衰え、形体皆極む。八八にして歯髪去る)とある。問題の第1は、「七八」の条と「八八」の条では文章の量に差がありすぎて、全体の例に符合しない。第2は、女子の生理は天癸が尽(竭)きて終わっているので、男子も同じように天癸が尽きて終わらなければならない。第3は、男性が「七八」の年齢(56歳)でこのように衰えることはないので、実際の状況に符合していない。以上の3点から、「天癸竭、精少、腎蔵衰、形体皆極」は、「八八」と「則歯髪去」の間に移すべきである。このようにすれば、文脈と男性の生理とが合致する。これも一種の錯簡である。

『素問』刺熱篇の「肝熱病者」と「脾熱病者」で、「肝熱病者」以下数句は「脾熱病者」の下に、「脾熱病者」以下数句は「肝熱病者」の下に置くべきものである。これは伝写の誤りであろう。そうでなければ2つの病症はこじつけになる。詳細に検討すれば自明のことである。

[2] 倒文 (誤倒)

文字の転倒を倒文といい、古書に往々にしてある。前後の文脈をよく把握し、訂正すべきである。

たとえば、『墨子』非儒下篇に「夫仁人事上竭忠、事親得孝、務善則美、有過則諫」(夫れ仁人は上に事えて忠を竭し、親に事えて孝を得、善を務めれば則ち美とし、過有れば則ち諫む)とある。この中の「得」と「務」は伝写の際に誤倒したものであり、まさに「事親務孝、得善則美」(親に事えて孝を務め、善を得れば則ち美とす)とすべきである。そうすれば「務孝」と「竭忠」、「得善」と「有過」は対になり、意味がより通じる。

『素問』上古天真論篇の「酔以入房」(酔いて以て房に入る)の「酔以」は「以酔」の誤りであろう。上文の「以酒為漿、以妄為常」(酒を以て漿と為し、妄を以て常と為す)、下文の「以欲竭其精、以耗散其真」(欲を以て其の精を竭くし、以て其の真を耗散す)は、どれも「以」が文頭にある。さらに、『素問』腹中論篇や『霊枢』邪気蔵府病形篇に「若酔入房」という句があり、「酔入房」が1つの句であることがわかる。以上のことから、「酔以」2字はやはり倒文である。

『素問』調経論篇の「而此成形」(而して此れ形を成す)の「此成」の2字は倒文であり、「此」とはこの五蔵のことで、「成此形」(此の形を成す)とは五蔵の形を成すことをいっているのである。

[3] 譌文・訛文 (譌字・訛字)

字形が似ているために誤ったものを譌文という。「己亥渡河」を「三豕渡河」に、「列風淫雨」を「別風淮雨」に誤るなどはよく知られている[20]。

『顔氏家訓』勉学には次のような故事がある。

---

20)『呂氏春秋』察伝と『文心雕竜』練字を参照。

江南に高貴な人がいた。誤字のある『蜀都の賦』を読んだ。注解の「蹲鴟は芋なり」の「芋」字が「羊」字に誤っていた。ある人が彼に羊肉を送った。彼は返書に「恵贈いただいた蹲鴟云々」と書いた。これをみた朝廷の官吏は誰も意味が理解できず驚くばかり。ずっと後になって原因が誤本の『蜀都賦』にあることがわかった。

　『素問』至真要大論篇の「欬不止而白血出者死」（欬 止まらずして白血 出づる者は死す）の「而」は、隷書の「面」字の壊文[21]と疑われる（面 白く血出づる者は死す）。古くは、「白血」と解釈していたが、それでは意味が通じない。

　『素問』欬論篇に「大腸欬状、欬而遺失」（大腸欬の状、欬して遺失す）とある。この中の「失」を『甲乙経』は「矢」に作るが、これに従うべきである。「矢」と「失」は字形が似ている上に、次の文章に「欬而失気、気与欬倶失」（欬して失気し、気と欬 倶に失す）と「失」字が2つあったために、この影響により誤ったのである。古人は大小便をみな「矢」と称した。「遺矢」とは本文に「大腸」とあるので大便のことである。下文の「膀胱欬の状、欬して遺溺す」とは小便のことで、「遺失」が「遺矢」の誤りであることを証明できるだろう。

［4］奪文（脱文・脱字）

　文字の脱落を奪文という。

　たとえば、孔子の旧宅の壁から出た古文『尚書』についての記載から脱字をみることができる。『漢書』劉歆伝に引く『太常博士書』に、「魯の恭王、孔子宅を壊し、以て宮を為らんと欲するに及び、古文を壊壁の中に得。……天漢（前100〜前97）の後に、孔安国 之を献ず。巫蠱倉卒の難に遭い、未だ施行するに及ばず」とある。『史記』孔子世家には「安国、今皇帝の博士と為る。臨淮の太守に至る。蚤く卒す」とある。この2つの記載には時代的に大きな問題がある。「今皇帝」とは武帝（在位前140〜前87）のことである。孔安国は、彼の死後に起きた武帝と戻太子との内紛の巫蠱の難（前92）に遭遇するはずがない。実際は、『漢書』劉歆伝は「安国」2字の下から「家」の字が抜けているのである。これは清の閻若璩や朱彝尊が、後漢の荀悦の『漢紀』成帝記をもとに補足したもので、千金に値する訂正である。もしそうでなければ、古文『尚書』や孔安国の行動までも疑問が広がってしまうのである[22]。

---

21) 壊文とは、誤字の一種で、筆写や刊刻の際に、筆画を誤って減じて作られた文字。壊字ともいう。「肴」が「有」、「義」が「我」になるの類。

22) 本文だけでは理解しにくいので補足説明する。孔安国は孔子12世の孫で、武帝のときに諫議大夫・臨淮太守となる。景帝（B.C.156〜141在位）の時、魯の恭王が孔子の旧宅を壊した。その壁の中から古文の『尚書』『礼記』『論語』『孝経』が見つかり、孔安国は『尚書孔安国伝』を作ったという。孔安国の生没年は未詳だが、B.C.140年頃に亡くなったとされるから、天漢年間（B.C.100〜97）以後に彼自身が献上できるはずはないし、巫蠱の難（B.C.92）に遭遇するはずがない。古文の『尚書』などを献上したのは孔安国の家の子孫である。

『素問』脈要精微論篇「渾渾革至如涌泉、病進而色弊、綿綿其去如弦絶、死」（渾渾として革やかに至り涌泉の如きは、病進みて色弊れん。綿綿として其の去ること弦の絶つが如きは、死せん）とあるが、「病進而色弊」は意味が通じがたい。「色」は即ち「絶」の壊字であり、病気が進行して後に絶えて死ぬことをいう（病進みて絶弊す）。「至如涌泉」（至ること涌泉の如し）であればまだ死には至らないが、病気が進行した後に、弓の弦が切れるようであれば死んでしまうのである。両者は違うので分けて言っているのである。

◉渾渾革至如涌泉、病進而絶弊、綿綿其去如弦絶、死、
　（渾渾として革やかに至るは涌泉の如し。病進みて絶弊し、綿綿として其の去ること弦の絶つが如きは死せん）

『素問』通評虚実論篇に「脈気上虚尺虚」（脈気　上に虚して、尺虚す）とあり、これに対して王冰は「尺寸脈倶に虚す」という。『甲乙経』は「脈虚気虚尺虚」（脈虚し、気虚し、尺虚す）に作る。『素問』は『甲乙経』に比べて「虚」１字が少なく「上」１字が多い。この「上」はすなわち「虚」の壊字で、さらに「気」が誤倒したものである。「虚」が壊字して「业」になり、「业」が再び壊字し「上」になったのである。図式すると次のようになる。

```
┌脈虚気虚尺虚、（『甲乙経』の文章）
├脈気虚虚尺虚、（「虚気」が「気虚」になる）
├脈気业虚尺虚、（「虚」が「业」になる＝虚から虍を除いたもの）
└脈気上虚尺虚、（「业」が「上」になる＝『素問』の文章）
```

同じく通評虚実論篇に「脈虚者不象陰也」とあるのは、おそらく「陰」下から「陽」字が脱落しているだろう。「陽」と上文の「常」「恇」が押韻し、「陽」がないと失韻してしまう。

　気虚者、言無常也、　　　　　気虚する者は、言に常　無きなり。
　尺虚者、行歩恇然、　　　　　尺虚する者は、行歩　恇然たり。
　脈虚者、不象陰陽也、　　　　脈虚する者は、陰陽に象らざるなり。

さらにいうならば、脈に陰があって陽がないということはない。王冰は「太陰の候に象らざるなり。気口は脈の要会にして、手太陰の動なればなり」というが、これは望文生義である。「陰陽に象らず」というのは、陰陽がその対応を失っているにすぎない。

『素問』陰陽離合論篇に「亦数之可数」（亦た之を数えて数うべし）とあるが、おそらく「可」の上に「何」が抜けている。本篇で「万之大、不可勝数」（万の大よりは、勝げて数うべからず）と論じているので、陰陽の変化も「数之何可数」（之を数うるに何ぞ数うべけんや）と読むべきである。もし「数之可数」であるなら、意味が合わないし、このような語法はありえない。王冰が「天地陰陽　勝げて数うべからずと雖も、人形の用に在

りては、則ち数 之を知るべし」というのは、これは「何」が抜けているのに無理に解釈したからである。ある人は「可」は「何」に読むべきで、この２字は古書では通用し、「数之何数」というのは「どうして数えることができようか」という意味で、必ずしも字を増やす必要はないという。この説も意味として通る。

［5］衍文（衍字）

　伝写の時、誤って加えられた文字を衍文という。一字増えただけでも意味が変わってしまう。

　たとえば、『後漢書』鄭玄伝の「子を戒める書」に、「吾家旧貧、不為父母昆弟所容」（吾が家旧より貧しく、父母昆弟の容るる所と為らず）とある。鄭玄の道徳・学問は、当時の賢者が高く評価するほどであるから、父母・昆弟（兄弟）に受け入れられないはずがない。これには一考の余地がある。清の阮元が鄭玄の祠墓（みたまやとはか）を修理したとき、金の承安5年（1200）に重刻された唐・万歳通天年間（696～697）の史承節の碑文が出てきた。阮元はこの碑文で鄭玄伝を校正し、碑文には「不」字がなく「為父母昆弟所容」に作ることを発見した。その後、彼の門下生も元刊本の『後漢書』にも「不」字がないということを見つけた。これで真相が明らかになったわけで、最終的には「不」が衍文だという結論が出た。

　『素問』湯液醪醴論篇に「精神不進、志意不治、故病不可愈」（精神進まず、志意治まらず。故に病愈ゆべからず）とあり、新校正は「全元起本云、精神進、志意定、故病可愈」（全元起本に云う、精神進み、志意定まり、故に病愈ゆべし）という。王冰本の３つの「不」字は衍文であり、全元起本に従うべきである。下に「精気弛壊、栄泣衛除、故神去之而病不愈也」（精気 弛壊し、栄 泣り、衛 除かる。故に神 之を去りて病 愈えざるなり）という文章があることからも明白である。もし、王冰本が正しく、前の文章で治らないといい、後の文章でも治らないというのでは意味が重複している。

　『素問』八正神明論篇に「四時者、所以分春秋冬夏之気所在、以時調之也」（四時なる者は、春秋冬夏の気の所在を分け、時を以て之を調うる所以なり）とあるが、「調」の下の「之也」２字は衍文であり、下の文章と続けて次のようにすべきである。「四時者、所以分春秋冬夏之気所在、以時調八正之虚邪、而避之勿犯也」（四時なる者は、春秋冬夏の気の所在を分かつ所以なり。時を以て八正の虚邪を調えて之を避け犯さるること勿かれ）。「之也」２字が誤入していることにより、句読に誤り生じ、文意が隔絶してしまったのである。

　このほか、『素問』離合真邪論篇の「不可挂以髪者」（挂くるに髪を以てすべからずとは）や、『素問』逆調論篇の「一水不能勝両火、腎者水也」（一水 両火に勝つ能わざるは、腎なる者は水なり）の「一水不能勝両火」なども衍文である。

［6］誤文[23]

筆工・刻工が文中の語句を理解できずに誤ったものを誤文という。

たとえば、『素問』太陰陽明論篇に「身熱不時臥、上為喘呼」（身熱し、時に臥せず、上に喘呼を為す）とあるが、「時」はおそらく「得」の誤りであろう。『素問』熱論篇の「故に身熱し、目疼みて鼻乾き、臥することを得ず」、刺熱論篇の「熱争えば則ち狂言し及び驚し、脇満ち痛み、手足躁にして安臥を得ず」、逆調論篇の「臥することを得ず、行く能わずして喘する者有り、臥することを得ず、臥して喘する者あり」と「不得臥」という句がみえるからである。発熱し、さらに喘呼すれば、寝ていられないだろう。「不時臥」を時に横臥することができないと解釈する人もいるが、臨床的にも適合しないので正しくない。

『素問』五常政大論篇に「其病揺動注恐」（其の病は揺動注恐なり）とあるが、この「注」は字形の似た「狂」の誤りであろう。そうでなければ意味が通じない。さらに同篇に「火行于稿」（火 稿に行る）とあるが、「于」には意味がない。おそらくは「干」の誤りで、「旱」あるいは「乾」と読み、『礼記』月令の注に「大火を旱と為す」とあるから、すなわち「火行りて旱稿す」という意味だろう。

［7］誤改

もともと正しい字句を主観憶測により改竄することを誤改という。

たとえば、『素問』陰陽応象大論篇に次のようにある。

天地者万物之上下也、	天地なる者は万物の上下なり。
陰陽者血気之男女也、	陰陽なる者は血気の男女なり。
左右者陰陽之道路也、	左右なる者は陰陽の道路なり。
水火者陰陽之徴兆也、	水火なる者は陰陽の徴兆なり。
陰陽者万物之能始也、	陰陽なる者は万物の能始なり。

この文章に対し胡澍は次のようにいう（『内経素問校義』）。

陰陽之徴兆也。ある本は「陰陽之兆徴也」に作る。上３句の「下」「女」「路」、下２句の「徴」「始」は押韻し、「徴」は五音の徴に読む。現行本が「徴兆」に作るのは、後人が見なれた「徴兆」という言葉にとらわれて憶測により改めたためで、失韻してしまうことを知らなかったのである。古書で文字の順序を入れ替えると押韻するようになるものの多くは、後人が改変したために韻を踏まなくなってしまった文章である。

---

[23] 本書では原因により（3）譌文と（6）誤文と分けているが、一般には結果としての「文字の誤り」が問題にされるので、区別されて用いられることは少ない。

『素問』五蔵生成篇に「凝於脈者爲泣」（脈に凝る者を泣と為す）とあり、これに対して王冰は「泣は、血行 利せざるを謂う」と言う。字書を調べても「泣」にそのような意味はない。おそらくは「泣」は「洰」の誤りであろう。『玉篇』水部に「洰、胡故の切、閉塞なり」とある。「洰」の旁の「互」が誤って「立」となり、「泣」に誤ったのであろう。『素問』湯液醪醴論篇の「栄泣り、衛除かる」や『素問』八正神明論篇の「人血 凝泣す」も、ともに「洰」に作るべきである。

　古書の錯誤の例は、上にあげた例のほかに、さらに誤って削ったもの、さらに避諱により誤る例などがあるが、ここでは一々あげない。

2．古書を校勘するための根拠

　古書の錯誤は多い。では、私たちは当然のこととして文字を大いに改めてかまわないのだろうか。答えは否、絶対否である。魯迅は、妄りに文字を改めたり本を改竄することを、洪水・大火・戦禍・虫害以外の新たな大厄とみなし、断固として反対した。古書の校勘は非常に厳正な学問であって、必ず十分な根拠の上に立つべきである。その根拠には次のものがある。

［1］その本の内在関係により校勘する

　古書を校勘するときに、証（根拠）をその本の外に求めるのを外証といい、また傍証ともいう。証をその本の内に求めるのを内証といい、また本証ともいう。外証は、その本以外の一切の記載をもってその本の誤謬を正すことを指す。本証は、その本の文字・訓詁・語法・前後の文脈、さらには全体の意味から糸をたぐり、その本の誤字・脱文を校正していく方法である。そのためには、その本をさまざまな角度から詳細に分析し、その内容を完全に把握することが必要である。そうして法則性のある条理を抽出し、校勘を行うのである。

［2］多くの書物の異文により校勘する

　校書は、必ず広くテキストを集め、互いに比較し、正しいものを求める必要がある。同じ本の各種の版本を参考にしたり、別の書の引用文および類書や古い注釈を用いることで、現行本の誤りや脱落を見つけだすこともできる[24]。なぜかというと、その編纂者が見た写本や版本は古く、旧貌（元の姿）に近いので、その引用文を校勘に用いることができるからである。

---

24)『素問』を例にすれば、「別の書」とは晋の皇甫謐の『甲乙経』に引かれる『素問』、「類書」とは宋の『太平御覧』に引かれる『素問』、「古い注釈」とは唐の張守節『史記正義』に引かれる『素問』を指す。これらは古い時代の『素問』を引用しているので、重んじられている。

［3］訓詁・仮借の理論により校勘する

　古書にはよく仮借字が使われる。そのため生じる誤りは少なくない。校勘をするときはそれらの状況を考慮しなければいけない。
　たとえば、『素問』五蔵生成篇の「徇蒙招尤す」の「徇」は「眴」の仮借字であり、「蒙」は「矇」の仮借字である。『説文』目部に「旬、目揺くなり。眴、旬或いは目旬に従う」、「矇、童蒙なり、一に曰く不明なりと」とあり、「眴」と「矇」はいずれも目の疾病を表している。もし仮借がわからず、本義にこだわるならば、誤解を生じることになろう。

［4］文字学の知識により校勘する

　字形が似るためにしばしば誤りが発生する。たとえば、『素問』四気調神大論篇の「唯だ聖人のみ、之に従う。故に身に奇病無し」の「奇病」を、王冰は「他疾」と解釈しているが、正しくない。「奇」は「苛」とすべきで、字形が似ているために誤ったのであろう。「苛」もまた病の意味である。古人は複音節語を常用する。たとえば、同篇の「之に逆すれば則ち災害生じ、之に従えば則ち苛疾起らず」や至真要大論篇の「夫れ陰陽の気、清静なれば則ち生化治まり、動ずれば則ち苛疾起る」などの「苛疾」は「苛病」と同じ意味である。よって「奇病」は「苛病」として解釈すべきである。この文章は「聖人は天地四時の道に順うので身体に疾病がない」と解釈しなければならない。このような誤りを校正するには文字学の知識が必要である。
　このほかに、校勘するには避諱の知識も必要である。古書には避諱を原因として生じた誤りも少なくないからである。

3．校勘の具体的方法

　校勘の根拠について述べたので、次に校勘の具体的方法を説明する。古書の錯誤はさまざまであるが、だいたいにおいて3種の状況にほかならない。1つは学者本人の学力の限界から生じるあやまち、2つは作者の偶然によるあやまち、3つは筆工・刻工によるあやまちである。これらを校勘する難度はそれぞれ異なり、学力によるあやまちを校勘するのが最も難しく、偶然性のあやまちはやや難しく、筆工・刻工によるものは比較的簡単である。
　校勘の方法は「死校」「活校」の2種類である。清末の蔵書家、葉徳輝は「死校は甲本で乙本を較べ、1行何字あるか、つき合わせ符号を付け、一点一画照らし合わせ記録し、誤字があろうとも改めず、必ず原文を残す」「活校は、多くの書の引用から誤字を改め闕文（欠文）を補うのである。また、他刻を列挙し、よしとするものを選び、版式を1つにすることである」（『蔵書十約』校勘）といっている。
　死校は簡単であるが、活校は難しい。初学者の校勘はまず死校から始めるべきである。

校勘の作業の煩わしさを厭わず、細かく記録しながら、基本となる書籍を読み進めることが最もよいことである。1つの本を読むにはまず、善本を探し、それを校勘の基礎とする。読みながら校勘し、その異同を詳しく記すことである。

注記の方式として、近代の張　舜　徽（ちょうしゅんき）は次のように教えている（『中国古代史籍校読法』）。

① 文字に異同がある場合。具体的な版本名を書く場合もある：「A、一本作B」（A、一本Bに作る）
② 1字の脱字：「A本、B下有C字」（A本、B下にC字有り）
③ 2字以上の脱字：「A本、B下有CD幾字」（A本、B下にCD幾（いく）字有り）
④ 明らかな誤字：「A、当作B」（A、当にBに作るべし）
⑤ 誤りと確定できないもの：「A、疑当作B」（A、疑（うたご）うらくは当にBに作るべし）
⑥ 1字の衍文：「A本無B字」（A本、B字無し）
⑦ 2字以上の衍文：「A本、B字下無CD幾字」（A本、B字下にCD幾字無し）
⑧ 倒文する（文字の順番を入れ替える）と意味が通じる場合：「A本、BC二字互乙（ごいつ）」（A本、BC二字互乙）
⑨ 倒文しても意味が通じない場合：「A本、作BC」（A本、BCに作る）
⑩ 文句が前後倒置する場合：「A本、B句在C句下」（A本、B句はC句の下に在り）

以上は初級の校勘法であり、単に文字を知り、細心の注意をもってすればやり遂げることができる。高度な校勘法はそうはいかない。近代の陳垣は『元典章校補釈例』（後に『校勘学釈例』と改題）で次のように説明する。

① 対校法：同じ書の祖本あるいは別本と対読し、異なるところがあればその傍らに注記する。これは初級の校勘である。
② 本校法：その書の前後で互証し、その異同を摘出し、その中の誤りを知る。
③ 他校法：他書をもって本書を校勘する方法。その書が前人のものを採用していれば前人のものと比較できるし、後人に引用されていれば後人の書と比較できる。同一問題を扱った史料が、同時代に著された他の書物に掲載されている場合は、その書物を比較対象とすることができる。
④ 理校法：段玉裁は「校勘の難しさは、他の版本と比較対照して文字を改め、誤字や脱字をなくすことにあるのではない。文章が理に適っているか否かの判断が難しいのである」（『与諸同志論校書之難』）というが、これが理校法である。依拠すべき古本がなく、いくつかの本が互いに異なり、従うべき本がない時はこの方法を用いなければならない。この方法は知識や経験が豊かな人によってなされるべきで、そうでなければ鹵莽滅裂（ろもうめつれつ）（粗略ででたらめ）になり、正しいものを誤りとし、甚だしい混乱を招くことになる。理校は最もすぐれた方法であるが、また最も危険な方法でもある。

以上、校勘の情況の大略を説明した。校勘の問題は広汎で短時間で説明し尽くすことはできない。これらは、細かな観察、絶え間ない経験の積み重ねがあれば獲得できるだろう。私たちは、先人の経験を必ず継承しなければいけないが、ただそれにむやみに追随するばかりでは進歩はありえない。向上する努力をしなければいけない。また、考証のための考証に陥ってはならない。こうであってこそ、中国医学の遺産の発掘・整理と結びつき成果を上げることができるであろう。

付章

漢字

漢字の起源と発展、および造字法（漢字を造る方法）と用字法（漢字の応用方法）を理解すれば、知識が豊かになるだけでなく、字形や字義についての知識も深めることができ、中国医学古典を読む能力を高めることができる。

第1節──漢字の起源

　殷墟（いんきょ）から発見された甲骨文字から考えると、漢字は3千年以上前にはすでに体系化されていた。したがって、漢字の発生は殷代以前に遡ることができる。漢字の起源に関しては中国古代には種々の伝説がある。

1　「八卦（はっか）」を漢字の起源とする伝説──『周易』繋辞下（しゅうえき）

　昔、包犠（ほうぎ）（伏羲（ふっき））が天下に王として君臨していたとき、上を向いては天の日月などに象徴を観察し、下を向いては地の形勢などに法則性を見出し、鳥獣の羽毛の文様と土地の良しとする物を観察し、近いところで身体を、遠いところでは自然現象などをもととして、初めて八卦を作り、天地の神の徳と通い合い、万物の情景を類別した。

2　「結縄（けつじょう）」を漢字の起源とする伝説──『周易』繋辞下

　上古の時代は、縄を結んで示した約束事で治まっていた。後世になるとそれでは治まらなくなり、そこで聖人が書契（しょけい）（文字）をもって代え、こうして役人は仕事ができるようになり、万民は聡明になった。
　後漢以後は、朱宗莱（しゅそうらい）が『文字学形義篇』で「文字の始まりは結縄である」と主張するように、「結縄」を文字の前身と誤って認識している人が少なくない。

3　多くの伝説の中で影響が大きい倉頡造字説（そうけつ）──『説文解字』の許慎（きょしん）の自叙（略して許叙（きょじょ）という）

　黄帝の史である倉頡は、鳥の足跡や獣の蹄（ひづめ）の跡を見て、事物を区別できることを知り、初めて書契を造った。
　清の段玉裁はこれに注して「史とは事実を記す者のことである。倉頡は事実の記録官で

ある。彼が事実を記す方法を創造した。こうして文字が誕生した」という。当然のことながら、倉頡造字説は倉頡がひとりで文字を作ったいうことではない。晋の衛恒の『四体書勢』は「昔、黄帝は万物を創造した。沮誦と倉頡という者がいた。彼らが初めて書契を創作し、結縄に代えた」と、黄帝の時代の史官は沮誦と倉頡の2人だったことをいう。段玉裁は「多くの書物が倉頡の名のみをあげて、沮誦に言及することが少ないのは、文章を簡略にしたためである」という。

黄帝以後、堯・舜・禹・湯¹⁾の時代にも史官がおり、やはり事実を記録する必要があった。こうして無数の倉頡と沮誦たちによって文字は改革され、数を増やし、殷代の盤庚²⁾の時代には、かなり成熟した書契の符号として発展した。伝説は史実と一致するわけではないので、倉頡が歴史上の一人物であるとは肯定し難いが、群衆が創造した文字を収集・整理し、そして改良した専門家がいたことは間違いあるまい。

文字とは仮に定めた符号である。絵文字が普及し、一般化し、そして文字となった。「鹿」を表す甲骨文字には5種類、「犬」には4種類の書き方があったように、文字が定型化する以前は、すべての人が文字を創造した倉頡だといえる。古い要素である絵画の性質が衰え、新しい要素である符号の性質が増加していく。このような過程を経て文字は創造された。文字が創られた年代を確定するすべはないが、甲骨文字の大多数が発音を表さない文字（形声文字以外）で、発音を表す文字（形声文字）は全体の2割にすぎないから、甲骨文字は文字の最初の出現からそれほど隔たっていないものと思われる。近年、新石器時代の遺跡から出土した器皿（食物を盛る器）には文字が刻まれているから、漢字はおおよそ6千年以上の歴史を有していると推定される[3]。

第2節——漢字の発展

現在使っている漢字は、原始的な絵文字から数千年の変化と発展を経て成立したもので

---

1) 堯・舜は古代中国の伝説上の聖天子。禹は夏の国を建てたといわれる帝王。湯は商の初代の帝王、紀元前18世紀ころ夏を滅ぼす。
2) 殷の中興の王。紀元前1300年ころ、国号を商から殷に改める。
3) 1954年から57年にかけて、西安郊外の半坡遺跡が発掘され、彩陶の破片に文字のようなものが刻みこまれていた。遺跡の推定年代は、前4800年から前4300年である。1959年には、山東省泰安県の大汶口遺跡が発掘され、やはり文字のようなものが刻まれた陶器が発見された。大汶口文化は前4300年から前2500年にかけて発展した。

ある。甲骨文字と殷・周の彝器（宗廟に供えておく青銅器）銘文に残されている多くの象形文字には、絵画の痕跡を見いだすことができる。絵文字は実物そのままに描いたものなので繁雑で書きにくかった。よって、事物の特徴的な部分を残し、不必要な部分を取り除いて簡略化した。換言すれば、絵画としての性質を弱め、符号としての作用を強めたのである。こうして ✡（萬）、🐟（魚）、Ψ（牛）のような象形文字が創造された。

漢字の発展について、造字方法の改良と字形の変遷の2つの側面から説明する。

1．造字方法の改良

象形文字は実物の形を象どったものである。しかし、人々は象形の方法だけでは文字が足りないことに気づいた。たとえば、抽象概念を表す言葉は象形文字では表せないし、語法上では意味があるが語彙としての意味を持たない虚詞も字形として表すことはできない。こうして人々は他の造字法を考えざるをえなくなった。

［1］指事の方法による造字

上・下という概念は象形で表すすべがなく、⊥・⊤の符号で示すことにした。—（横線）は境界を表し、・（点）は方位を表す。点が上にあれば「上」であり、下にあれば「下」である。

［2］会意の方法による造字

武力の「武」も象形では表せないので、甲骨文字では ✦・✦と書かれる。「武」は、「戈」に従い「止」に従う。「止」は「趾」の古字であり、足趾（あし）の形を象どる。つまり、「武」は武人が手に戈を持って行軍するさまを象徴している。しかし、歴代「戈を止むるを武と為す」と解釈するのは、春秋時代の反戦思想が反映された牽強附会（こじつけ）であり、殷商時代に反戦思想があって「武」という文字が造られたとは考えられない。

［3］仮借の方法により文字の使用範囲を拡大する

たとえば、虚詞の「其」（それ・その）は、象形や指事や会意の方法ではその文字を造ることはできない。どうしたかというと、同音である「其」（本来の意味は農具の箕）を借用したのである。「其」の卜辞は ⋈ に作り、畚箕（もっこ・み）の形を象どる。西周金文はこれに音符の「丌」を加えて「其」を造った。

多くの実詞も象形や指事や会意の方法では表せない。たとえば、往来の「来（來）」はどのように造字すればよいのだろうか。卜辞では同音のライ麦の「来」を借用している。「来」は小篆では㝬と書かれ、ライ麦の形を象どる。

長い間借用していると、あるものは分別字が造られる。たとえば「其」は竹が加えられ「箕」となった。また、あるものは本義が棄てられて用いられなくなる。たとえば「来」は、古くは「麳」という分別字があったが、後には使用されなくなった。

［４］「半分は形を表し半分は声を表す」（形声）方法による造字

象形文字は一種の符号にすぎず、事物の細かな差異を描きだすことは不可能である。たとえば、犬と狼、馬と驢は、共通性は描けても個別の特性は描きだせない。つまり、象形の造字方法では文字が似てしまい、違いを作り出せない。この矛盾を解決するために、基本字に発音を表す符号を加える新たな造字方法が考え出された。たとえば、甲骨文字では、犬は㚻と書かれたが、狼は㹏（犬に従い、良の声）と書いて区別している。社会の発展により新語が絶えず生まれ、象形・指事・会意・仮借だけでは造字の需要に応えられなくなった。こうして形声文字の造字法が増えたのである。「馬」に、発音を表す符号の「盧」を加えて「驢」を造り出しただけでなく、「駒」「驥」「驂」「駕」「駆」「騎」など多くの「馬」と関連のある形声文字を造り出した。

総括していえば、漢字は形声文字が生まれたことによって、表形（形を表すこと）・表意（意味を表すこと）の制限を突き破り、表音文字（発音を表す文字）へと発展し、新しい書写符号が大量に創造され、言語を記録する需要を満足させることができた。南宋の鄭樵の『通志』六書略 は「象形文字で表せないものは指事文字で表す。指事文字で表せないものは会意文字で表す。会意文字で表せないものは、形声文字で表す。形声文字で表せないものはない」という。この鄭樵の言は形声文字の造字法を評価しすぎているが、形声文字の造字法が以前の造字法より進歩したことは誰にも否定できない事実である。甲骨文字から現在の簡化字に至るまで、３千年から４千年の間に、形声文字の割合は２割から９割以上に増えた。これも形声文字に強い造字能力があることの最も有力な証明である。

形声文字も、数千年の間に、字形が変化して大部分の表意の符号がその属性を示さなくなり、発音が変化して多くの発音を表す符号が正確な発音を表さなくなってしまった。

２．字形の変遷

字形の変遷は、以下の６段階を経ている。
［１］甲骨文字（殷）
［２］金文（西周）
［３］篆書（春秋・戦国・秦）

［4］隷書（秦・漢）
［5］楷書・草書・行書（漢・魏・晋）
［6］簡化字（現代）

［1］甲骨文字

　甲骨文字とは、亀甲や獣骨に刻まれた文字である。殷代の都市遺跡の中から発見されたので殷墟文字とも呼ばれる。また契文ともいう。出土した甲骨片は10余万片に達する。亀甲獣骨を使って吉凶を占い、それに刻みつけられた占卜（うらない）の辞と、それに関連する事柄を記した文字なので卜辞とも呼ばれる。甲骨文字は盤庚が殷に遷都してから、紂王が国を亡ぼすに至るまでの時期に通行した字体である。独体から合体に向かい、多くの形声文字を生み出していて、かなり進歩した文字といえるが、多くの文字では書き方や構成にまだ定型がなかった。甲骨文字は現在目にすることができる最古の文字体系である。次のような特徴がある。
① 表音ではない象形文字・指事文字・会意文字が絶対多数を占めている。表音の形声文字は2割未満である。
② 大量の仮借字が使用されている。借用されているのは、表音ではない文字と表音の文字である。
③ 字形が定まっていない。1つの文字には多くの書き方があり、画数もまちまちで、その向き（右・左・横・逆様）も自由で制限がない。
④ 文字の線は細長く、角張っているものがほとんどで、太い線はまれである。

［2］金文

　金文とは、西周時代の青銅器に鋳込まれた文字を指す。出土した青銅器の中では鐘（つりがね）と鼎（かなえ）が多数を占めるので、鐘鼎文とも呼ばれる。のちに鐘鼎文ではすべての青銅器を意味しないと考えられ、古くは銅のことを金といったので金文に改称された。つまり銅器文字という意味である。西周時代に通行した字体で書かれている。次のような特徴がある。
① 金文と甲骨文字は、同一体系に属する文字であり、金文は甲骨文字を継承発展させたものである。
② 大部分の銘文は鋳込まれたもので、細かく加工が施されているので、文字の線はゆったりとして太く、丸味をおびている。刀で直接器物の上に文字を刻み込んだものも少しあるが、それは細い線で書かれている。
③ 甲骨文字と同様に、字形はまだ定型化されておらず、1つの文字に各種各様の異体が存在するが、筆画は簡単になってきている。
④ 形声文字が大量に産生され、造字方法として優勢となりつつある。

[３] 篆書

　篆書は、春秋戦国から秦にかけて通行した字体である。その特徴は、一筆ごとに長く引き延ばされて書かれるのが特徴で（原注：『説文』に「篆は、引きて書くなり」とある）、ゆえに篆書とよばれる。篆書は、大篆と小篆に分けられ、大篆には籀文と石鼓文が含まれる。
　籀文とは『史籀篇』（周の太史の史籀が作ったとされる文字学書）の文字を指し、春秋から戦国初期に使用された大篆の一種である。『説文』に引用されている籀文は複雑な字形をしている。
　石鼓文は中国に現存する最古の石刻文字である。太鼓形の石10個に、それぞれ四言詩（１句が４字からなる古体詩）が１首刻まれている。秦の国王が狩猟した様子が詠じられているので猟碣とも呼ばれている。これは紀元前８世紀に秦で使用された文字であり、『史籀篇』よりやや時代が下る。小篆は、この文字から発展してきたものである。
　小篆は秦篆とも呼ばれる。秦の始皇帝は六国を統一したのち、統治を強めるために文字を統一する政策を実行した。当時の秦で通行していた小篆に統一して、これと異なる六国の文字を廃止した。文字はこの大改革を経て、異体字が大幅に減少し、筆画は簡略化し、字形も固定化していった。文字の定型化はこの時に始まり、なおかつこの時に完成したといえる。秦が作りあげた小篆が通行するようになって、それ以前の籀文を大篆と呼ぶようになった。小篆は秦の石刻文字に代表される。小篆が甲骨文字・金文に比べてすぐれた点は、均斉がとれ、簡単で、書きやすい点である。小篆は大篆の筆画を減らしてできたものである。『説文』の許慎の叙は「秦の始皇帝が天下を併合すると、丞相の李斯は奏上して文字を統一し、秦の文字と合致しない文字を廃止した。李斯は『倉頡篇』を作り、中車府令の趙高は『爰歴篇』を作り、太史令の胡母敬は『博学篇』を作った。それらはみな『史籀篇』の大篆から取ったもので、あるものはかなり省改されている。いわゆる小篆というのがそれである」という。「省改」とは、筆画・字形の簡略化である。小篆と籀文を比較してみれば、この簡略化の形跡ははっきりと見てとれる。

[４] 隷書

　隷書は秦代に作られ、その初めは徒隷（奴隷もしくは囚人）の間で使用されたので、隷書と名付けられた。漢代に通行した字体なので、漢隷とも呼ばれる。最も古い隷書は小篆と非常に近いが、実際上は小篆を崩した書法にすぎない。今に伝えられる秦の始皇帝と二世胡亥の権量（ハカリのおもりとマス）銘文は、すべてこの早い時期の隷書に属する。そのため秦隷ともいう。漢代に至り、書きやすくするためにやや改良が加えられ、さらに簡単で容易な字体が生み出された。これが漢隷である。早期の漢隷は古隷とも呼ばれる。古隷にはすでに波磔（横画ないしは右払いを太く波打つようにする運筆）の勢いがあるが、篆書の趣が多少残っている。晩期の漢隷は、字形がかなり整い、すべての文字にハネが用いられ、みな角がある。これが古隷との明らかな相違点である。隷書は、篆書の丸い線を鉤形の線に

改め、字形も長方形から偏平に変えた。隷書により文字は完全に象形の趣を失い、さらに符号化をすすめた。隷書が作られたことは、現在の漢字の始まりを示しており、字形の変遷は新たな段階に入ったといえる。

[5] 楷書・草書・行書

楷書・草書・行書は、漢・魏・晋の時代に形成され、並行して通行した字体である。

楷書は、ほぼ前漢の宣帝年間（前73〜前49）には萌芽し、後漢末年には成熟期に向かった。楷書は、字体が方正で、筆画は平直で、書きやすく、わかりやすい。かなり早い時期の楷書には隷書の筆法が残っているが、晩期の楷書には完全に波磔の勢いはない。これ以降、楷書が、使用される文字の主要な形体となった。

草書は、章草と今草と狂草に分けられる。章草は隷書から直接変化したものである。唐の張懐瓘の『書断』は章草について王愔の語を引用して「隷書体を離れて、これを粗略に書いた。字形のあらましは残すものの、隷書の決まり事を減らし、自由奔放で、手早く書けるようになった」という。その特徴は隷書の波磔の勢いが残り、明らかな隷意（隷書の趣）を帯びている。

今草は章草から変化したもので、完全に隷意を失い、それぞれの文字は続け書きされ、上の字と下の字がつなげられる。『書断』はその特徴を概括して「一筆でつづられる。文字が途切れる場合もあるが、その血脈は途切れない」という。

狂草は、唐の張旭らが創りだした新しい字体である。それは思いのままに形をはね、筆画はさまざまに変わり、文字と文字は連なり、読み取るのが困難である。このため実用性を失い、ただ芸術品として鑑賞に供されるのみである。

行書は、草書の筆法で楷書を書いたものである。それは楷書の形を保ちながら、今草の影響を受け、早く書けるという草書の長所を持ち、読みにくいという草書の欠点は持たない。晋・劉宋時代から、行書は通用の手書き字体となった。

[6] 簡化字

簡化字は簡体字とも呼ばれ、漢字の筆画を簡略化（簡化）した字体である。簡化字はけっして今日独自のものではない。漢字は、甲骨文字から金文・小篆・隷書・楷書・行書・草書と発展してきたが、これは絶えざる簡略化の過程なのである。中国文字改革委員会は、過去の簡化字を集めて整理し、同時に繁体字の簡略化をすすめ、文字簡化方案を3つの簡化字表とともに公布し、さらに「簡化字総表」を制定した[4]。この方案の適用範囲は、偏

---

4) 1954年に中国文字改革委員会は「漢字簡化方案（草案）」を公布した。文字簡化表、排除する異体字表、偏旁の簡化表の3草案からなる。最終的には、1964年に「簡化字総表」を制定し、出版した。「簡化字総表（1986年新版）」と「第一批異体字整理表」は『現代中国漢字学講義』に付録されているので参照されたい。

旁が簡略化されたために、実際は数万字に及んでいる。

　３千年から４千年の漢字の変遷で、次の２点が私たちの注意を引く。

　第１に、字形と字義の結合から乖離へ、さらに表音の方向へ発展したことである。篆書以前は、字形と字義は結びついていた。たとえば「龜」は、甲骨文字・金文や小篆はすべて亀の姿を描いている。隷書以後、字形と字義は離れ、とくに現行の簡化字「龟」からその意味を想像するのは難しく、まったく別の符号となっている。形声文字の出現以来、漢字はしだいに表音文字の方向へ発展していった。

　第２に、漢字は繁雑化と簡略化が交錯する複雑な変遷をへているが、簡略化はいかなる時代でも主流である。

　１個の純粋な表意文字には表音の符号はないが、のちに音符が加えられて形声文字が造られた。これが繁雑化である。簡略化には２つの側面がある。１つは文字の筆画の簡略化である。複雑な字形を簡略なものにしている。たとえば簡化字の「龟」は、画数を18画から７画に減らし、識別しやすいし書きやすい。もう１つは文字の数の簡素化である。異体字を淘汰し、１字多形を統一することである。「脉・衇・脈・䘑」の４字は、中国文字改革委員会が1956年２月１日に公布し実施した「第１批異体字整理表」では「脉」だけを正字体とし、その他の３つを異体字として使用を停止した。総じて、繁雑化から簡略化への移行は、字形の変化の必然的な結果である。

第３節——漢字の構造

　『春秋左氏伝』に「止戈為武」（止と戈を武と為す）、「皿蟲為蠱」（皿と蟲を蠱と為す）とあるように、漢字の構造の分析は春秋時代まで遡ることができる。しかし、漢字の構造を分析する理論体系である六書説が形成されたのは、漢代になってからである。『漢書』芸文志の引く劉歆の『七略』に「昔は八歳で小学に入った。そのため周代の官職である保氏は、公卿・大夫の子弟の養成を管掌し、彼らに六書を教えた。六書とは、象形・象事・象意・象声・転注・仮借をいう。造字法の根本である」とある。『説文』の許叙は「周の礼に、八歳にして小学に入る。保子は国子に教うるに先ず六書を以てす」といい、そのうえで六書を定義し例字をあげて次のように説明している。

① 一に曰く指事、指事なる者は、視て識る可く、察して意を見る、上・下是れなり。
② 二に曰く象形、象形なる者は、画きて其の物を成し、体に随いて詰詘す、日・月是れ

なり。
③ 三に曰く形声、形声なる者は、事を以て名と為し、譬(たとえ)を取りて相い成る、江・河是れなり。
④ 四に曰く会意、会意なる者は、類を比して誼(ぎ)を合わせ、以て指撝(しき)を見る、武・信是れなり。
⑤ 五に曰く転注、転注なる者は、類一首を建て、同意相い受く、考・老是れなり。
⑥ 六に曰く仮借、仮借なる者は、本(もと)其の字無く、声に依りて事を託す、令・長是れなり。

　許慎は六書の理論で９千以上の漢字の構造を分析し、中国歴史上初めて漢字を分析・研究する専門書『説文解字』を著した。
　六書の中の象形・指事・会意・形声は４種類の造字法であり、転注・仮借は２種類の用字法である。

1．象形

　文字は絵から変化してきたものであり、形があって描くことができる具体的な物は、その形状の特徴を描き、音声と結び合わせた。これが象形文字である。許慎のいう「画きて其の物を成し、体に随いて詰詘す」とは、この意味である。

⊙（日）――丸くて欠けていないのが日（太陽）の特徴なので、字形は円形である。
☽（月）――欠けるのが月の特徴なので、字形は半円である。
鳥（鳥）――尾の長い鳥を象(かた)どっている。
隹（隹）――尾の短い鳥を象どっている。

　象形文字は「画きて其の物を成し、体に随いて詰詘」するものであるから、実物の形を象どらねばならない。しかし、数千年の変遷を経て、もとは象形であっても、のちには象形とはいえなくなってしまったものもある。
　たとえば、𡥩は金文の「身」であり、腹部がふくれた懐妊の姿を象どっている。『詩経』大雅・大明に「大任、身(はら)める有り」とあるのは、まさに「身」を本義として使っている。小篆は𡥩と書き、象形の趣を残しているが、現在の楷書の「身」にはそのような形跡はない。また、上にあげた象形文字はすべて小篆であるが、象形の趣を少しは保ってはいるが、実物の形からはかなり離れている。
　総じていえば、象形文字は絵文字に近いが、絵文字とは本質的な違いがある。第１に、象形文字はかなり固定的なものであり、あるいは固定化へ向かっている。しかし絵文字は固定的な形式をもたない。第２に、象形文字は言語を記録するための符号であるので、有形有音である（字形と言葉が結合している）が、絵文字は無形無音である（形は不定であ

り、言葉と結びついてはいない)。

2．指事

　抽象的な事柄は図象では表せないので、単純な指事符号を採用するか、あるいは象形文字に指事符号を加えて表す。これが指事文字である。

[1]　単純符号の指事文字

　⊥　＝（上）——1本の縦線あるいは横線が横線の上方にあるのを表す。
　⊤　＝（下）——1本の縦線あるいは横線が横線の下方にあるのを表す。

[2]　象形文字に符号を加えた指事文字

　木̲（本）——「木」の下部に1本の横線を加え、樹木の根本(ねもと)であることを示す。
　末（末）——「木」の上部に1本の横線を加え、樹木の木末(こずえ)であることを示す。

　指事文字が表す概念は抽象的なものではあるが、象形から完全に離れたものではない。とりわけ[2]の類いは、象形文字に指示の符号を加えてできたのでなおさらである。許慎は「指事なる者は、視て識る可く、察して意を見る」という。その意味は、指事文字は完全には象形を離れたものではないので見て認識でき、もしこれが抽象的な概念であっても、子細に観察すればどのような意味であるか理解できる、ということである。
　象形文字と指事文字には共通の特徴がある。文字はいくつかの独立した部分に分割できないことである。ゆえにこれらを独体字という。社会が発展するにつれ、事物は増加し、概念は複雑化する。独体の象形文字と指事文字だけでは、表現の需要に応えられない。このため合体字が生み出された。合体字とは複数の独体字を組み合わせたものであり、それにより新たな意味を表す文字となる。合体字には、会意文字と形声文字がある。

3．会意

　会意文字は複数の意符で構成される。許慎は「会意なる者は、類を比して誼を合わせ、以て指撝を見る」という。「類を比す」とは、複数の字を比(なら)べ合わせることである。「誼(ぎ)を合わす」とは義（意味）を組み合わせることである。「指撝を見る」とは、その中から指し示される新しい意味を見いだすことである。

- 𠆢𠆢（从）──2人が前後して、つき従うのを表す。
- 寒（寒）──人が屋内に積み重ねた草の中にもぐり込み（寒）、外の地面は氷結している（冫）。つまり、天気が寒冷であることを表す。

　会意文字の出現は、文字が表形の段階から発展して、表意の段階に至ったことを示している。これは造字法の一大進歩である。会意文字は象形文字を基礎としてはいるが、社会が発展し、事物が次第に増え、字形だけでは「事を以て名と為す」（事物の意味を表す）ことができず、また象形文字や指事文字ではすべてを表せない情況の下で生み出されたものである。

　それでも、依然として文字が少なくて概念が多いという矛盾を解決しきれず、使用できる文字は相変わらず足りないと感じられた。「寒」の造られ方を見れば知恵は絞りきったといえ、さらに抽象的な概念に出くわしたならもう解決できないだろう。つまり会意文字の限界は明白であり、さらに進んだ造字法を探さねばならなかった。この問題を解決するために、漢民族は造字力の強い、表意と表音を兼ねた文字、すなわち形声文字を発明したのである。

4．形声

　形声文字は意符（あるいは形符という）と音符（あるいは声符という）の2つの部分から構成され、意符は字義を表し、音符は字音を表す。許慎は「形声なる者は、事を以て名と為し、譬(たとえ)を取りて相い成る、江・河是れなり」という。段玉裁はこれを次のように解釈する。

　　「事」とは、指事の事と象形の物を兼ねていう。物はまた事でもある。「名」とは、鄭玄(じょうげん)が「古くは名と曰い、今は字と曰う」といった名のことである。「譬」とは喩のことで、喩とは告げることである。「事を以て名と為す」とは形声文字の半分、つまり意味の部分を表示することである。「譬を取りて相い成る」とは形声文字の半分、つまり音声の部分を表示することである。江・河の字は、水が意味を表し、その音声が工・可と同じか近似していることを表し、工・可の音によりその名（文字）は完成する。

　文字の発展に従って、形声文字は大量に造られ、現行の漢字では9割以上を占めている。

- 江（江）──意符「氵」と音符「工」により構成される。意符（〜の縦形）は「江」が水の流れであることを表し、音符「工」は「江」の字音を表す。
- 肝（肝）──意符「月（肉）」と音符「干」により構成される。意符は「肝」が肉と関連することを表し、音符「干」は「肝」の字音を表す。

　形声文字と会意文字はともに合体字であるが、次のように区別される。形声文字は意符と音符により構成され、表音の構成要素がある。会意文字は複数の意符により構成され、

表音の構成要素がない。

さらに形声文字に関連する問題をいくつか論ずる。

1️⃣ 意符を同じくする文字では、字義は意符の表す意味と関連する。

筍・籃・竿・箭——字義はすべて竹と関連する。
疣・疤・瘥・瘦——字義はすべて病と関連する。

形声文字には意符の表す意味との関連がわからなくなってしまったものもある。たとえば、「笑」の意符は「竹」であるが、笑いと竹には関連が見いだせない。

2️⃣ 音符が同じ文字はそれらの字音は同じか近い。

桂・閨・硅・鮭
領・苓・鈴・齢

しかし、古今の語音の変化により、現在は形声文字の字音と音符が一致しないものも少なくない。たとえば、「畦」は「田に従い、圭の声」の形声文字であるが、今日では qí と読むが、音符「圭 guī」とはかなり差がある。

字体の変化により、楷書になってからは音符を区別できなくなっている形声文字もある。たとえば、「更」は小篆は䇦に作り「攴に従い、丙の声」である。「年」は小篆は秊に作り「禾に従い、千の声」である。これらの音符は楷書では認識できない。

3️⃣ 音符は一般に字音を表すだけで字義を表さない。それと語義には必然的な結びつきはない。

吐・肚・杜・釷——意味は「土」とは関係ない。
疘・肛・汞・攻——意味は「工」とは関係ない。

しかし、初文を基礎にして創られた後起形声文字の一部は、その音符は表音と表意を兼ねる。たとえば、「返」は「かえる」という意味であり、その中の「反」は表音と表意を兼ねる。「紋」は文様の意味であり、その中の「文」は表音と表意を兼ねる。

4️⃣ 音符は語音の変化に伴っては変化することはないが、音符を替えることがある。

證→証　登を正に代える
療→療　樂を寮に代える

『説文』には「證」はあるが「証」はない。「登」が音符として実際の語音を表すことができなくなったので、音符をとりかえて「証」という異体字を造ったのである。また疒部に「療は、治なり。疒に従い、樂の声」とあり、そして「或いは寮に従う」とある。「樂」

が実際の語音を表すことができなくなったので、「尞」という音符に替えられたのである。『説文』では「療」は「療」の重文[5]（じゅうぶん）として処理されている。

5．転注

　転注の意味は諸説紛々として結論が出ていない。許慎は「転注なる者は、類一首を建て、同意相い受く、考・老是れなり」というが、この定義ははなはだ簡略である。「類」と「首」とはいったい何を指すのか、「同意相い受く」はどのように理解すべきか。六書の中で論争の最も多いのがこの転注字である。唐代から現在に至るまで、転注を解釈する者は数十家を下らないが、つまるところ主形派、主義派、主声義派の3派に帰納される。

[1] 主形派

　この一派は、南唐の徐鍇（じょかい）と清の江声（こうせい）に代表される。彼らの考えでは、「類」とは部首、すなわち『説文』の540部を指す。「首」とはある1類の字が従う部首を指す。「類一首を建つ」とは、同じ部首を意符にあてることを指す。「同意相い受く」とは、意符を同じくする字は意味が同じであり、ゆえに「相い受く」ことができるということである。たとえば、江声は『六書説』で次のようにいう。

　　老字を立て部首とする。これがいわゆる「類一首を建つ」である。考は老と同じ意味である。故に考は老を受けて老の省略体に従う。考以外の耆・耋・壽・耈の類で、老と同じ意味のものはみな老の省略体に従って老部に属す。これは一字の意味により幾つかの文字を概括することであり、これが「同意相い受く」ということである。許慎が考だけをいうのは、その他のものを含めて一例をあげているにすぎない。これから推測すれば、『説文解字』が540部に分けているが、その分部がすなわち「類を建つ」ということである。一に始まり亥に終わる540部の部首がいわゆる「一首」である。その下に「凡そ某の属皆な某に従う」とあるが、これが「同意相い受く」ということである。

　この説明は明らかに矛盾している。なぜなら同じ意符を持つ文字は意味がみな同じとは限らないし、まったく反対のものもあり、意符が同じであっても、その意味が異なる文字は非常に多い。ゆえにこの一派の主張は、ただ「類一首を建つ」を解釈できただけで、「同意相い受く」を解釈できていない。さらに言うなら、もし同一部首の文字がすべて「転注」であるとすれば、『説文』の収める9,353字がすべて転注することになる。

---

[5] 『説文』では，各字の最初に記される字形を「正篆」といい，後に記される字形を「重文」という。古文・籀文・或体を指す。許慎からみれば，重文は異体字である。

［２］主義派

　この派は清の戴震(たいしん)と段玉裁に代表される。彼らは、互訓される文字がすべて転注字だと主張する。段玉裁は『説文』の許叙を次のように解説する。

　　「類一首を建つ」とは、意味を同じくする類を分けて立て、その首となる語を一つにすることをいう。『爾雅』釈詁の第一条にいう「始」がこれである。「同意相い受く」とは、いくつかの字の細かな違いは考慮せず、趣旨がほぼ同じで、意味が互いに関連し、一首に帰属させることができることをいう。「初・哉・首・基・肇・祖・元・胎・俶・落・権輿」はその意味において遠近の差はあるが、みな互いに注釈となり、同様に「始」ということができるようなものがこれである。単に「考」と「老」を言うのは、その意味するところが明らかで身近だからである。老部に「老は、考なり」「考は、老なり」という。考を以て老を注し、老を以て考を注する。これこそが「転注」なのである。

　この一派の主張は、「同意相い受く」の解釈としては使えるが、「類一首を建つ」についての解釈にかなり無理がある。

［３］主声義派

　この派は近代の章炳麟(しょうへいりん)に代表される。彼は主形派に強く反対して次のようにいう。

　　「類」とは声類のことであり、五百四十部のことではない。「首」とは声音のことであり、「凡そ某の属皆な某に従う」ということではない。
　　文字を用いて言葉の代わりとする際には、それぞれその声音を依拠とする。言葉はそれぞれ違っても、表された文字とその意味は同一である。その声音が双声や畳韻によって転化すると、新たに別の一字を作って表す。これがいわゆる「転注」である。

　章炳麟のいう転注字とは、同じ意味でかつ同音・近似音の文字を指し、字形を問わないことがわかる。この派の主張は、主形派と主義派と比較してすぐれているが、転注字と仮借字の区別をおろそかにしている。なぜなら、同じ意味でかつ同音・近似音というのは、これまた仮借字の特徴だからである。

　現代の梁東漢は諸説を調和し、形・音・義を合一する意見を提出した。これは理にかない、納得できる。その著書『漢字的結構及其流変』（上海教育出版社、1959）で次のようにいう。

　　いわゆる「類一首を建つ」とは、同一の部首で声音も近いことを指す。「同意相い受く」とは、意味が同じで互いに注釈することができることを指す。たとえば、「考」と「老」は１対の転注字である。「考」は「老」と解釈でき、「老」も「考」と解釈できる。詳しくいえば、言語としてまず「lǎo」という言葉があり、その後に耂という象形文字ができ、のちに語音に変化が起こり、音符「丂」を加え「考」に変わった。また、「頂」は『説文』頁部に「顚なり。頁に従う、丁の声」とあり、「顚」は「頂なり。頁に従う、真の声」とある。「頂」と「顚」はともに同一部の首「頁」に従い、声音

が近く、意味は同じであり、互注することができるので、1対の転注である。これから、象形の符号に音符を加えてできた転注と、形声文字の音符を換えてできた転注、この2種類があると結論できる。

さらに、転注字と仮借字の区別について次のようにいう。

転注字は、同じ部首、同音か近似音、同じ意味であることの3つの条件を必ず備えていなければならず、この中の1つでも欠けてはいけない。仮借字はこれと異なり、ただ同音か近似音であれれば仮借でき、仮借字と被仮借字とは部首が異なってもかまわず、意味の上での関連がまったくなくともよい。転注は新字を生み出すが、仮借はただすでにある字を借用して、純粋な表音符号として使用するのみであり、新字を生み出すことはない。

6．仮借

許慎は「仮借なる者は、本 其の字無く、声に依りて事を託す、令・長是れなり」という。「声に依りて事を託す」とは、新しい意味を表すときに、文字がないのですでにある文字を借用し、この文字本来の意味を表すのではなく、ただその字音が新しい意味の字音と同じであることを表すにすぎないということである。

- 八（八）——分別が原義である。のちに借りて数字として用いる。
- 亦（亦）——腋が原義である。のちに借りて副詞として用いる。
- 其（其）——箕（み）が原義である。のちに借りて代名詞として用いる。
- 烏（烏）——鳥の名（カラス）が原義である。のちに借りて感嘆詞として用いる。
- 北（北）——原義は、ふたりの人が互いに背をむけて行くことで、違背（そむく）の背の本字である。のちに借りて方位名詞として用いる。
- 來（来）——麦（象形）が原義である。のちに借りて動詞として用いる。
- 難（難）——鳥の名が原義である。のちに借りて形容詞として用いる。

上の例からわかるように、これらは純粋に同音の関係にあるので、わたしたちはこの種の仮借を声借、または意味に関連のない仮借、あるいは通借と称している。これは新字を生み出す造字方法ではない。

許慎があげた「令」「長」を分析すれば、「令」は「号を発するものなり」（原注：すなわち号令）の意味であり、「長」とは「久遠なり」（原注：長久と年長を含む）の意味である（原注：『説文』許叙の段注）。「県令と県長を表す固有の文字はもともとなかった。以前からあった号令と長久・年長を表す文字の意味を引き伸ばし転化させて、県令と県長の意味を表すようになった。これを仮借という」（原注：同上）。これから、「令」と「県令」、「長」と「県長」の間には、意味上の連係があることがわかる。この種の仮借を引申（引

伸とも書く）あるいは意味に関連のある仮借と呼ぶ。

　仮借とは、もともとその意味を表す文字がなかったために、ある音声を借りてきて表したい事柄を託して生じたものである。しかしのちに、ある事柄を表す文字がすでに存在しても、音声を借りてきて表す事柄を託すようになった。

　六書の理論は、造字法と用字法を総括し帰納してできたものである。これを理解すれば、字形と字音から本義と引伸義の関係、および偏旁を分析するのに役立つ。さらに六書を知っていれば、部首を正確に理解することができる。形声文字の意味は一般に所属の部首の意味と関連があるので、部首がわかれば文字を理解する上でしばしば有益である。

　欠(けん)――ひとが口を開けてあくびする形を象どる。「欠」に従う文字は呼気や吸気に関連がある。たとえば、「吹」「歎」「欸」「歌」など。
　歹(がつ)――死人の残骨を象どる。「歹」に従う文字は死に関連がある。たとえば「殁」「殮(れん)」「殯(ひん)」「殆(たい)」など。
　酉(ゆう)――酒樽の形を象どり、篆書では〔酉〕と書く。「酉」に従う文字は酒に関連がある。たとえば「醴(れい)」「酌」「酔」など。「醫」の本義は医者であるが（『説文』「病を治する工なり」）、古代は多く酒剤を用いて病を治療したので「酉」に従う。

第4節――通仮字

　通仮字(つうかじ)は通借字(つうしゃくじ)ともいう。本字に替えて同音か近似音の文字を用いることを通仮という。通仮字は古代漢語では普遍的であり、古いほど通仮字が多いともいえる。このため古書を読解するためには、通仮の知識が絶対に必要である。清の朱駿声(しゅしゅんせい)はその著『説文通訓定声(せつもんつうくんていせい)』の自叙で「仮借を知らなければ古書を読むことはできない。古代の音韻を理解していなければ仮借を識別することはできない」といい、王引之も『経義述聞(けいぎじゅつぶん)』巻32「経文仮借」で「経典などに見える古い文字では、発音が近いと通用する。……これを学ぶ者は通借字を本字に改めて読めば自然と道理が理解できる。通借字のまま文章を理解しようとすると、文字にとらわれて意味を誤解する」という。彼らの言は、仮借を知ることが古書を読むために重要であることをよく説明している。

　通仮は古くは仮借(かしゃ)と呼ばれた。『説文』許叙に「六に曰く仮借」とあり、段玉裁の注に「劉歆・班固・鄭衆　皆な仮借に作る」とある。しかし彼は「假（仮）は叚に作るべきで

ある。又部に、叚は借なりとあるからである」といい、自著の『説文解字注』ではすべて「叚借」と書いている。

1．仮借の意味と種類

　仮借とは何をいうのか。『説文』許叙の「仮借なる者は、本 其の字無く、声に依りて事を託す、令・長是れなり」に段玉裁は賛同して「叚借とは古代に初めて漢字が作られた時に、必要十分な数の漢字を作ることができなかったために、ある言葉を表すために同音の漢字を借用したものである」という。朱駿声は許慎の説に賛同せずに、『説文通訓定声』の「転注」で「仮借とは、本来その意味をもたず、音声に依拠して文字にその意味を託したもので、朋と来がその例である」といい、また「展転や引申が無く、別に本字・本訓としての固有の意味を保有しているものを仮借という」といっている。

　しかし、朱駿声の説はなお曖昧である。彼のいう本字は、仮借字に対していう本字と意味が異なるようである。彼がいう「本来その意味を持たず、音声に依拠して文字にその意味を託した」とは、やはり「本字の無い仮借」に属す。許慎の説と異なるのは、仮借義が産生したあとに、次第に本義が消えてなくなるということである。仮借とは何かについては、許慎、段玉裁、朱駿声などよりは、王引之の次の説明の方が全体をいいえている（原注：『経義述聞』巻32）。

　　許慎の『説文解字』は六書の仮借を論じて「本 其の字無く、声に依りて事を託す、令・長是れなり」という。思うに、もともと表す文字がなかったために、のちに他の字で代用したというのは、文字が初めて作られた時代のことである。経典などにみえる古い文字では、発音が近いと通用している。つまり、文字が無い場合のみに仮借するわけではないのである。古い書物では本字を用いないで、かえって同音の文字を用いることがある。

　これは「本字のある仮借」を指している。たとえば、膏肓の「肓」は本字であるが、『史記』扁鵲倉公列伝では「荒を揉り幕を爪む」と、本字を用いず同音の「荒」を借用している。もし読者が本字の「肓」に改めて解釈すれば自然と文脈が通り、借字の「荒」に従って解釈すれば文字にとらわれて文意を誤解してしまう。「幕を爪む」の「幕」は「膜」の仮借字であり、その理は「荒」と同じである。

　上述したことをまとめれば、通仮字はまず2種類に分けられ、その1つは本字のない仮借であり、もう1つは本字のある仮借である。

　本字のない仮借とは、本来その文字がなく、発音に依拠して他の文字を借用し、その文字に意味を託したものである。この類の仮借は、虚詞を作り出すときに多い。たとえば、「而」は『説文』而部に「頬の毛なり」とあり、のちに借りて接続詞として用いられた。「於」は『説文』烏部に「古文の烏を象どりて省く」とあり、のちに借りて前置詞として用いられた。

　本字のある仮借は、まず本字があり、それを用いる人が同音あるいは近似音であること

によって誤って甲字を乙字に当ててしまい、のちにはそれが習慣的に用いられ、合法的地位を得たものである。たとえば、「傅」は『説文』人部に「相くるなり」とあるが、古代では常に「敷」の借字とする。「胎」は『説文』肉部に「婦孕みて三月なり」とあるが、古医書では常に舌苔の「苔」の借字とする。「輸」は『説文』車部に「委輸するなり」とあるが、古医書では常に兪穴の「兪」の借字とする。このような本字のある仮借はなぜ生まれるのか。唐の陸徳明は『経典釈文』序録で鄭玄の言葉を引用して「初めて文章を書くときに、急いでいてその字が思い浮かばず、同音か近似音の字を借りて代用してその意図を表そうとする」という。いっていることは、現代人が本字を忘れた時にとりあえず別の字で間に合わせるのと似ている。

　本字のある仮借は、さらに２種類の情況に分けられる。

　第１の情況とは、同音あるいは近似音の字を臨時に借用して本字の代用とするが、本字もそのまま使うということである。たとえば、「信」の本義は言葉が真実で虚偽がないことである。古文ではよく「伸」の借字とされるが、本義としても「信」は変らず使われる。このような仮借は古典を読む際に最も大きな困難をもたらす。王引之のいう「これを学ぶ者は通借字を本字に改めて読めば自然と道理が理解できる。通借字のまま文章を理解しようとすると、文字にとらわれて意味を誤解する」とは、このような仮借字を指していっている。一般にいう仮借字とは主としてこのようなことを指している。もし読者が仮借を知らず、字形によって意味を求め、望文生義（文字づらから意味を憶測すること）するならば、文章の意味を誤ることになる。

　たとえば、『素問』四気調神大論篇に「道者、聖人行之、愚者佩之」とある。この「佩」はどのように理解すべきか。本字なのか、借字なのか。

楊上善注——愚か者は、道を得たとして、これを目立たせるために衣の帯に佩（飾りを結ぶ）する。（『黄帝内経太素』）
王冰注——愚か者は、自分が理解できないことでも往々にして服従する。そのため佩服する（おそれいる）だけである。
張介賓注——愚か者は、道を信ずることに熱心ではない。だから佩服するだけである。（『類経』）
張志聡注——愚か者は佩服するのみで修養することができない。つまり、愚か者とは、知ってはいるが行わない者のことである。（『素問集注』）

　この４大家は通仮を知らないので望文生義の誤りを犯している。清の胡澍の『素問校義』（補注②）は「佩の発音は倍と通じている。倍とは今の違背の背と同じである。『愚者佩之』とは、愚か者は往往にして養生の道にそむくという意味である」という。

　「佩」が借字で、本字は「倍」である。四気調神論篇の原文を本字に改めて読めば、自然に話の筋が通るが、もし仮借字で解釈しようとすれば文意とはまったく相容れないものになってしまう。

　第２の情況とは、仮借字が本字に代わり、本字そのものが使われなくなってしまうこと

になってしまう。
　第2の情況とは、仮借字が本字に代わり、本字そのものが使われなくなってしまうことである。
　たとえば、清の呉瑭（ごとう）の『温病条弁』叙にある「学を嗜（この）んで厭（あ）かず」の「厭」は、もともとは「壓（圧）」の初文である。ゆえに「満足」の意味はない。後に「猒（えん）」の借字となり、「飽く、足る」の意味が与えられたのである。借字である「厭」が使われるようになって、ついには主客顛倒し、本字である「猒」が使われなくなったのである。「猒」は、もともとは「猒」につくるべきで、「甘と肰」（原注：肰、犬肉なり）に従い、会意文字である（原注：『説文』甘部）。ゆえに段玉裁はその注文で「猒を厭と誤記した学識の浅い人が多かったのである。厭がもっぱら使われるようになってからは猒は廃れて使われなくなってしまった」と感慨深く述べている。

2．通仮字の分類

　仮借の原則は、借字と本字が同音か近似音であることである。同音とは、声母と韻母と声調が同じことである。近似音とは、声母と韻母が同じで声調が異なるもの、双声（そうせい）[6]で韻母がかなり近いもの、畳韻（じょういん）[7]で声母がかなり近いものに分けられる。言語学者はこれによって仮借字も3分類する。

1　同音通仮：字音がまったく同じ場合と、声母と韻母が同じで声調が異なる場合（すなわち双声畳韻）とがある。

　早（本字）——蚤（借字）　　肓（本字）——㠯（こう）（借字）　　苔（本字）——胎（借字）
　形（本字）——刑（借字）　　敝（本字）——弊（借字）　　敷（本字）——傅（借字）

2　双声通仮

　耐（たい）（本字）——能（たい）（借字）　　癩（らい）（本字）——厲（らい）（借字）　　先（本字）——洗（借字）
　搏（はく）（本字）——薄（はく）（借字）

3　畳韻通仮

　猝（本字）——卒（借字）　　旁（本字）——方（借字）　　背（本字）——倍（借字）

6）双声とは、2つの漢字が声母を同じくすること。
7）畳韻とは、2つの漢字が韻部を同じくすること。韻腹と韻尾が同じであれば、韻頭が違っていたり、韻頭がなくとも畳韻とする。

ここでいう同音とは、古代音のことであって現代音のことではない。字音は発展変化しているので、昔は同音でも現在では異なることがある。たとえば、「営」と「栄」は上古では同音であった。『広韻』下平の14清に「営、余傾の切」、同じく12庚に「栄、永兵の切」とある。「余」「永」はともに喩母[8]に属し、庚韻と清韻は通用するので、つねに「栄」を借りて「営」とする。『素問』痺論篇に「栄なる者は、水穀の精なり」とある「栄」は「営気」を指す。しかし今日ではこの２字は同音ではないので（営yíng ・栄róng）、現代音で仮借を考察することはできない。清朝の学者は上古音の研究から仮借を研究し、多くの独創的な見解を導き出した。朱駿声は「上古音を理解していなければ、どれが仮借字か識別できない」と、一言でその要点を突いている。

3．通仮字の上古音と現代音

　通仮字を上古音と現代音とで考えてみると次のようになる。

[1] 上古音も現代音も同じ場合。この場合、当然のことながら問題は生じない。

- 猶　diog ── yóu
- 由　diog ── yóu

- 蚤　tsog ── zǎo
- 早　tsog ── zǎo

[2] 上古音は異なるが、現代音が同じ場合

- 冶　diag ── yě
- 野　dhiag ── yě

- 倍　buəg ── bèi
- 背　puəg ── bèi

[3] 上古音が異なり、現代音も異なる場合

- 学　ɦŏk ── xiáo
- 教　kɔg ── jiào

- 楽　ŋlɔk ── lè・yào
- 療　liɔg ── liào

---

8)「母」とは声母のことで，中古には36の声母があり，「喩（y）」はその１つ。

4　上古音が同じだが、現代音が異なる場合

$$\begin{bmatrix} 栄 & ɦɪuĕŋ & \text{———} & róng \\ 営 & ɦɪuĕŋ & \text{———} & yíng \end{bmatrix}$$

　このような通仮字は本字の字音で読むべきである[9]。なぜなら、通仮字は文脈の中では本字の意味を表し、その他の語句と関係が生じており、本字によって初めて理解できるからである。王念孫は「古典を学習する者は、字音をもとに意味を追求し、その仮借字を見破って本字として読めば、疑問が消え滞りなく文章が理解できる」(王引之『経義述聞』自序に引く) という。つまり、本字の字音で通仮字を読むということである。たとえば、「卒」は「猝」に通じるので、「卒中」という語では「猝中」と読むべきである[10]。王引之がいう、「本字に改めて読めば自然と文脈が通るようになる」とはこういう意味である。

第5節——古今字

　古今字とは、漢字の長期にわたる変遷の中での字体の孳乳(じにゅう)(派生)現象の1つである。漢字は、象形から会意に、独体から合体に、その表意の機能をたえず発展させている。孳乳もその主な方法である。『説文』許叙には「倉頡が初めて文字を作った時は、さまざまな品々に従って形をまねたので、これを文(文様)という。そののち形声文字が増加したので、これを字(生み養う)という。文とは物の形象の本であり、字とは孳乳(殖やし育てる)して次第に多くなることをいう」とある。
　古今字の大部分は孳乳により生まれたものである。古く複数の意味を兼ねた文字が多かった。のちに新たな合体字が造られ、もとの文字が表していた意味の一部を分担するようになった。こうして、もとの文字と新字の間に形成されたのが古今字の関係である。古字は先にできたので、文字学者はこれを初文(しょぶん)ともいい、今字はのちにできたのでこれを後起字ともいう。今字のほとんどが形声によって増加したので後起形声文字という。
　古代では、表現したい概念に比べて文字の数はかなり少なく、文字は本義以外の別の意

---

9)　本字の字音で読むとは、たとえば『素問』陰陽応象大論篇の「気虚は宜しく之を掣引すべし」は、王冰が「掣は読みて導と為す」というように「掣引(どういん)」と読み、『素問』湯液醪醴論篇の「五蔵を疏滌す」の「疏」の本字は「漱」なので「疏滌(そうてき)」と読むこと。
10)　「卒」にソツ・シュツの2音があり、卒中の卒は突然を意味する猝(そつ)に通じるのでソツと読むべきであり、卒去の卒は死亡を意味する殧(しゅつ)に通じるのでシュツと読むべきである。

味を兼ねていた。このかけもち状態を解決するために、あるいは同形異義字（たまたま字形が同じでも意味の異なる文字）の数を減らすために、新たな字が造られ、こうして古今字が産生された。

　古今字は累増字と区別字に分けられる。

1．累増字

　累増字は、古字に意符を加えて生み出された後起形声文字であり、今字と古字は意味が同じである。

肙_{えん}—蜎_{えん}

　「肙」とはボウフラである。字形が変化して「肙」がボウフラの形に見えなくなったために、意符「虫」を加えて「蜎」を造った。意味には変化はない。まず「肙」があり、のちに「蜎」が作られた。「肙」と「蜎」は古今字である。

匪—篚

　「匪」の本義は竹かごであるが、のちには『詩経』衛風・木瓜に「報いるには匪（あら）ざるなり。永く以て好（よし）みと為さん」と使われるように、否定副詞の「非（ぼっか）」の借字として常用される。長い間には「匪」の本義は埋もれてしまったので、意符「竹」を加えて「篚」を造り、「匪」の本義のための文字として用いるようになった。このように、まず「匪」があり、のちに「篚」が作られた。これも古今字である。

　上述の古字は、字形の変遷や同音仮借によって本義を明示できなくなったので、意符を加えて同じ意味の累増字を造り、古字の本義を今字に移したものである。

2．区別字

　区別字には２つの情況がある。

［１］　今字の意味はしばしば古字の本義の引伸である

介—界

「介」の本義は境界を区画することである。『説文』八部に「介は、画つなり。人に従い八に従う」とある。引伸して田地の境界を区画する意味となる。ゆえに、意符「田」が加えられ「界」が造られ、「介」と区別された。先に「介」があり、後に語義が拡大し、また別に「界」が造られた。この両者は古今字である。累増字と異なる点は、今字が表す意味が、古字の本義ではなく、古字の引伸義だということである。

反—返

『説文』又部に「反は、覆すなり。又・厂に従う」とあり、「反」の本義は「覆す」ことである。辵部に「還は、復るなり」、彳部に「復は、往きて来るなり」とあり、段玉裁によれば「覆」は「復」と同音・同義であり、「還」と引伸することができる。のちに「還」「復」（返る）という意味を表すために「返」が造られ、「反」と区別された。つまり「反」と「返」は古今字である。

以上の古今字は、意味からみれば引伸の関係にあり、字音の上からみれば古字は今字の音符の役割をしている。

［2］ 古字はまず仮借を経て、のちにまた意符が加えられて後起字となる

高—膏

「高」の本義は高低の「高」である。しかし「高粱の変」のように、しばしば膏脂（あぶらみ）の「膏」の借字として用いられる。高低の「高」と脂膏の「膏」の間には、意味の上では無関係である。よって「高粱」の「高」は仮借用法の1つにすぎない。のちに「高」の本義と混淆するのを避けるために、意符を加えて区別字である「膏」を造った。「膏」ができる以前は、高粱の「高」は本字のない仮借に属すとみなされ、「膏」が造られてからは高粱の「高」と古今字の関係になったとみなされる。

斉—剤

「斉」の本義は「そろう」ことである。しかし「当を過ぐれば則ち和を傷る、是を以て其の斉を微くするなり」（原注：唐・劉禹錫『劉賓客文集』巻6「鑑薬」）のように、常に薬剤の「剤」の借字として用いられている。「そろう」という意味の「斉」と薬剤の「剤」の間は、意味の上では無関係である。よって「其の斉を微くするなり」の「斉」も仮借用法の1つにすぎない。のちに「斉」の本義と混淆しないように、「剤」を造って区別した。

つまり「斉」と「剤」も古今字である。

以上の古今字は、『説文』の説明を標準として考えると、古字はまず本字のない仮借として機能しており、今字はそれから派生した新字である。

古今字とは同じ言葉が新旧で字形が異なるものをいい、通仮字とはすでにある本字のかわりに用いられる同音の文字のことをいう。これが古今字と通仮字の相違点である。つまり、別の角度からみた文字の分類法なのである。古今字と通仮字の関係は複雑に重複しているから、簡単に両断することはできない。その中でも区別字は、「介」から「界」に、「反」から「返」になったのは古今字であるが、今字が出現したのちに古字を使用すれば、表面上は復古のようであるが、実際には仮借の用法に属し、「高」が「膏」に、「斉」が「剤」になったのは、先に仮借だったものがのちに古今字となり、仮借が古今字を産生する発端となった。

総じて、文字の孳乳と変遷はかなり複雑であり、字形は独体から合体に向かい、とくに形声文字へ発展したときには、大量に累増字が出現し、数多くの区別字も生じた。

	累増字	区別字
支	枝	肢
止	趾	址
丁	釘	疔
包	胞	抱

以上の例は、古字と累増字が古今字の関係にあるだけでなく、古字と区別字もやはり古今字の関係にあることを説明している。

字義の引伸と仮借、文字の孳乳と変遷、および社会の文字の選択によって、語義は甲字から乙字へと移転されている。古今字を研究する目的は、古今字を通して語義の変遷を理解することである。

第6節——異体字

同音・同義で、字形が異なる文字を異体字という。いわゆる1字多形である。

泛・汎・氾
_{はん}
暖・煖・煗・煐
_{だん}
蛔・蚘・蛕・痐・蚘
_{かい}

異体字と古今字は異なる。古今字は、意味の一部が同じであり、その共通する意味を表すときだけに古字に代えて今字を使うことができる。異体字は、意味はまったく同じであるから、どのような情況においても互いに代えて使うことができる。

　文字の構造は複雑であるので、発音と密接に結びつけることはできない。これが1字多形を起こす根本的な原因である。概括していえば、次のような情況がある。

1　形声文字の意符を代えた異体字（意味が同じか近い場合）

　　膀－髈　　秕－粃　　猪－豬　　險－嶮　　狸－貍

2　形声文字の音符を代えた異体字（同音か近似音である場合）

　　柏－栢　　瘯－痺　　踪－蹤　　痱－疿　　娘－孃

3　形声文字の意符と音符の位置を代えた異体字

　　胸－胷　　期－朞　　峰－峯　　秋－秌　　群－羣

4　形声文字の意符の異体による異体字

　　慚－慙　　煮－煑　　裙－裠　　裏－裡　　弊－獘

5　形声文字の音符の異体による異体字

　　帆－帆　　瘤－瘤　　廉－廉　　删－刪　　插－挿　　髻－髻

6　造字法の違いによる異体字

　　草（形声）－艸（象形）　　泪（会意）－涙（形声）
　　傘（象形）－繖（形声）　　奸（形声）－姦（会意）
　　野（形声）－埜（会意）

　現代では異体字は整理されたが、古書には大量の異体字が使われているので、中国医学古典を読むためには異体字の学習は不可欠である。

第7節——繁簡字

　簡略化して、筆画がかなり簡単になった文字を、簡化字（簡体字）と呼ぶ。簡略化以前の文字を繁体字という。繁体字と簡体字、正体字と異体字、これらの区別には規準がある。繁体字と簡化字は、筆画の繁簡により区別する。正体字と異体字は、同音・同義の条件で、字形の違いから区別する。
　次に文字の簡略化の方法を紹介する。

1　省略：繁体字の一部分のみを残し、その他の部分を省略する

　　號－号　　餘－余　　醫－医

2　改形：繁体字の全体あるいは一部分を、改変あるいは簡略化する

　　①音符の改変
　　憐－怜　　溝－沟　　犧－牺
　　②意符の簡略化
　　訴－诉　　飲－饮　　紅－红
　　③意符と音符ともに改変あるいは簡略化
　　範－范　　講－讲　　繼－继

3　同音代替：筆画が簡単な文字を借りて、1個あるいは数個のそれと同音の繁体字に代える

　　了－瞭　　姜－薑　　郁－鬱　　干－乾・幹　　只－隻・祇　　系－係・繫

4　草書の楷書化：草書、あるいは草書に基づきながら改変を加えて、楷書化する

　　東－东　　專－专　　為－为　　書－书　　韋－韦　　門－门　　買－买
　　從－从　　網－网　　氣－气　　雲－云　　捨－舍　　像－象

5　新字を造る：上述の方法を用いても簡略化することが難しい場合は、新たに文字を造る

　　竈－灶　　塵－尘　　叢－丛　　驚－惊　　衆－众　　盡－尽

以上の方法は、歴代の簡略化の方法でもある。今日通行している簡化字の中には、古くから伝えられてきたものが少なくない。
　２、３個の繁体字を兼ねている簡化字もあるので注意が必要である。

　　当－當・噹　　发－發・髪　　历－歴・暦　　脏－臓・髒　　钟－鐘・鍾
　　复－復・複・覆　　蒙－曚・濛・懞

　簡略化の法則と、繁体字と簡化字の対応を知れば、読解の能力と筆記の能力を高めことができるだろう。

編訳者補注

〔補注①〕標点符号

標号	引号（引用符）　　" "　' ' 破折号（ダッシュ）　—— 書名号（書名符号）　《 》 着重号（強調点，文字の下につける） 　　　　．（例：A B C） 　　　　　　　　　　・・・	括号（カッコ）　　（ ） 省略号（省略符号）　…… 間隔号（中黒）　・　（例：A・B・C）
点号	句号（句点）　　。 逗号（コンマ）　， 冒号（コロン）　： 嘆号（感嘆符）　！	頓号（読点）　、 分号（セミコロン）　； 問号（疑問符）　？

※他に連接号、専名号がある。講談社『中日辞典』（第2版P98）を参照。

〔補注②〕清代の『内経』研究は、銭超塵『内経語言研究』（人民衛生出版社、1990）や王洪図主編『黄帝内経研究大成』（北京出版社、1997）に詳説されている。それらを収録した叢書には、次の2つがある。
　・『黄帝内経研究大成』下巻（北京出版社、1997、活字版）
　・『黄帝内経注釈叢刊』第10冊（オリエント出版社、1993、影印版）
　収録内容は次の通り。

	研究大成	注解叢刊
胡澍　　素問校義	○	○
劉師培　素問校義書後	○	
孫詒讓　札迻	○	○
江有誥　先秦韻読	○	○
兪樾　　読書余録	○	○
于鬯　　香草続校書	○	○

　このほか、『近代中医珍本集』医経分冊（浙江科学技術出版社、1990、活字版）には、『素問校義』『読書余録』『香草続校書』が収録され、「新安医籍叢刊」医経類（安徽科学技術出版社、1995、活字版）には、『素問校義』『素問校義書後』が収録される。

〔補注③〕たとえば、『漢書』芸文志の「方技略」の総序には、「方技なる者は、皆　生生の具にして、王官の一守なり。太古に岐伯・兪拊有りて、中世に扁鵲・秦和有り。蓋し病を論じて以て国に及び、診を原ねて以て政を知る。漢興りて倉公有り、今　其の技術は晻昧なり。　故に其の書を論じ、以て序で方技を四種と為す」とあり、「医経」の小序には「医

経なる者は、人の血脈経落骨髄陰陽表裏に原(もと)づき、以て百病の本・死生の分を起こす。而して用て箴石(しんせき)・湯火の施す所を度(はか)り、百薬・斉和の宜しき所を調う。至斉の得るや、猶お慈石の鉄を取るがごとく、物を以て相い使う。拙者は理を失ない、癒を以て劇と為し、生を以て死と為す」とある。

〔補注④〕『十三経注疏』は十三経の注と疏とを組み合わせたもので、宋代にまとめられた。清の阮元が校勘記を付して刊行したものが最善とされる。

　『周易』：魏・王弼、韓康伯の注。唐・孔穎達の疏。
　『尚書』：漢・孔安国の伝。唐・孔穎達の疏。
　『毛詩』：漢・毛亨の伝。漢・鄭玄の箋。唐・孔穎達の疏。
　『周礼』：漢・鄭玄の注。唐・賈公彦の疏。
　『儀礼』：漢・鄭玄の注。唐・賈公彦の疏。
　『礼記』：漢・鄭玄の注。唐・賈公彦の疏。
　『春秋左伝』：晋・杜預の注。唐・孔穎達の疏。
　『春秋公羊伝』：漢・何休の解詁。唐・徐彦の疏。
　『春秋穀梁伝』：晋・范寧の集解。唐・楊子勛の疏。
　『孝経』：唐・玄宗の御注。宋・刑昺の疏。
　『論語』：魏・何晏の集解。宋・刑昺の疏。
　『爾雅』：晋・郭璞の注。宋・刑昺の疏。
　『孟子』：漢・趙岐の注。宋・孫奭の疏。

〔補注⑤〕『四庫全書』「黄帝素問」の現代語訳
　黄帝素問24巻。内府(だいふ)(日本の宮内庁に相当する)所蔵本。唐の王冰の注。『漢書』芸文志には「黄帝内経十八巻」とあるが「素問」という名称はない。後漢の張機の『傷寒論』(序文)に「素問」という名称がはじめて見える。晋の皇甫謐の『甲乙経』の序は、『鍼経』9巻と『素問』9巻が、『内経』であり、「漢志」の「十八巻」という数に合致するという。とすれば、『素問』の名称は、漢と晋の間に起きたものであろう。故に『隋書』経籍志に、はじめて著録されたのである。ただし、「八巻」と記載され、全元起注本はすでに第7巻を欠いていたようである。王冰は唐の宝応年間の人で、旧蔵の本を第7巻として補ったと自らいっている。宋の林億らの校正は、天元紀大論以下(の7篇)は、巻帙が突出して多く、『素問』の他の篇と通ずるものではなく、張機の『傷寒論』の序文にいう「陰陽大論」で、王冰が佚亡した第7巻として補ったのではないかという。筋道としてはそうかもしれない。刺法論と本病論は王冰本でも闕けていて補うことができなかった。王冰本は諸篇の順序を相当改めているが、篇ごとに「全元起本第幾」と補注してあるので、旧態を窺い知ることができる。注は奥深い真理を掘り起こし、明らかにすることが多い。

編訳者あとがき

　平成11年8月の日本内経医学会の夏期合宿において、『医古文基礎』の訳出が会の事業として決められ、そして一両年を目標に訳出するように協力者に依頼した。同年11月、当時会長であった島田隆司先生が病に倒れたので、協力者にピッチをあげるようにお願いした。その結果、翌春には訳稿が揃い、荒川が文章を調整して、6月中旬には初稿が完成した。これを島田先生に報告すると、大いに喜ばれ、「東洋学術出版社に話は通しておいたので、山本社長に相談しなさい」と指示された。その2カ月後に先生は他界されたが、初稿だけでも見ていただけたことは本当によかったと思う。その後、荒川と宮川とで原稿を何度も直し、最終稿ができたのは平成13年8月である。その間に往復したA4の用紙は積み上げると50cm（約5,000枚）にもなった。これだけ大変な事業だとは思いもよらなかった。

　本書の訳出の担当分野は次の通りである。
　　第1章　工具書　　　　宮川浩也（日本内経医学会）
　　第2章　句読　　　　　左合昌美（日本内経医学会）
　　第3章　語法　　　　　左合昌美（日本内経医学会）
　中編の「語法」に下編の「常見虚詞選釈」を組みいれたために、本書の「語法」は全体の4割超の分量となった。「句読」と併せるならば、本書の約半量を左合氏が訳出したことになる。
　　第4章　訓詁　　　　　さきたま伝統鍼灸研究会
　さきたま伝統鍼灸研究会（石田真一代表）が、平成11年度の取り組みとして本章の翻訳を試みたものである。まったくの初心者が、新たに中日辞典を買って、一字一字調べ、悩み苦しみながら生みだしたものである。最終的には宮川が文章を整理したが、現代中国語が読めなくても、根気強く学習すれば、ある程度は形になるという格好の例になった。飯島洋子・石田光江・金子元則・田中教之・田中芳二・中倉健・原口裕樹・原口裕児の諸氏である。ここに名をあげ、賛美の辞にかえる。
　　第5章　音韻　　　　　山本朝子（日本内経医学会）
　　第6章　目録　　　　　田中芳二（さきたま伝統鍼灸研究会）
　さきたま伝統鍼灸研究会の田中氏が、「訓詁」翻訳の余勢をかって「訳してみたい」と積極的に挑戦したものである。氏は現代中国語にある程度馴れていたが、目録学の（たとえば書名や人名の）知識は皆無に等しかったので、翻訳するのは相当大変であったと思う。それでも、最後まで果敢に挑戦してくれたのには敬服に値する。

第7章　版本と校勘　　小林健二（日本内経医学会）
付　章　漢字　　　　荒川緑（日本内経医学会）

　本書を読者に近づけるため、奈良の寺岡佐代子さんに目を通していただき、一般的な読者からの視点をご教示頂いた。さらに、神奈川県視覚障害援助赤十字奉仕団の大八木麗子さんには、朗読ボランティアの立場から細やかなご指摘を賜った。
　本書は、井上先生の講義に萌芽し、島田先生によって出版化へと動きだし、そして多くの協力者の手によって完成した。故島田先生には本書を捧げ御冥福を祈る次第であります。本書が多くの方々の目に触れる機会を得ることになったのは、何より、東洋学術出版社の山本社長のご高配、ご支援によるものであります。感謝申し上げます。

　　　　　　　　　　　　　　　　　　2001年8月10日　島田隆司先生の命日に
　　　　　　　　　　　　　　　　　　　　　　　　　　　　　宮川　浩也

主な参考書

■ 全体
近藤春雄著『中国学芸大事典』（大修館書店、1978）
段逸山主編『医古文』（人民衛生出版社、1986）
羅竹風主編『漢語大詞典』（漢語大詞典出版社、1988～93）
中国大百科全書出版社編輯部編『中国大百科全書—語言・文字』（中国大百科全書出版社、1988）
諸橋徹次著『大漢和辞典（修訂版）』（大修館書店、1989～1990）
銭超塵著『内経語言研究』（人民衛生出版社、1990）
馬漢麟ら著・豊福健二ら訳『中国古典読法通論』（朋友書店、1992）
隋千存責任編輯『王力語言学詞典』（山東教育出版社、1995）
馬文熙ら編『古漢語知識詳解辞典』（中華書局、1996）
孟慶遠主編・小島晋治ら訳『中国歴史文化事典』（新潮社、1998）

■ 各章（中国書は邦訳のあるものに限った）

〔第1章　工具書〕
潘樹広著・松岡栄志編訳『中国学レファレンス事典』（凱風社、1988）
中国詩文研究会編『漢文研究の手びき』（中国詩文研究会、1995）
頼惟勤著『中国古典を読むために』（大修館書店、1996）
傅維康主編・川井正久編訳『中国医学の歴史』（東洋学術出版社、1997）
大島正二著『中国言語学史』（汲古書院、1997）

〔第3章　語法〕
西田太一郎著『漢文の語法』（角川書店、1980）
中沢希男ら著『漢文訓読の基礎』（教育出版、1985）
朱徳熙著・中川正之ら訳『文法のはなし』（光生館、1986）
江連隆著『漢文語法ハンドブック』（大修館書、1997）
天野成之著『漢文基本語辞典』（大修館書店、1999）
戸川芳郎監修『全訳漢辞海』（三省堂、2000）

〔第5章　古韻〕
唐作藩著・本橋春光訳『漢語音韻学入門』（明治書院、1979）

李思敬著・慶谷寿信ら訳『音韻のはなし』（光生館、1987）
佐藤保著『中国古典詩学』（放送大学教育振興会、1997）

〔第6章　目録学〕
倉石武四郎述『目録学』（汲古書院、1979）
顧頡剛口述・小倉芳彦ら訳『中国史学入門』（研文出版、1987）
清水茂著『中国目録学』（筑摩書房、1991）
杉浦克己著『書誌学――古文献資料に親しむ』（放送大学教育振興会、1999）

〔第7章　版本と校勘〕
陳国慶著・沢谷昭次訳『漢籍版本入門』（研文出版、1984）
銭存訓著・宇津木章ら訳『中国古代書籍史』（法政大学出版局、1986）
魏隠儒ら著・波多野太郎ら訳『漢籍版本のてびき』（東方書店、1987）
井上宗雄ら編『日本古典籍書誌学辞典』（岩波書店、1999）

〔付章　漢字〕
阿辻哲次著『漢字学－説文解字の世界』（東海大学出版会、1985）
阿辻哲次著『図説漢字の歴史』（大修館書店、1989）
李学勤著・小幡敏行訳『中国古代漢字学の第一歩』（凱風社、1990）
張静賢著・松岡栄志監訳『現代中国漢字学講義』（三省堂、1997）

〔訓読〕
『現代語訳◎黄帝内経素問』（東洋学術出版社、1991～93）
『現代語訳◎黄帝内経霊枢』（東洋学術出版社、1999～2000）
『難経解説』（東洋学術出版社、1987）
『現代語訳◎宋本傷寒論』（東洋学術出版社、2000）
『新釈漢文大系』（明治書院）

索引

あ

「安」の用法 …………………… 86
「以」の用法 …………………… 107
「為」の用法 …………………… 114
「矣」の用法 …………………… 137
医籍考（中国医籍考）………… 242
医宗金鑑 ………………………… 23
異体字 …………………………… 300
「一」の用法 …………………… 91
一韻到底 ………………………… 221
意動用法 ………………………… 59
意符 ………………………… 206, 287
医部全録 ………………………… 21
「因」の用法 …………………… 130
因果文 …………………………… 74
韻脚 ……………………………… 205
殷墟文字 ………………………… 281
引伸 …………………………… 9, 291
韻部 ………………………………… 6
韻部検字法 ………………………… 6
韻文 ……………………………… 208
韻母 ………………………………… 8
韻目 ……………………………… 206
韻例 ……………………………… 219
受身文 …………………………… 156
影印本 ……………………… 249, 258
影写本 …………………………… 258
「益」の用法 …………………… 89
越刊本 …………………………… 257
「焉」の用法 …………………… 139
淵鑑類函 ………………………… 21
衍文 ……………………………… 268
「於（于）」の用法 …………… 112
音韻学 …………………………… 6, 201
音節 ………………………………… 8
音符 ………………………… 206, 287

か

「何」の用法 …………………… 83
解 ………………………………… 190
会意文字 …………………… 286, 287
楷書 ……………………………… 283
外証 ……………………………… 270
「蓋」の用法 …………………… 97
壊文 ……………………………… 266
隔句韻 …………………………… 225
家刻本 ……………………………… 13
仮借 …………………… 215, 292, 291
家塾本 …………………………… 256
「曷」の用法 ……………… 86, 151
活校 ……………………………… 271
闊黒口 …………………………… 253
活字本 …………………………… 254
合体字 …………………………… 286
仮定複文 ………………………… 74
譌文 ……………………………… 265
簡 ………………………………… 249
換韻 ……………………………… 222
簡化字 ……………………… 283, 302
官家目録 ………………………… 235
官刻本 …………………………… 255
寛黒口 …………………………… 253
簡策 ……………………………… 249
巻子 ……………………………… 250
巻軸 ……………………………… 250
簡体字 ……………………… 283, 302
感嘆文 …………………………… 136
監本 ……………………………… 255
簡明中医辞典 …………………… 16
漢隷 ……………………………… 282
「既」の用法 …………………… 92
「其」の用法 …………………… 69
義界 ……………………………… 184
紀事本末体 ……………………… 238
疑問詞疑問文 …………………… 139
疑問文 …………………………… 159
旧校 ……………………………… 259
旧刻 ……………………………… 259
旧鈔 ……………………………… 259
「向」の用法 …………………… 95
行款 ……………………………… 260
行書 ……………………………… 283
許慎 ………………………………… 17
経折装 …………………………… 251
狂草 ……………………………… 283
挟注 ……………………………… 253
虚衒 ……………………………… 260
局本 ……………………………… 256
魚尾 ……………………………… 252
近似音 …………………………… 295
今音学 …………………………… 201
今草 ……………………………… 283
巾箱本 …………………………… 259
金文 ……………………………… 281
空白 ……………………………… 253
句中韻 …………………………… 220
区別字 …………………………… 298
経 ………………………………… 236
「奚」の用法 …………………… 86
経厰本 …………………………… 255
繋詞 ……………………………… 81
経籍籑詁 ………………………… 12
契文 ……………………………… 281
検 ………………………………… 249
巻 ………………………………… 250
原刊本 …………………………… 253
原稿 ……………………………… 258
原刻本 …………………………… 253
兼詞 ………………………… 140, 149
巻軸制度 ………………………… 250
検字法 ……………………………… 4
元本 ……………………………… 256
「乎」の用法 …………………… 144
「胡」の用法 …………………… 86
古韻学 …………………………… 201
「苟」の用法 …………………… 131
「盍（闔）」の用法 …………… 151
広韻 ………………………………… 19
校勘 ……………………………… 263
皇漢医学叢書 …………………… 24
後起形声文字 …………………… 297
後起字 …………………………… 297
康熙字典 …………………………… 9
工具書 ……………………………… 3
交錯韻 …………………………… 226
稿本 ……………………………… 258
校本 ………………………… 232, 259
古音学 …………………………… 201
古音通仮 ………………………… 215
誤改 ……………………………… 269

語気詞	134
互訓	182
古今医統正脈全書	23
古今字	297
古今図書集成	21
古字	297
語順	158
古書	231
古籍	231
古代漢語	3
誤文	269
古隷	282

さ

「哉」の用法	148
細黒口	253
策	249
冊	249
冊葉形式	251
索引	24
錯簡	264
散文	208
槧本	257
残本	232
子	239
史	238
「之」の用法	66
「斯」の用法	82
「而」の用法	118
「耳」の用法	142
「爾」の用法	143
字音	18
爾雅	19
史家目録	235
私家目録	235
字義	18
識語	260
字形	18
辞源・辞海	11
死校	271
私刻本	256
四庫全書	23
四庫全書簡明目録	241
四庫全書総目	240
字詞	180
史志目録	235
指事文字	286
詞詮	14

時態助詞	137
「悉」の用法	89
集解	191
集解本	259
実詞	51
集注	189
使動用法	58
四部総録医薬編	242
「且」の用法	128
「者」の用法	72
「若」の用法	133
写本	248,258
集	239
「孰」の用法	87
重刊本	254
重刻本	254
十三経索引	24
修補本	254
手稿本	258
主述フレーズ	68
聚珍本	255
袖珍本	259
署	250
「庶」の用法	101
「諸」の用法	150
「所」の用法	76
初印	256
「将」の用法	94
畳韻	295
章句	191
象形文字	285
小黒口	253
章草	283
証治準縄	22
鐘鼎文	281
小篆	282
抄本	258
書局	256
蜀本	257
書口	252
書耳	253
書肆	256
助詞	68
書塾本	256
書店	256
書堂	256
初文	297
序文	260
書鋪	256

書坊	256
書棚	256
書目答問	242
書林	256
「信」の用法	102
秦篆	282
清本	256
秦隷	282
推原	183
推測疑問文	148
「雖」の用法	126
数量詞	62
「誠」の用法	101
精刊本	254
正義	190
清稿本	258
正史	238
声借	291
政書	238
声調	8
正文訓詁	178
声母	8
精本	259
籍	249
石印本	249
石鼓文	282
折子装	251
接続詞	118
接尾語	62
浙本	257
説文解字	17
「是」の用法	81
箋	190
「旃」の用法	151
「然」の用法	124
専書訓詁	179
先秦	17
選択疑問文	139
前置詞	107
旋風装	251
善本	232
前目フレーズ	53
疏	190
「相」の用法	105
宋以前医籍考	242
叢書	22
草書	283
双声	295
象鼻	253

宋本 …………………256	通仮字 ………………292	「非」の用法 ……………103
「則」の用法 ……………122	通行本 ………………254	尾韻 …………………219
足本 …………………232	通借 …………………291	比較文…………………88
祖本 …………………257	通借字 ………………292	否定文 ………………160
存目 …………………240	伝 ……………………187	眉山七史 ……………257
	篆書 …………………282	眉批 …………………253
た	伝注訓詁 …………179,189	百衲本 ………………254
対偶……………………37	天頭 …………………253	表意 …………………280
対校法 ………………272	殿版 …………………255	表音文字 ……………280
大黒口 ………………253	東医宝鑑 ………………22	表形 …………………280
対転 …………………207	同音 …………………295	拼音法……………………7
大篆 …………………282	等韻学 ………………201	品詞の転用 ……………52
「乃（迺）」の用法 ……98	套印本 ………………256	閩本 …………………258
題跋 …………………260	動詞 ……………………56	「勿」の用法 ……………104
太平御覧………………21	倒文 …………………265	「毋」の用法 ……………104
代名詞 …………………66	堂名 …………………253	複音節語 ………………11
拓本 …………………249	動目フレーズ …………57	封 ……………………250
他校法 ………………242	牘 ……………………249	封泥 …………………250
脱簡 …………………249	読若法……………………7	封面 …………………260
奪文 …………………266	独体字 ………………286	複音節語 ………………11
「但」の用法 ……………90		副詞 ……………………89
単音節語 ………………11	**な**	複文 ……………………74
段玉裁 …………………18	内証 …………………270	部首 ……………………4
地脚 …………………253	2音節語 ………………11	部首検字法 ……………4
地志 ……………………21	二十五史 ……………238	「弗」の用法 ……………104
帙 ……………………249	二十五史人名索引……25	フレーズ ………………11
注 ……………………190	二十四史 ……………238	文 ……………………152
中医図書聯合目録 …243		文武辺 ………………252
注音……………………7	**は**	平叙文 ………………135
注音字母…………………8	牌記 …………………260	平水韻……………………6
中華大字典 ……………10	避諱 …………………196	編 ……………………249
中国医学大辞典 ………15	佩文韻府 ………………12	篇 ……………………249
中国医学大成総目提要 …242	排比 ……………………40	偏正フレーズ……………61
中国古今地名大辞典 …15	「莫」の用法 ……………80	編年体 ………………238
中国人名大辞典 ………14	帛書 …………………250	辺欄 …………………252
中国叢書綜録 …………25	白口 …………………253	「方」の用法 ……………94
中国薬学大辞典 ………15	発語辞 …………………97	簿 ……………………249
中摺行 ………………252	版 ………………………6	方囲 …………………253
籀文 …………………282	版匡 …………………252	坊刻本 ………………256
中縫線 ………………252	版口 …………………252	傍証 …………………270
注本 …………………259	反語文 ………………145	卜辞 …………………281
中薬大辞典 ……………16	版式 …………………260	墨釘 …………………253
直音法……………………8	版心 ……………………9	墨等 …………………253
著録 …………………240	反切法……………………8	補語 …………………158
珍本 …………………259	繁体字 ………………302	本義 …………………180
珍本医書集成 …………23	版牘 …………………249	梵夾装 ………………251
通韻 …………………226	版本 ……………248,249	本校法 ………………272
通仮 …………………292		翻印本 ………………232
		翻刻本 ………………254

本証 …………………… 270

ま

麻沙本 ………………… 263
「未」の用法 …………… 104
明本 …………………… 256
「無(无)」の用法 ……… 79
名医類案 ……………… 22
名詞 …………………… 51
名詞述語文 …………… 154
名詞の転用 …………… 51
毛装本 ………………… 259

や

「耶・邪」の用法 ……… 147
「也」の用法 …………… 134
「歟・与」の用法 ……… 148
「与」の用法 …………… 117

ら

六書 …………………… 284
理校法 ………………… 272
「良」の用法 …………… 102
類経 …………………… 22
類書 …………………… 21
累増字 ………………… 298
隷書 …………………… 282
歴代医学書目 ………… 242
劣本 …………………… 232
連句韻 ………………… 224
連体修飾語 ………… 51, 163
連用修飾語 ………… 51, 158

わ

「或」の用法 …………… 78

【編著者略歴】

劉振民（りゅう・しんみん）
　1935年江蘇省生まれ。1959年華東師範大学中文系卒。同年北京中医学院医古文教研室に入る。「文選」と「版本と校勘」を担当し、当時は講師。現在、北京中医薬大学教授。著書に『実践与探索』『中医師資格考試必読医古文』などがある。

周篤文（しゅう・とくぶん）
　1934年湖南省生まれ。1960年北京師範大学中文系卒。同年北京中医学院医古文教研室に入る。「目録学」と「工具書」を担当し、当時は教研室主任。現在、中国新聞学院教授。著書に『宋詞』『宋百家詞』『中外文化字典』などがある。

銭超塵（せん・ちょうじん）
　1936年湖北省生まれ。1961年、北京師範大学中文系卒。陸宗達教授に師事し、文字学・音韻学・訓詁学・考証学を学ぶ。1972年北京中医学院で「医古文」を講義する。「語法」と「古韻」を担当し、当時は講師。現在、北京中医薬大学教授。博士課程指導教授などを兼務する。著書に『黄帝内経太素研究』『内経語言研究』『傷寒論文献通考』などがある。

周一謀〔周貽謀〕（しゅう・いつぼう）
　1934年湖南省生まれ。1960年、北京師範大学中文系卒。「訓詁常識」と「古籍の語訳」を担当。現在、湖南中医学院教授。著書に『中国医学発展簡史』『偉大的医学家李時珍』『歴代名医論医徳』『馬王堆医書考注』などがある。

盛亦如（せい・えきじょ）
　1935年浙江省生まれ。1959年、華東師範大学中文系卒。中国中医研究院で中医文献研究に携わり、「常見虚詞」を担当。現在は北京中医薬大学教授。全国高等中医薬教育研究中心特約研究員を兼務する。共著に『中国医学史』『中医与中国文化』などがある。

段逸山（だん・いつざん）
　1940年上海市生まれ。1965年、復旦大学漢語言文学専業卒。高等中医薬院校教材『医古文』（人民衛生出版社）の主編。現在、上海中医薬大学教授。同大学図書館館長。医古文教研室主任。

趙輝賢（ちょう・きけん）
　高等中医薬院校教材『医古文』の副主編。漢字学を担当。

【編訳者略歴】

荒川緑（あらかわ・みどり）
　1958年生まれ。1986年、東洋鍼灸専門学校卒。日本内経医学会医古文講座講師。代表的論文に「『素問識』引用文の検討」があり、編著に『翻字本素問攷注』がある。

宮川浩也（みやかわ・こうや）
　1956年生まれ。1981年、東洋鍼灸専門学校卒。日本内経医学会会長。北里研究所東洋医学総合研究所医史学研究部客員研究員、大東文化大学人文科学研究所学外研究員。代表的論文に「『史記』扁鵲倉公列伝研究史」があり、編著に『素問・霊枢総索引』『翻字本素問攷注』などがある。

医古文の基礎

2002年11月6日	第1版第1刷発行
2005年3月25日	第4刷発行

編著者	劉振民　周篤文　銭超塵　周貽謀　盛亦如　段逸山　趙輝賢
原　著	『医古文基礎』（人民衛生出版社，1980）
	『高等中医院校教学参考叢書　医古文』（人民衛生出版社，1986）
編訳者	荒川緑　宮川浩也
訳　者	荒川緑　宮川浩也　左合昌美　さきたま伝統鍼灸研究会
	山本朝子　田中芳二　小林健二
発行者	山本　勝曠
発行所	東洋学術出版社
	（本社　営業）〒272-0822　市川市宮久保3−1−5
	電話047（371）8337　FAX 047（371）8447
	E-mail　henshu@chuui.co.jp
	（編　集　部）〒272-0021　市川市八幡2−11−5−403
	電話047（335）6780　FAX 047（300）0565
	E-mail　hanbai@chuui.co.jp
	（ホームページ）http://www.chuui.co.jp　http://www.chuui.com

印刷・製本――丸井工文社

◎定価はカバーに表示してあります。　　◎落丁，乱丁本はお取り替えいたします。

Ⓒ　2002　Printed in Japan　　　　　　　ISBN4−924954−71−3 C3047

現代語訳 黄帝内経素問 全3巻

石田秀実（九州国際大学教授）／監訳　Ａ５判上製　函入
［原文・和訓・注釈・現代語訳・解説］の構成。「運気七篇」「遺篇」を含む全巻81篇。
上巻／512頁　定価　10,500円
中巻／458頁　定価　 9,975円
下巻／634頁　定価　12,600円

現代語訳 黄帝内経霊枢 上下2巻

石田秀実（九州国際大学教授）・白杉悦雄（東北芸術工科大学助教授）／監訳　Ａ５判上製　函入
［原文・和訓・注釈・現代語訳・解説］の構成。中国で定評のある最もポピュラーなテキスト。
上巻／568頁　定価　11,550円
下巻／552頁　定価　11,550円

現代語訳 宋本傷寒論

劉渡舟・姜元安・生島忍／編著　Ａ５判並製　834頁　定価　9,030円
原文と和訓の上下2段組。宋本傷寒論の全条文に［原文・和訓・注釈・現代語訳・解説］を付した総合的な傷寒論解説。明の趙開美本を底本とする。著者は，中国の最も代表的な傷寒論研究者。

［原文］傷寒雑病論 三訂版

Ｂ６判上製　440頁　　　　　　　　　　　定価　3,675円
原文宋版『傷寒論』『金匱要略』の合冊本。明・趙開美刊刻の『仲景全書』（内閣文庫本）を底本とする。1字下げ条文を復活し，旧漢字を使用した原典に最も忠実な活字版テキスト。

現代語訳 奇経八脈考

李時珍／著　王羅珍・李鼎／校注　勝田正泰／訳・和訓
Ａ５判上製　332頁　　　　　　　　　　　定価　6,300円
李時珍によって確立された奇経学説の原典。［原文・和訓・校注・現代語訳・解説］の構成。「奇経療法」の理論的根拠をやさしく解説。

難経解説

南京中医学院編　戸川芳郎（東大教授）／監訳
浅川要・井垣清明・石田秀実・勝田正泰・砂岡和子・兵頭明／訳
Ａ５判並製　448頁　　　　　　　　　　　定価　4,830円
中国で最もポピュラーな難経解説書。『難経』を読む人の入門書として最適。［原文・和訓・語釈・現代語訳・解説］に各難の要点を付す。

金匱要略解説

何任（浙江中医学院教授）／著　勝田正泰／監訳
内山恵子・勝田正泰・庄司良文・菅沼伸・兵頭明・吉田美保／共訳
Ａ５判並製　680頁　　　　　　　　　　　定価　5,880円
『中国傷寒論解説』（劉渡舟著・小社刊）とともに，名著の誉れ高い。［原文・訓読・語釈・解説・索引］の構成。著者の治験例を付す。

中国医学の歴史

傅維康著　川井正久編訳　Ａ５判上製　752頁　定価6,615円
本邦初の総合的な中国医学の歴史。通史であるとともに各家学説史でもある。歴代各家の臨床経験を土台にした重要学説を体系的に解説。した中国伝統医学の百科事典。

中医伝統流派の系譜

黄煌著　柴﨑瑛子訳　Ａ５判並製　344頁　　　定価3,780円
中国医学史上の16の流派（日本古方派・後世方派を含む）を，発生過程から臨床的特徴まで詳細に解説。数多くの流派が絡み合った歴史から，多くの臨床に役立つヒントを引き出す。

中国鍼灸各家学説

魏稼主編　佐藤実監訳　浅川要・加藤恒夫・佐藤実・林敏訳
Ａ５判並製　324頁　　　　　　　　　　　定価3,570円
鍼灸医学の歴史は，五大医籍・八大流派・四十家学説などによって培われてきた多彩な世界である。歴代の医家40人の生涯・学説・手技・著作・思想を掘り下げ，後世への影響と功績を検証する。